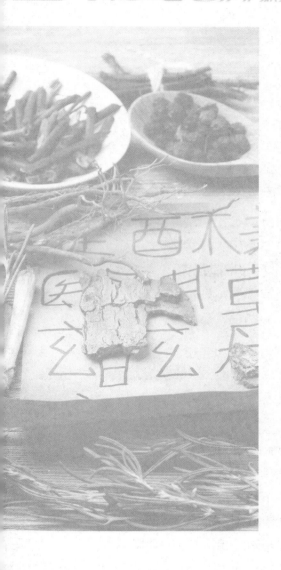

刘莹◎编著

家庭养生
药酒精选

U0381141

上海科学普及出版社

图书在版编目（CIP）数据

家庭养生药酒精选 / 刘莹编著. -- 上海：上海科学普及出版社, 2018

ISBN 978-7-5427-7027-1

Ⅰ.①家… Ⅱ.①刘… Ⅲ.①药酒 – 养生(中医)
Ⅳ.①R212②R247.1

中国版本图书馆CIP数据核字(2017)第210402号

家庭养生药酒精选

责任编辑　胡伟

上海科学普及出版社出版发行

（上海中山北路832号　邮政编码 200070）

http://www.pspsh.com

各地新华书店经销　　定州市新华印刷有限公司印刷

开本 710×1000　1/16　印张 20　字数 275 000

2018年2月第1版　2018年2月第1次印刷

ISBN 978-7-5427-7027-1　　定价：36.80元

药酒并没有传说中那么神秘，只不过是选用适当药物，经过必要加工，用适宜酒类浸制而成的一种澄明液体。一言以蔽之，药酒就是含有药物的酒。

祖国传统医药学认为，酒为水谷之气，味辛、甘，性热，有小毒，归心、肝、肾三经，有畅通血脉、活血行气、祛风散寒、通络止痛、健脾养胃、杀虫辟瘴、消冷积、厚肠胃、促消化及引药上行、助运药力等多种作用。能通行经络、上窜巅顶、外达皮腠、旁通四肢。与其他药物制成药酒，用来防病治病、养生保健、延年益寿。

在我国，保健药酒有很悠久的历史，早在《汉书·食货志》中就有"酒为百药之长"的说法。说明我国古人高度评价酒在医药方面的应用。在长期的医疗实践中，我们的祖先在饮酒过程中发现了酒有"通血脉、散湿气""行药势、杀百邪恶毒气""除风下气、开胃下食""温肠胃、御风寒"等功效。随着科学的发展，人们对酒的药用价值的认识也更加深入，对其应用也更加广泛。

为了方便大家更好地认识和使用药酒，我们特意组织编写了这本《家庭养生药酒精选》。本书内容分为六章，第一章为药酒的概述，讲述了药酒的起源、发展、制作流程、科学服用以及制作药酒常用的中草药；第二章为常见疾病的药酒精选，针对生活中常见的一些疾病给予了科学的讲述，并列出有效的药酒方；第三章为男性养生药酒精选，不但有治疗男性常见病的药酒方，还增加了保肝护肾和减压抗疲劳的养生药酒；第四章为女性养生药酒精选，在有效治疗女性常见病的基础上我们附加了美容养颜、减肥瘦身和更年期保健药酒；第五章为老年养生药酒精选，讲述了适宜老年人的养生药酒；第六章为四季养生药酒精选，主要针对四季不同的养生所选用的不同药酒方。

本书内容详实，所选药酒方简便、实用，能使您很快上手，制作一杯适合自己的养生药酒。

编者

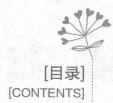

第二章 常见疾病药酒精选

【目录】

第三章　男性养生药酒精选

第四章　女性养生药酒精选

[目录]
[CONTENTS]

第五章　老年养生药酒精选

第六章　四季养生药酒精选

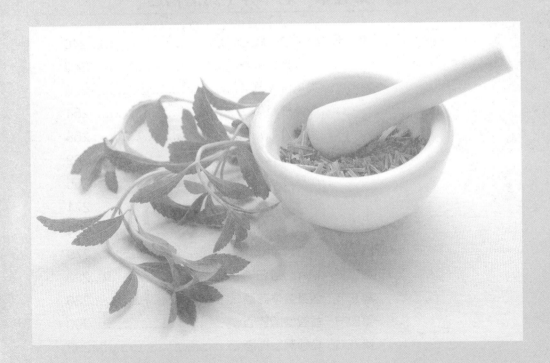

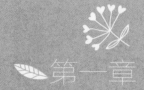

第一章

药酒的概述

◎ 认识酒的起源 ◎ 药酒的发展 ◎ 药酒的制作流程
◎ 药酒的科学服用 ◎ 药酒常用的中药食材

MEDICINAL LIQUOR

第一节

认识酒的起源

　　酒，即用粮食、水果等含淀粉或糖分的物质经过发酵制成的含乙醇的饮料。关于酒的起源，至今众说纷纭。考古学家发现 9000 多年前我国古人已经掌握了酒的酿造方法，所用原料包括大米、蜂蜜、葡萄和山楂等。在我国新石器时代的陶器制品中，已经有了专用的酒器，说明在原始社会，我国酿酒已经出现。

　　据学者推测，酒的起源经历了一个从自然酒过渡到人工造酒的过程，最原始的酒，很可能是由含糖水果自然发酵而成的，这在古籍中有大量的记载。例如，众所周知的猿酒便是其中之一。因为某些野果含有单糖，在自然界酵母菌的作用下，能产生一种具有香甜味的液体，这就是自然的果酒。而且，猿猴嗜酒，曾在江苏淮阴洪泽湖畔下草湾就出土过醉猿化石。

　　明朝文人李日华的著作中记载："黄山多猿猱，春夏采杂花果于石洼中，酝酿成酒，香气溢发，闻数百步。野樵深入者或得偷饮之，不可多，多即减酒痕，觉之，众猱伺得人，必嚼死之。"清朝文人李调元的著作中也有记载："琼州（今海南岛）多猿……尝于石岩深处得猿酒，盖猿以稻米杂百花所造，一石中辄有五六升许，味最辣，然极难得。"清朝的另一种笔记小说中也说："粤西平乐（今广西壮族自治区东部，西江支流桂江中游）等府，山中多猿，善采百花酿酒。樵子入山，得其巢穴者，其酒多至数石。饮之，香美异常，名曰猿酒。"

　　在尝到了自然酒的美味后，人们开始有意识地进行人工造酒。根据考古发现，5000 年前有人已经开始用谷物造酒，商朝饮酒之风盛行（殷墟河南安阳小屯村商朝武丁时期墓葬出土文物近 200 件，其中酒器约占 70%），并掌握了曲蘖酿酒的技术（《尚书·说命篇》记载"若做酒醴，尔维曲蘖"）。其中，蘖由谷物发芽而成，能酿造"醴"（一种甜酒）；曲含多种发酵菌，兼有糖化和酒化的作用，为我国独特的酿酒方法——曲酒法和固态发酵奠定了基础。

　　另有史籍中有多处提到仪狄"作酒而美""始作酒醪"的记载，似乎仪狄乃制酒之始祖。"醪"，是一种糯米经过发酵而成的"醪糟儿"，性温软，其味甜，多产于江浙一带。现在的不少家庭中，仍自制醪糟儿。醪糟儿即酒酿，洁白细腻，稠状的糟糊可当主食，上面的清亮汁液颇近于酒。一种说法叫"酒之所兴，肇自上皇，成于仪狄"。意思是说，自上古三皇五帝的时候，就有各种各样的造酒方法流行于民间，是仪狄将这些造酒的方法归纳总结出来，始之流传于后世的。

还有一种说法是杜康造酒说，据说杜康"有饭不尽，委之空桑，郁结成味，久蓄气芳，本出于代，不由奇方"。是说杜康将未吃完的剩饭，放置在桑园的树洞里，剩饭在洞中发酵后，有芳香的气味传出。这就是酒的做法，并无什么奇异的办法。曹操有诗曰："何以解忧，唯有杜康。"自此之后，就流传了酒就是杜康所创的说法。

然而，对于仪狄和杜康造酒的说法后人有很多的异议。第一，对此两种说法，宋朝的窦革在《酒谱》中说："世言酒之所自者，其说有三。其一曰：仪狄始作酒，与禹同时。又曰：尧酒千钟，则酒作于尧，非禹之世也。其二曰：《神农本草》著酒之性味，《黄帝内经》亦言酒之致病，则非始于仪狄也。其三曰：天有酒星，酒之作也，其与天地并矣。予以谓是三者，皆不足以考据，而多其赘说也。"第二，仪狄、杜康本人都是传说中的人物，其身世尚难认定，造酒之说也就更难以确认了。窦革说："夫仪之名．不见于经，而独出于《世本》。"宋朝的高承在他所著的《事物纪原》中也说："古今多言其始造酒也，而不知杜康乃何世人。"即便《世本》《说文解字》等所说属实，我们也只能认为仪狄和杜康都是造酒的高手。因为根据各种材料判断，在传说中的仪狄、杜康所处时代以前，酒就已经存在了；另外，《世本》和《战国策》的记述本身，也足以证明酒早已产生了。

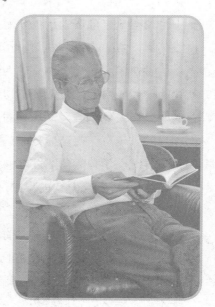

酒的来源说法如此多，那么，酒源究竟在哪里？窦革认为"予谓智者作之，日下后世循之而莫能废"，这是很有道理的。劳动人民在经年累月的劳动实践中，积累下了酿造酒的方法，经过有知识、有远见的"智者"归纳总结后，后代人按照先祖传下来的办法一代一代地相袭相循，流传至今。这个说法还是比较接近实际，也是合乎唯物主义认识论的。

药酒的发展

药物渗入酒中制成的药酒，是祖国传统医学与酿酒业发展的成功结合，是我国医药发展史上的重要创举。古时"酒"写作"酉"，《说文解字》中这么解释："酉，就也，八月黍成，可为酎酒。""就"意为"成熟""黍成"就可做酒（酉），黍，甘平，益气补中，不也是中药吗？古时候"醫"字从酉（酒），即说明酒与医药的密切关系，所以后世又有"酒为百药之长"的说法。

殷商的酒类，除了"酒""醴"之外，还有"鬯（chàng）"。鬯是以黑黍为酿酒原料，加入郁金香草（也是一种中药）酿成的。这是有文字记载的最早药酒。鬯常用于祭祀和占卜。鬯还具有驱恶防腐的作用。《周礼》中还记载："王崩，大肆，以鬯"。也就是说帝王驾崩之后，用鬯酒洗浴其尸身，可较长时间地保持不腐。从长沙马王堆三号汉墓中出土的一部医方专书，后来被称为《五十二病方》，被认为是公元前3世纪末，秦汉之际的抄本，其中用到酒的药方不下于35个，其中至少有5方可认为是酒剂配方，用以治疗蛇伤、疽、疥癣等疾病。其中既有内服药酒，也有供外用的。由此可见，我国的药酒在先秦时期就有了一定的发展。

药酒在中医方剂学中又成为酒剂，它一般是把植物的根、茎、叶、花、果和动物的全体或内脏以及某些矿物质成分按一定比例浸泡在低浓度酒中，例如白酒、黄酒、米酒或葡萄酒，使药物的有效成分溶解于酒中，经过一定时间后去除渣滓而制成的，也有一些药酒是通过发酵等方法制得的。药物渗入酒中制成的药酒，是祖国传统医学与酿酒业发展的成功结合，是我国医药发展史上的重要创举。

1973年马王堆出土的帛书《养生方》"醪利中"的第二方中，比较完整地记录了个药酒制作过程、服用方法、功能主治等内容，是酿制药酒工艺的最早的完整记载，也是我国药学史上的重要史料。

秦汉之际，我国现存最早的中医经典著作《黄帝内经》中已有药酒疗法的专述，《素问·汤液醪醴论篇》论述了酒剂与防病治病的关系，如"经络不通，病生于不仁，治之以按摩醪药"，"邪气时至，服之万全"，"疾在胃肠，酒醪之所及"等。《内经》中提到的酒剂有"醪药""醪酒""鸡矢醴""左角发酒"等，这里所说的醪、醴和酒，指的都是不同的药酒制剂。

汉朝，随着中药方剂的发展，药酒便渐渐成为其中的一个部分，其表现是临床应用的针对性大大加强，所以其疗效也进一步得到提高，如《史记·扁鹊仓公列传》收载了西汉名医淳于意的25个医案，这是我国目前所见最早的医案记载，其中列举了两例以药酒治病的医案：一个是济北王患"风蹶胸满"病，服了淳于意配的三石药酒，得到治愈；另一个是苗川有个王美人难产，淳于意用莨菪酒治愈，并产下一婴孩。东汉，张仲景的《伤寒杂病论》中载"妇人六十二种风，腹中血气刺痛，红蓝花酒主之"，书中除有红蓝花酒、麻黄醇酒汤、括篓薤白白酒外，尚有很多方药均是以酒煎煮，或以酒和水混煎，借酒以加强药效。可见时至汉朝，药酒和将酒用于医疗方面已非常丰富和普遍，故班固在《前汉书·食货志》称酒"为百药之长"。

隋唐时期，是药酒使用较为广泛的时期，记载最丰富的数孙思邈的《千金方》，共有药酒方80余首，涉及补益强身，内、外、妇科等几个方面。《千金要方·风毒脚气》中专有"酒醴"一节，共载酒方16首，《千金翼方·诸酒》载酒方20首，是我国现存医著中，最早对药酒的专题综述。《千金翼方》还对药酒的服法提出了具体要求，"凡服药酒，饮得使酒气相接，无得断绝，绝则不达药力，多少皆以知为度，不可全醉及吐，则大损人也"。唐朝王焘的《外台秘要》卷三十一"古今诸家酒方"一节中共收载了药酒11方。其中9方为用加药酿制法，同时对酿造的工艺也记述颇详。

宋朝《太平圣惠方》所设的药酒专节多达6处。除了这些专节外，还有大量的散方见于其他章节中。在唐宋时期，由于饮酒风气浓厚，社会上酗酒者也逐渐增多，解酒、戒酒似乎也很有必要，故在这些医学著作中，解酒、戒酒方也应运而生。有人统计过，在上述4部书中这方面的药方多达100多例。唐宋时期的药酒配方中，用药味数较多的复方药酒所占的比例明显提高，这是当时的显著特点。

复方的增多表明药酒制备整体水平的提高。唐宋时期，药酒的制法有酿造法、冷浸法、热浸法，以前两者为主。《圣济总录》中指出："药酒长于宣通气血，扶助阳气，既可用于祛疾，又可用其防病。""酒性酷热，立行药势，所以患者素有血虚气滞、陈寒痼冷、偏枯不随、拘挛痹厥之类，悉宜常服，皆取其渐渍之力也。又古法服药，多以酒者，非特宣通血气而已，亦以养阳也。"在药酒的制法上，一是盛行以药材制曲；二是均采用隔水加热的"煮酒法"，这样可以提高药物有效成分的浸出率，增强药酒的功效。

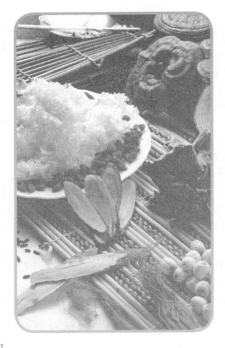

随着酿酒工艺的不断发展和提高，有些药酒不但具有强身保健，治疗疾病的优点，而且口味醇正，成为风行一时的名酒，并成为宫廷御酒。元朝太医忽思慧所著的《饮膳正要》是一部对后世有较大影响的食疗专著。忽思慧为蒙古族营养学家，任宫廷饮膳太医时，将历代亲侍进用奇珍异馔、汤膏煎造，以及诸家本草、名医方术，并日所必用之谷肉果菜，取其性味补益者，集成一书。该书从食疗的角度记录了10余首具有较好滋补保健作用的药酒方。这一时期的药酒具备了一个特点，就是以补益强身的养生保健酒渐多，而且口味纯正，成为宫廷御酒及适合中老年人的养生保健用酒。书中关于饮酒避忌的内容，是很有道理的，具有重要的价值。

明朝的医药学家在整理继承前人经验的同时，又创制出许多新的药酒方。在明朝医学书中，如《普济方》、方贤的《奇效良方》、陈梦雷的《医学全录》、王肯堂的《证治准绳》、李时珍的《本草纲目》等收载了大量的药酒配方，既有前人的传世经典之作，又有当代人的创新之举。仅《本草纲目》就辑了各类药酒配方200余种，《普济方》通卷收载的药酒配方达300余首。此外，如明朝吴昆的《医方考》载药酒7种，吴基的《扶寿精方》载药酒9种，龚廷贤的《万病回春》和《寿世保元》两书载药酒近40种。明朝的民间作坊已有药酒出售、如薏苡仁酒、羊羔酒等，而老百姓自饮自酿的酒中也有不少药酒，如端午节的直蒲酒、中秋节的桂花酒、重阳节的菊花酒等。

到了清朝，药酒得到了进一步的发展，又创造出许多新的药酒配方。如汪昂的《医方集解》、王孟英的《随息居饮食谱》、吴谦等人的《医宗金鉴》、孙伟的《良朋汇集经验神方》和项友清的《同寿录》等，均收载了不少明清时期新创制的一些药酒配方。清朝的药酒，除了用于治病外，最大的特点就是养生保健药酒较为盛行，尤其是宫廷补益药酒空前兴旺发达。

在当时出现了一些药酒店用"烧酒以蒸成"的各色药酒，因由花果所酿，故此类酒多以"露"名之，如玫瑰露、茵陈露、山楂露、五加皮、莲花白等，其中不少药酒具有"保元固体、益寿延龄"之功，故多为士子所嗜饮。在清宫佳酿中，也有一定数量的药酒。例如，清朝乾隆皇帝经常饮用之益寿药酒方"松龄太平春酒"，对老年人诸虚百损、关节酸痛、纳食少味、夜寐不实诸证均有治疗作用。"夜合枝酒"也是清宫御制的药酒，组方中除了夜合枝外，还有柏枝、槐枝、桑枝、石榴枝、糯米、黑豆和细曲等，可治中风挛缩之证。

民国时期，由于社会动荡不安、战乱频繁、百业不兴，药酒也受到一定的影响，进展不大。中华人民共和国成立以后，政府对中医中药事业的发展十分重视，建立了不少中医医院，中医药院校，开办药厂，发展中药事业，使药酒的研制工作呈现出新的局面。药酒酿制，不仅继承了传统制作经验，还吸取了现代科学技术，使药酒生产趋向于标准化。为了加强质量管理，还把药酒规范列为国家药典的重要内容。近十多年来，随着中医药工作者和药酒研究生产人员的共同努力，对中国药酒的发展历史、中国药酒的特点和应用、工艺及质量等方面作了较为全面的归纳和总结，出版发行了不少专著，如许青峰的《治疗与保健药酒》记药酒方146首，孙文奇的《药酒验方选》载药酒方361首，李明哲的《药酒配方800例》，陈贵廷等的《百病中医药酒疗法》共载药酒1364首。此外，如《中国药典》等国家颁布的典籍中，亦对一些传统中药名酒的配方、制作工艺、质量与卫生要求等作了规定。

我们深信，中药药酒，在医药学家的不断努力下，通过继承与提高、发掘与创新，必将有品种更多、质量更好、范围更广的药酒走向市场，走出国门，进入千家万户，造福人民，更好地发挥药酒在医疗和保健事业中的重要作用，为人类的健康事业作出新贡献。为振兴中医事业，使祖国传统医药进一步发扬光大，都具有十分重要的意义。

第三节

药酒的制作

1 酒的选择

早在唐朝，我国第一部官修的药典《新修本草》就指出："诸酒醇醨不同，唯米酒入药。"宋明时期，都是用米酒作为配制药酒的原料，至清朝始，渐渐普及使用白酒来浸泡药物。现今，大多数药酒仍然以白酒作为溶媒，这是因为白酒乙醇（乙醇）浓度较高，容易将药材中的有效成分析出。制作药酒时，不论选择何种酒作为溶媒体，都应注意酒的质量、浓度和用量。所谓酒的质量，主要指在购买酒时，要注意酒的色泽、气味、口感等。一般来说，炮制药酒使用质量优等的酒为佳。

需要注意的是，我们要根据所配置药酒的功效及特效来把握所用原料酒的浓度。如果选用的药酒度数浓度过低，一些具有苦味的杂质容易析出，影响到药酒的香气与口味；反之，如果选用的原料酒浓度过高的话，药材本身的少量水分容易因扩散原理被排出药材之外，使得药材的质地变得坚实，所需要的有效成分不能析出来，这样的话，造成的刺激性亦很强。一般来说，滋补类药酒所用的原料酒浓度要低一点，祛风湿类的药酒因为有活血祛风的需要，所用原料酒的浓度可以相对高一点。

对于不善于饮酒的人如果无法承受较高浓度的白酒的话，权宜之计可以选用一些低浓度的白酒、黄酒或米酒来浸泡药材，但需要注意的是，浸泡药材所需要的时间一定要长，否则，药材的有效成分很难析出。同时要注意的是，由于是长时间炮制，要注意不要让药酒发霉；另外也可以把药材浸泡在高度白酒中一周后，再加入30度左右的低度酒来减低药酒的浓度也是一个很不错的方法。

2 药材的选取与加工

药材的质量会直接影响药酒的质量。所以，在选取药材时，应按照药酒的配方而定，且一定要选用上等地道中药材，切忌以假冒伪劣药材充当；对于集市出售的中药材，要先认准后再购买，不可轻信商贩之言。即使自行采集的鲜药、生药往往还需要先行按规定的要求进行炮制加工。对于源于民间验方中的中药，首先要弄清其品名，规格，要防止同物异名而造成用药的错误。对于有毒不良反应的中药材应进行严格的分类和鉴别，并按药材的性质差异进行不同程度、不同方法的炮制，以减轻药材的毒性从而提高药材的疗效。

此外，一定要注意的是同一药名不同品种的功能差异。如牛膝有怀牛膝、川牛膝之分。怀牛膝产于河南，含多量的钾盐及皂苷，临床以补肝肾、强筋骨见长；川牛膝产于四川，不含皂苷，临床有活血祛瘀功能。再例如，地黄有生、熟之分，生地黄擅长清热凉血养阴，而熟地黄偏于养血滋阴补肾；当归用须活血，用身则补血；小麦分淮小麦和浮小麦，前者安神，后者敛汗；黄芪用于固表、利水、托疮等应生用，用于健脾补中气应炙用。凡此种种，选用时均应加以注意。

除了药材的选用须谨慎外，药材的加工炮制也十分讲究。唐朝孙思邈就在《千金方》中指出：凡合药酒皆薄切药。薄切就是加工的一项要求。一般来说，用来浸泡药酒的中药都应切成薄片、碎片或轧成粗末、小块，有的矿石类及介壳类药还需碾成细粉状，这样做的目的是扩大药物与酒液的接触面，有利于中药有效成分的扩散、溶解和析出。但也要注意碾末不宜太细，过细则破坏药物细胞，可使细胞内一些黏液质或不溶物质进入酒液，不但不利于有效成分的扩散、溶解，还会使药酒混浊。

此外，对有些药物，还应根据需要，进行适当的炮制。既可减少某些药物的毒不良反应，保证药用安全，又可增强或改变其药用效果。如附子生用有毒，经用辅料甘草和黑豆煎煮加工后，可祛除其毒性。生首乌有生津润燥、滑肠通便等作用，但经黑豆汁蒸煮后，却有补肝肾、益精血、乌须发的功能。各种不同药酒所取的药材不同又有各自不同的加工要求。

3 制药酒容器的选择

选用合适的容器对浸制药酒及保证制酒质量是十分重要的。首先需要注意的是选择的容器必须有盖，这样才能防止药酒中乙醇和药物的有效成分的挥发以及防止灰尘等污染。容器的材质应以陶瓷制品或玻璃制品为宜，因为两者均能防潮、防燥、保气，且不易与药物发生化学反应，需要注意的是不宜使用各种金属制品。陶瓷还能避光，但在防渗透方面要比玻璃制品差；玻璃容器价廉、易得，是家庭自制药酒常用的容器，但因其透明透光，能吸收热量，且容易造成药酒中有效成分的不稳定，影响贮藏的原故，故宜选用深色玻璃容器。还需要提醒一点的是，所选有的容器一定要洁净，要经过高温加热等消毒处理。

4 药酒的制作方法

药酒的制作方法若不当，轻者药酒无效，次者产生不良反应，重者危及生命，因此必须妥善选用。制作药酒时，通常是将中药材浸泡在酒中，经过一段时间后，中药材中的有效成分溶解在酒中，此时过滤去渣后即可饮用。根据我国古今医学文献资料和家传经验介绍，配制药酒的方法甚多，概括起来，目前一般常用的有以下几种：

＊ 冷浸法

按照所需药酒的处方，将药材称量、配齐，并清洁干净，选择大小适宜的容器备用。将药物适当切制加工，若泡用的酒量不多，可将切片或粉碎的药物用干净纱布、绢布袋包装，扎紧袋口，放入酒器中；大剂量制作则不用袋盛，直接将药物置于容器内，然后加入适量的白酒或黄酒，密封浸泡。浸泡时间根据处方需要和酒量多少而定，一般经1个月左右，最短不少于7日。密封后的酒器应放置在阴冷避光处，适当搅动或晃动，使酒与药物能充分接触。开始每日搅动或摇晃1次，7日后可改为每1周搅动或摇晃1次或2次。待药物有效成分浸出后，取上清酒液，再用纱布过滤，药渣压榨后弃去，酒液静置过滤澄清，贮存在酒瓶中，慢慢饮用。如果处方药味较多，一次浸取不完全，可以分两次或多次浸取。但每次加酒量应计算好，不能太多，白酒的总用量应该不变。如果采取多次浸泡的办法，用酒应少量多次，直至浸泡后的药酒颜色变得浅淡，这说明药物成分的萃取比较完全。

＊ 热浸法

热浸法是一种古老而有效的制作药酒的方法。通常是将中药材与酒同煮一定时间，然后放冷贮存。此法既能加快浸取速度，又能使中药材中的有效成分更容易浸出。但煮酒时一定要注意安全，既要防止乙醇燃烧，又要防止乙醇挥发。因此，也可采用隔水煮炖的间接加热方法。此法适宜于家庭制作药酒，其方法是：将中药材与酒先放在小砂锅内，或搪瓷缸等容器中，然后放在另一更大的盛水锅中炖煮，时间不宜过长，以免乙醇挥发。此时一般可于药面出现泡沫时离火，趁热密封，静置半月后过滤去渣即得。生产时，可将粗碎后的中药材用纱布包好，悬于白酒中，再放入密闭的容器内，置水浴上用 40 ～ 50℃

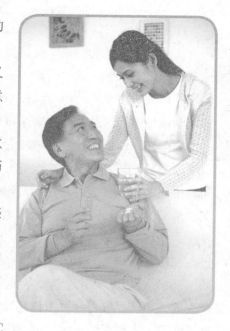

温度浸渍 3 ～ 7 日，也可浸渍 2 次，合并浸液，放置数日后过滤即得。此外，还可以在实验室或生产车间中采用回流法提取，即在浸药的容器上方加上回流冷却器，使浸泡的药材和酒的混合物保持微沸，根据不同的中药材和不同的酒度，再确定回流时间。回流结束后即进行冷却，然后过滤即得。

＊ 渗漉法

渗漉法为一种现代炮制药酒的提取方法。其原理是将药材碎成粗粉，放在有盖容器内，再加入药材粗粉量 60%～ 70% 的浸出溶媒均匀湿润后，密闭，放置15 分钟至数小时，使药材充分膨胀后备用。另取脱脂棉一团，用浸出液湿润后，轻轻垫铺在渗漉筒（一种圆柱形或圆锥形漏斗，底部有流出口，以活塞控制液体流出）的底部，然后将已湿润膨胀的药粉分次装入渗漉筒中，每次投入后，均要压平。装完后，用滤纸或纱布将上面覆盖。向渗漉筒中缓缓加入溶媒时，应先打开渗漉筒流出口的活塞，排除筒内剩余空气，待溶液自出口流出时，关闭活塞。继续添加溶媒至高出药粉数厘米，加盖放置 24 ～ 48 小时，使溶媒充分渗透扩散。然后打开活塞，使漉液缓缓流出。如果要提高漉液的浓度，也可以将初次漉液再次用作新药粉的溶媒进行第二次或多次渗漉。收集渗漉液，静置，滤清，灌装即得。渗漉法一般适用于药酒厂生产。

＊ 酿造法

酿造法是一种古老的炮制方，又称为发酵法。用酿造法炮制药酒主要以粮食、药材、水分及适量的酒曲，经过加温、蒸制等处理后，再通过保温发酵的作用而成。用此方法炮制出来的药酒，由于药物经过发酵，可能使某些有效成分发生变化，不但发酵出来的药酒可以保留原有的疗效，还可以使酒味浓郁香甜、醇厚爽口、刺激性小，这是其他炮制法难以达到的。但是由于其工艺复杂，难以掌握。再加上气温和酒曲的质量影响较大，很容易出现烂酒和性质不稳定的现象。所以不建议采取。其方法是：根据处方取用适量的粳米（糯米）、酒曲和药材。先将药材拣洗干净，打成粗粉状；米淘洗干净、曲粉碎。以水浸米，令其膨胀，然后蒸煮成干粥状，待冷却至30℃左右加入药粉和酒曲，搅拌均匀，置陶器内发酵。发酵时应保持适当的温度，如温度升得太高，可适当搅拌以降温。经过7～14日，发酵完成，经压榨、澄清，滤取酒液。将滤取的酒液装瓶，再隔水加热至75～80℃，以杀灭酵母菌及其他杂菌，保证药酒质量并便于贮存。另一种方法是先煎煮中药，取药汁与米搅拌同蒸煮，然后加入酒曲发酵成酒。用酿造法制作出的药酒，乙醇度数较低，适宜于不会饮酒者饮用。

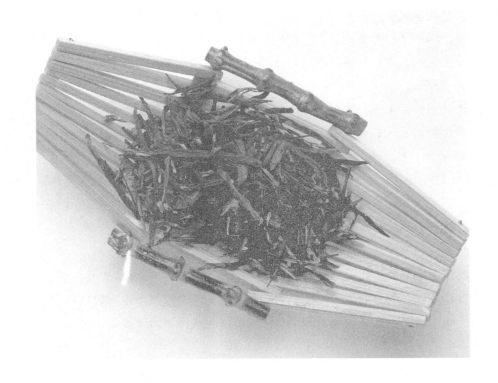

第四节

药酒的科学

药酒对人体有一定的帮助，但是药酒的服用也非常有讲究。合理地使用药酒，才能避免药酒的不良反应，发挥其优点和特长，达到应有疗效。

1 药酒的服用原则

✴ 饮用要适量

由于药酒中含有一定量的乙醇，所以饮用时不宜过多，应适量饮用。

一般以每次 10 ～ 30 毫升为宜。凡服用药酒或饮用酒，要根据人的耐受力，要合理、适宜，不可多饮滥服，以免引起头晕、呕吐、心悸等不良反应。即便是滋补类药酒，也不宜多饮。一般不会饮酒者，初期可适当减少用量，逐步加量，也可将药酒用冷开水稀释后服用；而平时习惯饮酒者，服用酒量可以比一般人多一些；年老体弱者，用量宜酌减。

✴ 要辨证服用

药酒的服用，需要经过中医师诊疗后，进行辨证服用。每一种药酒都有一定的适应范围，超过范围不但不能达到治病或强身健体的疗效，相反还可能加重病情甚至中毒等不良反应。尤其是保健性药酒，更应根据自己的年龄、体质强弱、嗜好等选择服用。因为一般治病的药酒，大都主治功效比较明确，而且患者也总是在经过医生明确诊断后再选择服用。保健性药酒，由于多以补益强身为主，因而对选择不够重视，若使用不当，易产生不良后果。

✴ 注意内外有别

药酒分外用和内服两种，多数不能混用。一是外用药酒多含有毒物质，外用时人体吸收较少，内服则人体吸收多，容易发生中毒反应。二是发生在体表隐秘处的疾病，如皮肤疖肿、局部瘀肿等，药酒外用则直接与病变部位接触，见效快，改内服后有效成分要经过血液循环才能到达病位，见效慢。三是某些药酒的有效成分，能与胃酸发生化学反应，减灭药效，因此应以外用为佳。此外，某些药酒中的有效成分必须与胃酸反应才有作用，外用则无效；或在体内缓慢吸收、持续起效，改外用后可能因药力过猛而导致不良后果。

＊ 掌握好饮用温度

药酒温度要适宜，药酒宜冷饮还是宜温饮，历来有不同观点。主张冷饮的人认为，酒性本热，如果热饮则热更甚，易于损胃。如果冷饮，则以冷制热，无过热之害。清朝徐文弼则提倡温饮，他明确指出："酒最宜温服""热饮伤肺""冷饮伤脾"，故药酒以温饮为宜，热饮、冷饮皆不足取。

＊ 药酒饮用应适时

为了充分发挥药酒功能，减少不良反应，在服用时间上需要注意药房的规定。饭前服，一般指饭前 10 ～ 60 分钟饮用。饭后服，则在饭后 15 ～ 30 分钟饮用，因为这时胃中有食物，可以减轻药酒对胃的刺激。空腹服用，为了使药物迅速进入胃肠，并被充分吸收。睡前服，指睡前 15 ～ 30 分钟服用，能及时入眠。

2 药酒的服用禁忌

＊ 与部分药物禁忌

因药酒有其偏性，所以在服用药酒时注意不要和其他药物一并服用，以免产生不良反应。例如和西药头孢菌类、硝咪唑类、磺胺类等药物容易产生不良反应，服用药酒的时候不要服用这些药物，以免产生乙醇中毒。另外，在服用药酒时，再服用异烟肼等一类药物的时候能减低其疗效。乙醇还能减少维生素 B_1、维生素 B_2 及烟酸的吸收。另外，在服用药酒的时候尽量不要服用降糖灵等一类药物，容易导致乳酸中毒，还可能产生一系列低血糖反应和不可逆的神经系统病变。如果药酒和利眠宁、安定等一类药物服用时，很容易导致人体中枢神经受到抑制，轻则使人昏昏欲睡、身体不协调，重则引起呼吸困难、血压下降，甚至因呼吸中枢麻痹而导致死亡。

＊ 与部分病症禁忌

不宜饮酒的病症是不能饮酒的，例如慢性肾炎、慢性肾功能不全、慢性结肠炎和肝炎、肝硬化、癫痫、心脏功能不全等患者，一般来说是不能饮酒的，即使药酒也不适宜，以免加重病情。此外，酒还可刺激胃肠道、咽喉部等出现激惹反应，加重胃溃疡、慢性胃炎、咽喉部炎症等疾病；还有，需要注意的是，对酒过敏的患者也不宜饮用药酒，突发性疾病、传染病及其他严重并发症时，也应停止服用药酒。

＊ 注意生理禁忌

性别方面，一般来说，妇女在怀孕期、哺乳期不宜使用药酒，以免乙醇影响胎儿或者婴儿的生长发育，造成畸形和智力发育障碍；在行经期，如果月经正常，也不宜用活血功效较强的酒。年龄方面，年龄愈大，则新陈代谢愈慢，服用药酒应减量。儿童生长发育尚未成熟，脏器功能尚未齐全，所以一般不宜服用药酒。

第五节

药酒常用的中药食材

补气药

1 人参

人参为五加科多年生宿根草本植物人参的干燥根。俗称棒槌，又名野山参、土精、神草、黄参、血参、地精、金井玉阑等。野生的称野山参，人工栽培的称园参。园参一般于栽培 6～7 年后，以秋季茎叶将枯时采挖的根入药，切片或粉碎用。

人参味甘、微苦，性平。归脾、肺、心经。中医认为人参大补元气，复脉固脱，补脾益肺，生津止渴，安神益智。主治劳伤虚损、食少、倦怠、反胃吐食、大便滑泄、虚咳喘促、自汗暴脱、惊悸、健忘、眩晕头痛、阳痿、尿频、消渴、妇女崩漏、小儿慢惊及久虚不复，一切气血津液不足之症。

新鲜人参以枝大、浆足、皮细、色嫩黄、脖长、无疤痕、无破损；品尝时，苦中略带甜为佳。干品以身长、枝大、芦（根茎）长、无霉变、无虫蛀、无折损者为佳；枝瘦小、芦短、糖重者为次。

2 黄芪

黄芪又名绵芪、东北黄芪、北芪、白芪，为豆科植物蒙古黄芪、膜荚黄芪的干燥根。黄芪多生于旱山坡、森林边缘、疏林下、灌木丛中、草甸中。可于春、秋二季采挖，去净泥土，除去须根，晒干备用。

黄芪性温，味甘。归脾、肺经。中医认为，黄芪具有补诸虚、益元气、壮脾胃、去肌热、排脓痛、托毒生肌等功用。在养生中，黄芪善生发，补气生血，气生水降，利水退肿，补气生阳，固表止汗，鼓气以耗毒排脓。故凡脾肺气虚，头晕气短，懒言无力，食少便溏，阳气下陷，发热畏寒，久泻脱肛，气不摄血，血虚津亏，崩漏便血，表虚不固，自汗盗汗，痈疽肿毒，久溃不敛，小便不利，皮肤水肿等，皆可用之。

选择时，应以根条粗长、皱纹少、质坚而实、粉性足、味甜者为佳；根条细小、质较松、粉性小及顶端空心大者次之。

3 党参

党参为桔梗科多年生草本植物党参、素花党参、川党参及其同属多种植物的干燥根。又名黄参、潞党、西党、东党、条党、白党、中灵草、紫园参、狮头参、狮子头、上党人参。

秋季采挖三年生以上者，洗净，晒干。切厚片，生用。

党参性平，味甘。归脾、肺经。中医认为，党参健脾补肺，益气养血生津。主治脾胃虚弱，食少便溏，倦怠乏力，肺虚喘咳，气短懒言，自汗，血虚萎黄，口渴。

山西上党参为优，潞党参次之。以条大粗壮、皮松肉紧、横纹多、肉色黄褐、有香气、甜味浓者为佳。

4 山药

山药为薯蓣科植物薯蓣的干燥根茎。主产于河南、山西、河北、陕西等地。冬季植株枯萎后采挖，除去地上部分，切去根头，洗净，去掉外皮及须根，用硫黄熏后，晒干。

山药性平，味甘。归脾、肺、肾经。中医认为，山药补脾，养肺，固肾，益精。主脾虚泄泻，食少水肿，肺虚咳喘，消渴，遗精，带下，肾虚尿频，外用治痈肿，瘰疬。

山药以条干均匀、质坚实、粉性足、色洁白者为佳。

5 甘草

甘草又名粉甘草、美草、甜草、甜根子，为豆科植物甘草、胀果甘草、光果甘草的干燥根茎。甘草多生于向阳干燥的草原，沙形或肾形，黑色光滑。可于秋季采挖，洗净，晒干备用。

甘草性平，味甘。归心、肺、脾、胃经。中医认为，甘草补脾益气，清热解毒，祛痰止咳，缓急止痛，调和诸药。用于脾胃虚弱，倦怠乏力，心悸气短，咳嗽痰多，脘腹、四肢挛急疼痛，痈肿疮毒，缓解药物毒性、烈性。

甘草以外皮细紧、色棕红、质地坚实、断面黄白色、粉性足、有明显的菊花纹、味甜者为佳。

补血药

1 当归

当归为伞形科多年生草本植物当归的根。秋末或立冬前后采挖，除去须根和泥沙，待水分稍蒸发后捆成小把，上棚，用烟火慢慢熏干。切薄片，或身、尾分别切片。生用或酒炒用。

当归性微寒，味苦、甘。归肺、心经。中医认为，当归活血，止血，通络、养血、行血，主治一切血症，特别是妇科。凡月经不调、经闭、经痛、胎产、肝损、血虚、血滞、痈疽、疮疡、消肿、排脓、跌打损伤，无不用之，尤其对血分有寒者更佳。

当归以主根大、身长、支根少、断面黄白色、气味浓厚者为佳；主根短小、支根多、气味较弱、断面变棕红色者品质较差。

2 阿胶

阿胶是马科动物驴的皮，去毛后煞制而成的胶状物。入本草专书始见于《神农本草经》。别名驴皮胶，盆覆胶。主要产于我国山东、浙江等地。在河南、江苏、北京、天津等地亦有生产。

阿胶性平，味甘。归肝、肺、肾经。中医认为，阿胶滋阴润肺，补血止血，定痛安胎。主治血虚萎黄，眩晕心悸，为治血虚的主药。

阿胶以表面棕黑色或乌黑色、平滑、有光泽、对光照视略透明、质坚脆易碎，侧面棕黑色或乌黑色、平滑、有光泽、气味弱、味微甜者为佳。

3 白芍

白芍又名白芍药、杭芍、川芍、毫芍，为毛茛科植物芍药的干燥根。白芍全国大部分地区都有分布，多生于山坡、草丛、林下。可于夏秋挖取根，锅内煮至无硬心后除去外皮，或先除外皮再煮，晒干备用。

白芍性微寒，味苦、酸。归脾、肝经。中医认为，白芍养血柔肝，缓中止痛，敛阴收汗。治胸腹胁肋疼痛，泻痢腹痛，自汗盗汗，阴虚发热。

白芍应看其形态、色泽、重量等。圆柱形，直或稍弯，栓皮去净，两头整齐；表面类白色或淡红棕色，断面白色；质坚实体重；味微苦酸；长8厘米以上，中部直径1.7厘米以上；没有声头、花麻点、破裂口、杂质、雷变及虫蛀，这样的白芍为佳品。

4 何首乌

何首乌为蓼科多年生草本植物何首乌的块根。又名首乌、地精、赤敛、小独根、陈知白、红内消、马肝石、黄花乌根。据古代传说，服用本品后能使白发转黑，"首乌"之名由此而来。秋、冬季茎叶枯萎时采挖，削去两端，洗净，切厚片，干燥，称"生首乌"；再以黑豆汁拌匀，蒸至内外均呈棕褐色，晒干，称"制首乌"。

何首乌味苦、甘、涩，性温。归肝、心、肾经。中医认为，何首乌解毒，消痈，润肠通便。用于瘰疬疮痈，风疹瘙痒，肠燥便秘，高脂血症等。

何首乌以个大身长、圆块状、质坚实而重、粉性足、外皮红褐色、断而无裂隙、断面红棕色、苦味浓、有梅花状纹理者为良品。

5 桂圆

龙眼肉为无患子科植物龙眼的假种皮。别名比目，荔枝奴，亚荔枝。入本草书始见于《神农本草经》。本品主产于我国福建、广东、广西、云南等地。秋季果实成熟时采摘，剥皮后晾干入药。

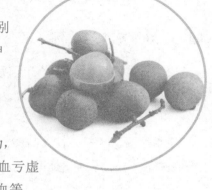

桂圆性温，味甘。归心、脾经。中医认为，桂圆补益心脾，养血安神；用于心脾两虚，气血亏虚之惊悸，失眠，健忘，食少倦怠及妇女崩漏出血等。

桂圆以片大、肉厚、质细软、色棕黄、半透明、味浓甜者为佳。

补阳药

1 杜仲

杜仲科植物杜仲的干燥树皮。主产于贵州、四川、湖北、陕西、湖南等地。每年4～6月剥取，刮去粗皮，堆置发汗至内皮呈紫褐色，晒干。

杜仲性温，味甘、辛。归肝、肾经。中医认为，杜仲补肝肾，强筋骨，安胎。治腰脊酸疼，足膝痿弱，小便余沥，阴下湿痒，胎漏欲堕，胎动不安，高血压。

杜仲以皮厚、内表面色暗紫而光滑、折断时白丝多而不易断者为佳。杜仲之伪品丝棉木，其内表面呈黄白色，有细纵纹，断面胶丝少而易断。

2 骨碎补

骨碎补又名申姜、猴姜、岩姜、过山龙，为水龙骨科植物槲蕨的干燥根茎。

骨碎补多附生于树皮上、岩石上、墙上、瓦上较阴湿处。长江中下游以南诸省有分布。可于4～8月间挖取根茎，除去杂质，洗净，润透切厚片，干燥。燎去茸毛（鳞片），鲜用或开水烫后晒干，或切片蒸熟后晒干备用。

骨碎补味苦，性温。归肾、肝经。中医认为，补肾强骨，续伤止痛。用于肾虚腰痛，耳鸣耳聋，牙齿松动，跌扑闪挫，筋骨折伤；外治斑秃，白癜风。

骨碎补以浙江所产品质最优。以条粗大、棕色者为佳。

3　仙茅

仙茅为石蒜科植物仙茅的干燥或新鲜根茎。又名独茅、独脚仙茅、蟠龙草、地棕、茅爪子、婆罗门参等。秋、冬二季采挖，除去根头和须根，洗净，晒干。生用。

仙茅性温，味辛、甘。归肾、肝、脾经。中医认为，仙茅温肾阳、壮筋骨，治阳痿精冷、小便失禁、崩漏、心腹冷痛、腰腿冷痹、痈疽、瘰疬、阳虚冷泻等症。

重庆所产最为有名。以根条粗长、质坚脆、表面黑褐色者为佳。

4　鹿茸

鹿茸是脊椎动物鹿科梅花鹿或马鹿等雄鹿头上尚未骨化而带毛的幼角。本品入本草药书始见于《神农本草经》。别名为斑龙珠。我国东北、西北、内蒙古、新疆等地均有分布。

鹿茸味甘、咸，性温。归肾、肝经。中医认为，鹿茸壮肾阳，补精髓，强筋骨，调冲任，托疮毒。主治肾虚、头晕、耳聋、目暗、阳痿、滑精、宫冷不孕、羸瘦、神疲、畏寒、腰脊冷痛、筋骨痿软、崩漏带下、阴疽不敛及久病虚损等症。

鹿茸以东北吉林抚松所产品质最优，西北马鹿茸较次。东北鹿茸以挺圆、顶部丰满、毛细、质嫩、油润光亮、皮呈红棕色为优；马鹿茸以茸体饱满、体轻、下部没有棱线、断面如蜂窝状、组织致密、呈米黄色者为优。

5 巴戟天

巴戟天为茜草科植物巴戟天的根。主产于广东、广西、福建等地。巴戟天生长 5～6 年后，秋、冬季挖取其根部，洗净泥土，晒至六七成干时，用木槌轻轻槌扁，晒干。

巴戟天味辛、苦、甘，性微温。归肾、肝经。中医认为，巴戟天具有温肾益精、强筋壮骨、祛风除湿的功能。治肾阳虚衰、阳痿早泄、尿频遗尿、腰脊酸痛、风湿痛、妇女宫冷不孕、月经不调、小腹冷痛等症。

巴戟天以海南产品质最优，以条大、肥壮、连珠状、肉厚、色紫者为佳。条细瘦、肉薄、色灰者质次。

6 淫羊藿

淫羊藿又名仙灵脾、三枝九叶草、铁菱角、铜丝草、千两金，为小檗科植物淫羊藿、箭叶淫羊藿等，同属植物柔毛淫羊藿、巫山淫羊藿、朝鲜淫羊藿的地上部分。地上部分可于夏秋季采收，除去杂质，晒干备用。

淫羊藿性温，味辛、甘。归肾、肝经。中医认为，淫羊藿补肾阳，强筋骨，祛风湿。用于阳痿遗精，筋骨痿软，风湿痹痛，麻木拘挛；更年期高血压。

淫羊藿以梗少叶多、色黄绿、干燥、不破碎者为佳。

7 补骨脂

补骨脂为豆科一年生草本植物补骨脂的果实。又名胡韭子、补骨鸱、黑故子、吉固子、破故纸、胡故子等。秋季果实成熟时，随熟随收，割取果穗，打出种子，除净杂质即可。生用或盐水炙用。主产于河南、四川、安徽、陕西等地。

补骨脂性温，味辛。归肾、脾经。中医认为，补骨脂温肾助阳，纳气，止泻。用于阳痿遗精，遗尿尿频，腰膝冷痛，肾虚作喘，五更泄泻；外用治白癜风，斑秃等症。

重庆所产品质最优。以果皮薄，有香气，味道辛中微苦为佳。

8 枸杞子

枸杞子为茄科植物枸杞的成熟果实。又名杞子、枸杞果、天精、地仙、血杞子、却老子、明眼草子、枸杞豆。夏、秋二季果实呈红色时采收，热风烘干，除去果梗；或晾至皮皱后，晒干，除去果梗。生用。

枸杞子性平，味甘。归肝、肾经。中医认为，枸杞子滋补肝肾，益精明目。用于虚劳精亏、腰膝酸痛、眩晕耳鸣、内热消渴、血虚萎黄、目昏不明。

枸杞子以粒大、色红、肉厚、质柔润、粒少、味甜者为佳。

9 冬虫夏草

冬虫夏草为麦角菌科真菌冬虫夏草寄生于蝙蝠蛾科昆虫幼虫上的子座和幼虫尸体的复合体。又名虫草、冬虫草、夏草冬虫。初夏子座出土，孢子未发散时挖取。晒至六七成干，除去似纤维状的附着物及杂质，晒干或低温干燥。生用。

冬虫夏草性温，味甘。归肾、肺经。中医认为，冬虫夏草能补肾壮阳、补肺平喘、止血化痰。常用于肾虚阳痿、遗精、头昏耳鸣、肺虚或肺肾两虚、喘咳短气，或咳血、体虚自汗、畏风。

虫体以完整、色泽黄亮、肥大丰满、肉色白、菌座短小者为佳。

10 肉苁蓉

为当科植物肉苁蓉的干燥带鳞叶的肉质茎。产地主产于内蒙古、新疆、陕西、青海、甘肃等地。多于春季苗未出土或刚出土时采挖，除去花序，切段，晒干。

肉苁蓉性温，味甘、咸。归肾、大肠经。中医认为，肉苁蓉具有补肾、益精、润燥、滑肠的功效，适用于治疗阳痿、早泄、遗精、不孕、带下、血崩、腰膝冷痛、便秘、贫血、神经衰弱、遗尿等症。

甜苁蓉以条大、身肥、鳞细、色灰褐至黑褐、油性大、柔软体质、木质心细、无枯空者为佳；咸苁蓉以色黑、质糯、细鳞粗条、体扁圆形为佳。

滋阴药

1　玉竹

　　玉竹又名葳蕤、山包米、萎香、连竹、尾参、女萎，为百合科植物玉竹的干燥根茎。玉竹多生于山林或石隙间的阴湿处。可于秋冬采挖为佳，除去须根，洗净，晒至柔软后反复揉搓，晾晒至无硬心，晒干备用；或蒸透后，揉至透明，晒干备用。

　　玉竹性微寒，味甘。归肺、胃经。中医认为，玉竹养阴润燥、除烦止渴。主治热病伤阴、虚劳发热，以及咳嗽烦渴、小便频数、消谷易饥等症。

　　玉竹商品以条粗长、淡黄色饱满质结，半透明状，体重，糖分足者为佳。条细瘪瘦、色深体松或发硬，糖分不足者为次。

2　女贞子

　　女贞子为木犀科植物女贞的干燥成熟果实。又名女贞、冬青子、熟女贞、酒女贞等。冬季果实成熟时采收，除去枝叶，稍蒸或置沸水中略烫后，干燥；或直接干燥。生用或酒制用。

　　女贞子性凉，味甘、苦。归肝、肾经。中医认为，女贞子具有补益肝肾、清虚热、明目的功效。主治头昏目眩、腰膝酸软、遗精、耳鸣、须发早白、骨蒸潮热、目暗不明等症。

　　女贞子以粒大、饱满、肉质、色黑紫，无泥杂者为佳。

3　黄精

　　黄精又名黄姜、老虎姜、鸡头参、节节高、土灵芝，为百合科植物黄精、多花黄精的干燥根茎。黄精生于阴湿山坡林中，分布于全国各地。可于秋冬采挖根茎，切块，置蒸笼中蒸至呈现油润时，取出晒干或烘干。

　　黄精性平，味甘。归脾、肺、肾经。中医认为，黄精补气养阴，健脾，润肺，益肾。用于治疗脾胃虚弱，体倦乏力，口干食少，肺虚燥咳，精血不足，内热消渴等症。

　　根据性状不同分姜形黄精、鸡头黄精及大黄精三种。习惯上以姜形黄精质最优，均以块大、肥润、色黄白、断面透明者为佳。熟黄精以色黑、块大、油性大者优。

4　鳖甲

鳖甲为鳖科动物鳖的背甲，入药书首见于《神农本草经》。本品主产于我国河北、湖南、安徽、浙江等地，全年均可捕捉，取出背甲，炮制后入药。

鳖甲性寒，味咸。归肝、肾经。中医认为，鳖甲具有滋阴清热，潜阳熄风，软坚散结的功效。主治阴虚发热，劳热骨蒸，热病伤阴，虚风内动，小儿惊痫，疟母，经闭，溃疡，水火烫伤。

鳖甲以个大、甲厚、无残肉、洁净无腐臭味者为佳。

5　桑椹

桑椹为桑科落叶乔木桑树的成熟果穗。本品早在《尔雅》中就有入药记载，此书中称其为"葚"。而后的《新修本草》更名为桑椹。本品别名乌椹、桑粒。在我国大部分地区均有生产。以南方育蚕区产量最大。

桑椹性寒，味甘。归心、肝、肾经。中医认为，桑椹具有补肝益肾、生津润肠、乌发明目、止渴解毒、养颜等功效，适用于阴血不足、头晕目眩、盗汗及津伤口渴、消渴、肠燥便秘等症。

成熟的桑椹质油润，酸甜适口，以个大、肉厚、色紫红、糖分足者为佳。

6　天冬

天冬为百合科植物天冬的干燥块根。主产于贵州、四川、广西。秋、冬季采挖，挖出后洗净泥土，除去须根，入沸水中煮或蒸至外皮易剥落时为度。

天冬性寒，味甘、苦。归肺、肾经。中医认为，天冬养阴生津，润肺清心。用于肺燥干咳、虚劳咳嗽、津伤口渴、心烦失眠、内热消渴、肠燥便秘、白喉。

天冬以身干、肥壮、黄白色半透明、无须者为佳。

解表药

1 白芷

白芷为伞形科植物兴安白芷、川白芷、杭白芷的根。又名吞白芷、泽芬等。择晴天，于秋季采挖，除净残茎、须根及泥土，晒干。

白芷性温，味辛。归肺、脾、胃三经。中医认为，白芷祛风湿，活血排脓，生肌止痛。主治头痛、牙痛、鼻渊、肠风痔漏、赤白带下、痈疽疮疡、皮肤瘙痒。

白芷的选购以独支、条粗壮、质硬、体重、粉性足、香气浓者为佳。

2 荆芥

荆芥又名姜芥、假苏等，为唇形科植物荆芥的干燥地上部分。荆芥多生于向阳的山坡、山脚、荒地、林边、草丛中或系栽培，全国大部分地区有分布。于秋季花开、穗绿时割取地上部分，晒干。单独摘取花穗，晒干，即为荆芥穗。

荆芥性温，味辛。归肺、肝经。中医认为，荆芥轻宣升散，具有祛风解表、宣毒透疹、理血止痉的功效。主治感冒寒热、头痛、目痒、咽痛、咳嗽、麻疹、风疹、痈疮、准将、吐血、血块血、便血、崩漏、产后中风、血晕。

荆芥为江苏的地道药材。以浅紫色、茎细、穗多而密者为佳。置阴凉干燥处。

3 桂枝

桂枝为樟科常绿乔木肉桂的嫩枝。又名柳桂、桂树枝、肉桂枝。常于春季割取嫩枝，趁鲜切成薄片或小段，晒干或阴干入药。生用。

桂枝性温，味甘、辛。归心、肺、膀胱经。中医认为，桂枝散寒解表，温通经脉，通阳化气。主治风寒表证，寒湿痹痛，四肢厥冷，经闭痛经，症瘕结块，胸痹，心悸，痰饮，小便不利。

广西产的桂枝品质最优。以枝条嫩细均匀，色红棕，香气浓者为佳。置阴凉干燥处。

4　苍耳子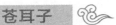

　　苍耳子又名苍子、牛虱子，为菊科植物苍耳的干燥成熟果实，全草也可入药。多生长于荒野路边、田边、山坡、草地、村旁等向阳处。果实于秋季成熟时采收最佳，除去杂质，晒干备用；茎、叶则于夏、秋生长旺盛、花未开时采割为佳，鲜用或晒干备用。

　　苍耳子性温，味辛、苦。归肺经。中医认为，苍耳子散风除湿，通鼻窍。用于风寒头痛，鼻渊流涕，风疹瘙痒，湿痹拘挛。

　　苍耳子以粒大、饱满、色黄棕者为佳。

5　防风

　　防风又名关防风、东防风、北防风，为伞形科多年生草本植物防风的根。防风多生于向阳山脚、干草原、路旁、河滩、多石砾的山坡。可于春、秋二季植株未抽花时采挖为佳，除去泥土和残茎，晒干或趁鲜切片晒干备用。

　　防风性温，味甘、辛。归膀胱、肝、脾经。中医认为，防风具有祛风解表、除湿止痛、疏肝解痉、杀虫止痒的功效。主治外感风寒，头痛项强，目眩昏涩，风寒湿痹，骨节酸痛，腹痛泄泻，肠风下血，破伤中风，麻疹难透，风疹瘙痒，疮疡初起。

　　防风以条粗壮、断面皮部色浅棕、木部色浅黄者为佳。外皮粗糙、有毛头，带硬苗者质次。

6　香薷

　　香薷为唇形科植物石香薷的带花全草。主产于江西、河北、河南等地。夏、秋季采收，当果实成熟时割取地上部分，晒干或阴干。

　　香薷性微温、味辛。归肺、脾、胃经。中医认为，香薷发汗解表，化湿和中，利水消肿。主治夏月感寒饮冷，头痛发热，恶寒无汗，胸痞腹痛，呕吐腹泻，水肿，脚气。

　　香薷以质嫩、茎淡紫色、花穗多、香气浓烈者为佳。

7　紫苏

紫苏为唇形科一年生草本植物紫苏的叶和茎。其叶称紫苏叶（或苏叶），其茎称紫苏梗（或苏梗）。多为栽培，亦有野生。以夏秋采收的地上部分入药。生用。

紫苏性温，味辛、甘。归肺、脾经。中医认为，紫苏发表散寒，行气和胃，解鱼蟹毒。用于感冒发热，怕冷，无汗，胸闷咳嗽，呕吐，腹泻等症。

紫苏以叶多而大、包紫、不碎、香气浓者为佳。

8　柴胡

伞形科植物柴胡或狭叶柴胡的根或全草。北柴胡主产于河北、河南、辽宁、黑龙江、吉林等地。南柴胡主产于江苏、安徽等地。春、秋季采挖，除去茎叶及泥沙，干燥。

柴胡性微寒，味苦。归肺、脾、胃、大肠经。中医认为，柴胡具有清热解表、和解少阳、疏肝解郁、升阳举陷的功能。治外感发热、寒热往来、疟疾、黄疸、胸胁胀痛、头痛止赤、耳聋口苦、月经不调等症。

柴胡以条粗长、均匀、皮细、质坚实，外皮灰黄色，断面黄白色者为佳。

9　薄荷

薄荷为唇形科多年生草本植物薄荷和家薄荷的茎叶。又名苏薄荷、蕃荷菜、人丹草、升阳菜、夜息花、南薄荷、杭薄荷、猫儿薄荷、太仓薄荷。收获期因地而异，每年一般可采收 2～3 次。阴干。用时润软切段。

薄荷性凉，味辛、苦。归肺、肝经。中医认为，薄荷具有疏风散热、清头目、利咽喉、透疹、解郁的功效。主治风热表症，头痛眩晕，目赤肿痛，咽痛声哑，鼻渊，牙痛，麻疹不透，隐疹瘙痒，肝郁胁痛脘胀，瘰疬结核。

薄荷以叶多、色绿、气味浓香为佳。

10　麻黄

麻黄又名草麻黄、川麻黄，为麻黄科植物麻黄的草质茎。麻黄多生长于干燥高地、山岗、干枯河床或山田中。多于秋季采割，根及地上绿色草质茎，晒干备用。

麻黄性温，味辛、苦。归肺、膀胱经。中医认为，麻黄具有发汗解表，宣肺平喘，利水消肿，温经通腠的功效。主治风寒表实，恶寒发热，无汗鼻塞，头身疼痛；麻疹不透，风疹瘙痒；实邪壅肺，咳嗽气喘；水肿，黄疸，小便不利；风湿痹痛，阴疽痰核。

宁夏所产品质最佳。以色淡绿或黄绿，内心色红棕，手拉不脱节，味苦涩者为佳。置通风干燥处，防潮。

11 生姜

生姜，又名老姜，为姜科植物姜的新鲜根茎。生姜喜生于低温沙地，全国大部分地区均有栽培。于秋冬采挖，除去茎叶及须根，用湿沙堆放以保鲜。刮取的皮叫生姜根。洗净后打烂绞取的汁叫生姜汁。将生姜晒干或烘干，即为干姜。取干姜切段，油炒拌炒，使之膨胀，即炮姜。将炮姜清炒，至表面焦黑，内部焦黄，即为姜炭。

生姜性微温，味辛。归肺、脾、胃经。中医认为姜具有发表散寒、温胃止呕、温肺祛痰等功效。主治外感风寒、发热恶寒、痰饮喘咳、胀满腹泻、胃痛胃寒，解生半夏、生天南星等多种药毒及生野芋及鱼蟹、鸟兽肉等中毒。

生姜以外皮呈灰黄色、质地坚实、断面少筋者为佳。

12 葛根

葛根又名干葛、甘葛、粉葛、葛麻茹、葛条根、黄葛根、葛子根，为豆科植物野葛或甘葛的干燥根。葛根生于山坡草丛较阴湿处。其块根、叶、花、种子分别入药。可于初春、晚秋采挖块根，洗净，刮去外皮，切片，晒干。可于秋季采收刚开的花，晒干备用。

葛根性平，味甘、辛。归脾、胃经。中医认为，葛根升阳解肌，透疹止泻，除烦止温。治伤寒、温热头痛项强、烦热消渴、泄泻、痢疾、癍疹不透、高血压、心绞痛、耳聋。

葛根以块大、质坚实、色白、粉性足、纤维少者为佳。

13 桑叶

桑叶为桑科落叶小乔木桑树的干燥叶。又名黄桑、家桑、荆桑、冬桑叶、霜桑叶、铁扇子。经霜后采收，晒干。生用或蜜炙用。

桑叶性寒，味甘、苦。归肝、肺二经。中医认为，桑叶具有清肝养肝、疏散风热、清肺、明目的功效。主治风热感冒、风温初起、发热头痛、汗出恶风、咳嗽胸痛、肺燥干咳无痰、咽干口渴、风热及肝阳上扰、目赤肿痛。

桑叶以叶片完整、大而厚、色黄绿、质脆、无杂质者为良品。

14 升麻

升麻为毛茛科多年生草本植物大三叶升麻、兴安升麻或升麻的根茎。又名周升麻、周麻、绿升麻、川升麻、西升麻、北升麻、关升麻、兴安升麻、三叶升麻、鬼脸升麻。夏、秋二季采挖，晒干，除去须根，润透切片。

性微寒，味甘、辛。归肺、脾、胃、大肠经。中医认为，升麻具有发表透疹、清热解毒、升举阳气的功效。用于风热头痛、齿痛、口疮、咽喉肿痛、麻疹不透、阳毒发斑、脱肛、子宫脱垂等症。

升麻以个大，质坚，表面黑褐色，无须根者为佳。

清热药

1 黄连

黄连为毛茛科多年生草本植物黄连、三角叶黄连或云连的根茎，根须或叶片。主产于我国中部以及南部各省，尤以四川、云南两省产量最大。于每年秋季采挖生长 5～7 年的植株。去除杂物，炮制入药。

黄连性寒，味苦。归肝、胃、大肠经。中医认为，黄连具有清热泻火、燥湿解毒的功能。治高热烦躁、神昏谵语、胸膈热闷、心烦失眠、口舌生疮、吐血、热毒疮疡、湿疹、牙龈肿痛；肠胃湿热，脘腹痞满，泄泻、痢疾、热毒疮疡，湿疹、烫伤等症。

四川所产品质最优。以条肥壮、连珠形、质坚实、断面红黄色、无残茎及须根者为佳。置通风干燥处，防潮。

2　黄柏

黄柏又名檗木、黄檗、元柏、川黄柏、关黄柏，为芸香科植物黄皮树或黄檗的干燥树皮。

黄柏喜生于深山、河边、溪旁林中。3～6月间选择生长10年以上的树采收，剥取一部分树皮，晒至半干，压平，刮净粗皮，切成块或丝，干燥。

黄柏性寒，味苦。归肾、膀胱、大肠经。中医认为，黄柏清热燥湿，泻火解毒，用于急性菌痢、急性肠炎、泌尿系统感染、湿疹等症。

黄柏以色鲜黄、粗皮去净、皮厚、皮张均匀、纹细、断面色黄者为佳。

3　黄芩

黄芩为唇形科植物黄芩的干燥根。分布于东北、华北、西南及山西、陕西、甘肃等地。选3～4年的植株，春、夏、秋均可挖取，除去叶茎、泥沙，至半干去栓皮，再晒至全干。

黄芩性寒，味苦。归肺、胆、脾、大肠、小肠经。中医认为，黄芩清热燥湿，泻火解毒，止血安胎，常用于治疗湿温暑湿、胸闷呕恶、湿热痞满、泻痢、黄疸、肺热咳嗽、高热烦渴、衄血、痈肿疮毒、胎热不安。

辽宁所产的品质最优。以条粗、色黄、质坚实、除尽外皮、内心充实、橘心少者为佳。

置干燥通风处，防潮。

4　栀子

栀子为茜草科常绿灌木栀子的干燥成熟果实。又名枝子、支子、越桃、木丹、山栀子、黄栀子、红栀子。秋冬季节，果实成熟呈红黄色时采收，蒸至上汽或置沸水中略烫，取出，干燥。生用、炒焦或炒炭用。

栀子性寒，味苦。归心、肺、肝、胃、三焦经。中医认为，栀子具有泻火除烦、清热利湿、凉血解毒、消肿止痛的功效。治热病虚烦不眠，黄疸，淋病，消渴，目赤，咽痛，吐血，衄血，血痢，尿血，热毒疮疡，扭伤肿痛。

福建省栀子品质最优。以个小、完整、皮薄、仁饱满、内外色红黄褐者为佳。

5 决明子

决明子为豆科植物决明或小决明的成熟种子。又名草决明、羊明、羊角等。于秋季果实成熟后采收，将全株割下或摘下果实，晒干，打出种子，扬净硬壳及杂质，再晒干。生用或炒用。

决明子性微寒，味甘、咸、苦。归肝、大肠经。中医认为，决明子具有清热明目、润肠通便的功效。叶的功效与种子相似。常用于目赤肿痛、涩痛、羞明流泪、头痛眩晕、目暗不明、大便秘结。

决明子以颗粒均匀、饱满、黄褐色、干燥者为佳。

6 夏枯草

为唇形科植物夏枯草的干枯果穗。江南地区均有分布，生长于田野、路边、草丛中。果穗于夏季呈棕红色时采收为佳，除去杂质，晒干备用。全草于夏至后采收为佳，洗净，除去杂质，晒干备用。

夏枯草性寒，味辛、苦。归肝、胆经。中医认为，夏枯草具有清肝明目、平肝降压、清热散结等功效。主治肝热目赤、肝阳眩晕、瘰疬、瘿瘤等病症。

江苏省及上海市品质最优。以质轻柔，不易破裂，气微清香，味淡、色紫褐、穗大者为佳。

7 知母

知母又名连母、地参、儿草、苦心、光知母、毛知母，为百合科知母的干燥根茎。知母多生于向阳干旱草地、沙地、山坡或栽培。春、秋季均可采挖，除去茎苗和须根晒干为毛知母；剥去外皮晒干者为知母肉。拣去杂质，洗净，润透，切厚片或切段块，去毛屑，干燥。

知母性寒，味苦。归肺、胃、肾经。中医认为，知母具有清热泻火、滋阴润燥、止渴除烦的功效。主温热病，高热烦渴，咳嗽气喘，燥咳，便秘，骨蒸潮热，虚烦不眠，消渴淋浊。

知母以质硬，易折断，断面黄白色。气微，味微甜、略苦，嚼之带黏性的为好。

8 石膏

石膏为天然硫酸盐类矿石，主要含有结晶水硫酸钙（$CaSO_4 \cdot 2H_2O$）。又名细石、白虎、细理石、软石膏、寒水石、玉火石。挖出后去净泥土、杂石，碾碎，研细，生用或煅用。

石膏性大寒，味甘、辛。归肺、胃经。中医认为，石膏解肌清热，除烦止渴，止痛敛疮，用于治疗热病谵言、肺热喘气、热毒壅盛、心烦神昏、口渴咽干、中暑、胃火牙痛、头痛、疮溃不收。

石膏以块大、色白、半透明、纵断面如丝、无杂质者为佳。

9 玄参

玄参科植物玄参的干燥根。主产于浙江、湖北、江苏、江西、四川等地。冬季挖取根部，除去芦头、须根、子芽（供栽培留种用）及泥沙，晒至半干，堆放发汗至内部变黑色，再晒干或烘干。

玄参性寒，味甘、苦、咸。归肺、胃、肾经。中医认为，玄参凉血滋阴，泻火解毒。用于热病伤阴，舌绛烦渴，温毒发斑，津伤便秘，骨蒸劳嗽，目赤，咽痛，瘰疬，白喉，痈肿疮毒。

玄参以个肥大、皮细、质坚实、断面乌黑色而油润者为佳。

10 紫草

紫草为紫草科多年生草本植物新疆紫草或内蒙古紫草的干燥根。又名紫根、紫丹、紫芙、地血、紫草茸、鸦衔草、紫草根、山紫草、红石根、软紫草、硬紫草。春、秋二季采挖，除去茎叶和泥沙，晒干，润透，切片用。

紫草性寒，味甘、咸。归心、肝经。中医认为，紫草解毒透疹。主要用于血热毒盛，斑疹紫黑，麻疹不透，疮疡，湿疹，水火烫伤等。

紫草以条粗长、色紫、质软、皮厚者为佳。

11 牡丹皮

毛茛科植物牡丹的干燥根皮。于 $10 \sim 11$ 月挖根采收，洗净，去掉须根及茎基，用刀直剖皮部，抽去木部，将根皮晒干，为"原丹皮"；如用竹刀刮去外皮后，晒干，为"刮丹皮"又称"粉丹皮"。

牡丹性微寒，味苦、辛。归心、肝、肾经。中医认为，牡丹皮清热凉血，活血化瘀。主要用于温毒发斑，吐血衄血，夜热早凉，无汗骨蒸，经闭痛经，痈肿疮毒，跌仆伤痛等。

牡丹皮以条粗长、皮厚、粉性足、香气浓、切面为极淡的粉红色、结晶状物多者较为佳。

12 金银花

金银花又名银花、双花、三宝花、忍冬花、鹭鸶花、金藤花，为忍冬、红腺忍冬、山银花、毛花柱忍冬的干燥花蕾。花蕾（带初开的花）可于初夏花开放前采摘，摊席上晾干，晾晒时忌用手翻动，否则花色变黑，阴天可用微火烘干备用。茎枝于秋冬季采割为佳，鲜用或晒干备用。茎叶多鲜用，随用随采。

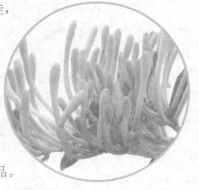

金银花性寒，味甘。归肺、心、胃经。中医认为，金银花具有清热解毒、疏散风热、凉血止痢的功效。用治痈肿疔疮、咽喉肿痛、乳痈、肠痈、风热感冒、温痧初起、热毒血痢等症。

金银花以花未开放、花蕾肥壮、色泽青绿微白、无枝叶、无熏头和油条、身干、有香气者为良品。

13 鱼腥草

鱼腥草又名岑菜、蕺菜、菹菜、紫背鱼腥草、侧耳根、臭腥草，为三白草科植物蕺菜的干燥地上全草。夏、秋茎叶茂盛花穗多时采割，拣去杂质，迅速洗净，切段，干燥。置通风干燥处。

鱼腥草性寒，味辛。归肺经。中医认为，鱼腥草清热解毒，消痈排脓，利尿通淋。用于肺炎，支气管炎，上呼吸道感染，尿道炎，中耳炎等症。

鱼腥草以淡红褐色、茎叶完整、无泥土等杂质者为佳。

14 连翘

连翘又名旱连子、大翘子、空壳、黄奇丹、青翘、黄翘，为木犀科植物连翘的干燥果实。药用分"青翘""老翘"两种。青翘在9月上旬，果皮呈青色尚未成熟时采下，置沸水中稍煮片刻或放蒸笼内蒸约30分钟，取出晒干。老翘在10月上旬果实熟透变黄，果壳裂开时采收，晒干。拣去杂质，去梗，搓开，筛去种子即得。防蛀。

连翘性凉，味苦，无毒。归肺、心、小肠经。中医认为，连翘清热解毒，消肿散结。用于急性扁桃体炎、淋巴结核、尿路感染、急性肝炎、过敏性紫癜、流行性腮腺炎、乳腺炎、感冒、流感、乙型脑炎、疖肿等症。

青翘以色绿、不用裂者为佳；老翘以色黄、瓣大、壳厚者为佳。以青翘品质为优。

15 芦根

芦根又名苇根、芦柴根，为禾本科植物芦苇的干燥根。芦根多生于低洼地、河岸、池沼、湖边、路旁湿地，常成片生长，形成芦苇荡。春、夏、秋季挖取，洗净泥土，剪去残茎、芽及节上须根，剥去膜状叶，晒干。或埋于湿沙中以供鲜用。拣去杂质，洗净，切段，晒干。

芦根性寒，味甘。归肺、胃经。中医认为，芦根清热生津、除烦止呕，用于呼吸道感染，流感、肺炎、急性胃炎等症。

芦根以条粗壮、黄白色、有光泽、无须根、质嫩者为良品。

温 里 药

1 肉桂

肉桂为樟科植物肉桂的干燥树皮。树皮（肉桂）多于秋季剥取，阴干备用。嫩枝（桂枝）于春夏二季采，除去叶，晒干或切片晒干备用。叶于秋季剥取桂皮时采收，阴干备用。未成熟果实（肉桂子）于10～11月间采摘，晒干备用。

肉桂性大热，味辛、甘。归肾、脾、心、肝经。中医认为，肉桂止痛散寒、助阳补火、活血通经。治宫冷、阳痿、腰膝冷痛、肾虚作喘、心腹冷痛、寒疝、痛经、经闭等症。

广西所产品质最优。以不破碎、眼细肉厚、断面色紫、油性大、香气浓厚、甜味浓而微辛、嚼之渣少者为上品。

2 附子

附子又名乌头根、乌头块，为毛茛科植物乌头的子根的加工品。可于6月下旬至8月上旬采挖，除去母根、须根及泥沙，习称"泥附子"，晒干备用。

附子性大热，味甘、大辛。归心、肾经。中医认为，附子回阳救逆，补火助阳，散寒除湿。治阴盛格阳，大汗亡阳，吐利厥逆，心腹冷痛，脾泄冷痢，脚气水肿，小儿慢惊，风寒湿痹，踒躄拘挛，阳痿，宫冷阴，疽疮漏及一切沉寒痼冷之疾。

附子以个大、色灰黑、皮黑褐、切面油润有光泽者为佳。

3 花椒

花椒为芸香科灌木或小乔木植物花椒、青椒的成熟果皮。又名川椒、蜀椒、巴椒、大椒、秦椒、南椒、点椒、红椒、青椒。秋季采收成熟果实，晒干，除去种子和杂质。生用或炒用。

我国大部分地区均有产。

花椒性温，味辛。归脾、胃经。中医认为，花椒温中止痛、杀虫、止痒。治脾胃寒凝或寒湿中阳之脘腹冷痛、呕吐、泄泻、蛔虫腹痛、厥逆、湿疹瘙痒、妇女阴痒等症。

以鲜红、皮细、均匀、无杂质者为佳。置干燥处。

4 高良姜

高良姜为姜科植物高良姜七的干燥根茎。广东、广西、海南、台湾、福建、云南、贵州等有出产。秋季采挖为佳。除去须根及残留的鳞片，洗净，鲜用或切片晒干备用。

高良姜性热，味辛。归脾、胃经。中医认为，高良姜温胃散寒，消食止痛。用于脘腹冷痛，胃寒呕吐，嗳气吞酸。

高良姜以色绿、饱满、洁净、香气浓烈者为佳。

5 小茴香

小茴香又名南茴、茴香、蘹香、莳萝，为伞科植物小茴香的成熟种子。小茴香可于8～10月果实初熟时采收全株，晒干，打下果实，除去杂质。置阴凉干燥处遮光，避风保存，防潮，防热。

小茴香性温，味辛。归肝、脾、胃、肾经。中医认为，小茴香散寒止痛、理气和中。治干湿脚气、睾丸偏坠、痛经、少腹冷痛、脘腹胀痛、食少吐泻等症。

山西小茴香品质优。以干燥、味香，颗粒饱满，表面为黄绿色者为佳。

6 吴茱萸

为姜科植物高良姜七的干燥根茎。广东、广西、海南、台湾、福建、云南、贵州等有出产。秋季采挖为佳。除去须根及残留的鳞片，洗净，鲜用或切片晒干备用。

吴茱萸性热，有小毒，味辛、苦。归肝、脾、胃、肾经。中医认为，吴茱萸散寒止痛，降逆止呕，助阳止泻。用于厥阴头痛，寒疝腹痛，寒湿脚气，痛经，经行腹痛，脘腹胀痛，呕吐吞酸，五更泄泻，治高血压。外治口疮。

吴茱萸以色绿、饱满、洁净、香气浓烈者为佳。

7 丁香

丁香为桃金娘科植物丁香的干燥花蕾。主产于坦桑尼亚、马达加斯加、马来西亚、印度尼西亚等国，我国广东、广西有种植。在9月至次年3月间，当花蕾由绿转红、花瓣尚未开放时采收，除去花梗，晒干。

丁香性温，味辛。归脾、胃、肾经。中医认为，丁香具有温中、暖肾、降逆的功能。治呃逆、呕吐、反胃、泻痢、心腹冷痛等症。

丁香以个大粗壮、鲜紫棕色、香气浓郁、富有油性者为佳。

理气药

1 陈皮

陈皮又名黄橘皮、广陈皮、红皮、新会皮、贵老，为芸香科植物橘及其栽培变种的干燥成熟果皮。陈皮可于10～12月果实成熟时，摘下果实，剥取果皮，阴干或通风干燥。取原药材，除去杂质，喷淋清水，闷润透，切丝，晒干。置阴凉干燥处保存。

陈皮性温，味苦、辛。归肺、脾经。中医认为，陈皮理气，调中，燥湿，化痰。用于胸腹胀满、不思饮食、呕吐哕逆、咳嗽痰多。亦解鱼、蟹毒。

广东新会陈皮最优。以皮薄、片大、质软、色鲜、油润、味甜苦、香气浓辛者为佳。置阴凉干燥处，防霉，防蛀。

2 木香

木香为菊科多年生草本植物云木香、越西木香、川木香等的根。又名蜜香、南木香、云木香、广木香、川木吞。一般在10月至次年1月间采挖，除去残茎，洗净，晒干。

木香性温，味辛、苦。归脾、胃、大肠、三焦、胆经。中医认为，木香行气止痛，健脾消食。主要用于胸脘胀痛，泻痢后重，食积不消，不思饮食等。

木香以条匀、质坚实、油性足、香气浓郁者为佳。

3 枳实

枳实又名枸橘、枳、铁篱笆、野橙子，为芸香科植物酸橙及其栽培变种的干燥幼果。枳实主产于江苏、浙江、广东、贵州、四川、江西。可于5～6月摘取，晒干；略大者横切成两半，晒干供药用。

枳实性微寒，味苦、辛、酸。归脾、胃、大肠经。中医认为，枳实散痞化痰、破气消积。治积滞内停、痞满胀痛、大便不通、胃下垂、子宫脱垂等症。

枳实以外果皮绿褐色、果肉厚、色白、瓤小、质坚实、香气浓者为佳。置阴凉干燥处，防蛀。

4 香附

香附为莎草科多年生草本植物莎草的干燥根茎。又名莎草、蓑草、雀头吞、莎草根、香附子、雷公头、吞附米、东香附、金香附、毛香附、苦羌头、三棱草根、猪通草茹。春、秋二季采挖，燎去毛须，晒干。生用，或醋炙用。用时碾碎或切薄片。

香附性平，味辛、微苦、微甘。归肝、脾、三焦经。中医认为，香附调经止痛、行气解郁。治消化不良、肝郁气滞、脘腹胀痛、寒疝腹痛、经闭痛经、月经不调等症。

香附以个大、色棕、质坚实、香气浓者为佳。

5 薤白

薤白为百合科植物小根蒜的干燥鳞茎。福建、台湾、广东、广西、海南、四川、贵州、云南、江苏、浙江、安徽、湖北、湖南等省区有栽培。春夏季采挖，除去须根，洗净，鲜用或用沸水烫透或蒸透，晒干备用。

薤白性温，味辛、苦。归肺、胃、大肠经。中医认为，薤白健脾和胃、温中通阴、舒筋益气、通神安魂、散瘀止痛。主治胸痹疼痛、痰饮咳喘、泄痢后重等症。

薤白以个大、质坚、饱满、黄白色、半透明、不带花茎者为佳。

6 佛手

佛手主产于闽、粤、川、苏、浙等省，其中浙江金华佛手最为著名，被称为"果中之仙品，世上之奇卉"，雅称"金佛手"。

佛手性温，味辛、苦。归肝、脾、胃、肺经。中医认为，佛手疏肝解郁，理气和中，燥湿化痰，解酒。治肝郁胸胁胀痛、肝胃气痛、脾胃气滞所致脘腹胀痛、久咳痰多、胸闷胁痛、醉酒等症。

佛手以片大、黄皮白肉、质坚、香气浓者为佳。

祛风湿药

1 五加皮

五加皮又名南五加、五人掌、土五加皮、五谷皮，为五加科植物细柱五加的干燥根皮。五加皮多生长于山坡或路旁的灌木丛中。夏、秋两季挖根，除去杂质，洗净，切段，晒干。置干燥处，防霉，防蛀。

五加皮性温，味辛、苦。归肝、肾经。中医认为，五加皮祛风、补肝肾、强筋骨。用于风湿痹痛、筋骨痿软、小儿行迟、体虚乏力、水肿、脚气。

五加皮以干燥、粗长、肉厚、气香、断面浅灰黄色、洁净、无木心者为佳。

2 桑寄生

桑寄生为桑寄生科常绿小灌木槲寄生或桑寄生的干燥带叶茎枝。又名寄屑、寄生树、寄生草、桑上寄生。冬季至次年春采割。除去粗茎，切段，干燥，或蒸后干燥。生用。

桑寄生性平，味苦、甘。归肝、肾经。中医认为，桑寄生祛风湿、强筋骨、安胎元、补肝肾。治腰膝酸软、风湿痹痛、胎动不安、崩漏经多、高血压等症。

广西壮族自治区所产品质最优。以外皮棕褐色、条匀、叶多、附有桑树干皮者为佳。

3 千年健

为天南星科植物千年健的干燥根茎。生于林中水沟附近的阴湿地。全年可采，以秋采者品质较佳。挖取后，洗净，晒干。

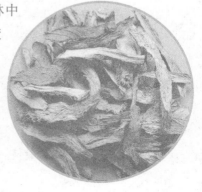

千年健性温，味辛、苦。归肝、肾经。中医认为，千年健祛风除痹，强筋壮骨，和胃止痛，消肿排脓。治风湿痹痛、肢节酸痛、肝肾亏虚之下肢痿软无力、腰脊酸软、不能久立、遗精、遗尿、胃寒疼痛、痈肿脓出不畅等症。

千年健以棕红色、条粗、香浓者为佳。

4 独活

独活为伞形科植物重齿毛当归的干燥根。主产于湖北、四川等地。春初苗刚发芽或秋末茎叶枯萎时采挖，除去残茎、须根及泥土，烘至半干，堆放 2～3 日，发软后，再烘干。

独活性温，味辛、苦。归肝、膀胱经。中医认为，独活祛风、除湿、散寒、止痛。治风寒湿痹、腰膝酸痛、手脚挛痛、慢性气管炎、头痛、齿痛等症。

安徽所产品质最优。以条粗肥、油润、香气浓者为佳。

5 威灵仙

威灵仙为毛茛科攀缘性灌木威灵仙、棉团铁线莲或东北铁线莲的根及根茎。又名灵仙、风车、九草阶、老虎须、辣椒藤、铁脚威灵仙。秋季采挖，除去茎叶、须根和泥沙，晒干，切片。生用。

威灵仙性温，味辛、咸。归膀胱经。中医认为，威灵仙祛风除湿、通络止痛。治风湿痹痛、肢体麻木、筋脉拘挛、屈伸不利、骨哽咽喉等症。

江苏省所产品质最优。以条匀、皮黑、肉白、坚实者为佳。

化湿药

1 藿香

藿香又名土藿香、杜藿香，为唇形科植物藿香的地上部分。夏、秋两季，茎叶茂盛花初开时采割，除去残根及杂质，先抖下叶，筛净另放；茎洗净，润透，切段，干燥。置阴凉干燥处。

藿香性温，味辛。归脾、胃、肺经。中医认为，藿香具有祛暑解表、化湿脾、理气和胃的功能。主治外感暑湿、寒湿、湿温及湿阻中焦所致寒热头昏、食少身困、呕吐泄泻、胎动不安、口臭、鼻渊、手足癣等症。

广东、海南所产品质最佳。以茎粗、结实、叶厚柔软、香气浓厚、断面发绿者为佳。

2　苍术

苍术为菊科植物茅苍术的根茎。苍术主产于江苏、湖北、河南、浙江等地；春、秋季采收，挖出根茎后，除去茎叶、细根、泥土，晒干，摘去须根。

苍术性温，味辛、苦。归脾、胃经。中医认为，苍术燥湿健脾，祛风胜湿，解表散寒，明目辟秽。用于胃炎，胃溃疡，胃肠神经官能症，风湿性关节炎，夜盲症等。

苍术以个大坚实、无毛须、内有朱砂点、切开后断面起白霜者为上品。

3　厚朴

厚朴又名紫油厚朴、亦朴、川朴、重皮、淡泊、姜厚朴、羊耳朴，为木兰科植物厚朴的树皮。可于4～6月剥取15～20年的树皮、枝皮、根皮，直接阴干。干皮入沸水中微煮后，堆置阴湿处，"发汗"至内表面变紫褐色或棕褐色时，蒸软，取出，卷成筒状，切丝，晒干或炕干。

厚朴性温，味苦、辛。归脾、胃经。中医认为，厚朴燥湿化痰，下气除满。主要用于湿滞伤中，脘痞吐泻，食积气滞，腹胀便秘，痰饮喘咳等。

厚朴以皮粗肉细、肉色深紫、断面有点状闪光性结晶、富油性、香味浓、味苦辛微甜、咀嚼无残渣者为佳。

4　砂仁

砂仁又名阳春砂仁、绿壳砂、缩砂仁、缩砂蜜，为姜科植物阳春砂、绿壳砂、南海砂的干燥成熟果实。砂仁喜生于山谷、林下、阴湿地或栽培。可于8～9月份果实成熟时采收，连壳低温焙干或晒干，即为"壳砂"；剥除果皮，将种子团晒干，即为"砂仁"。置阴凉干燥处密闭保存。

砂仁性温，味辛。归脾、胃经。中医认为，砂仁有化湿开胃、温脾止泻、理气安胎的功效，尤其适宜湿浊中阻、脘痞不饥、脾胃虚寒、呕吐泄泻、妊娠恶阻、胎动不安等病症。

砂仁均以坚实、仁饱满、气味浓厚者为佳，尤以阳春砂质量为优。

利水渗湿药

1 茯苓

茯苓为多孔菌科真菌茯苓的干燥菌核。主产于湖北、安徽、河南、云南、贵州、四川等地。茯苓于接种后第二年7～8月间采挖；将鲜茯苓用稻草围盖，"发汗"，使水分析出，取出放阴凉处，反复数次至出现皱纹，干燥。

茯苓性平，味甘、淡。归心、脾、肾经。中医认为，茯苓利水渗湿、健脾宁心。治水肿尿少、痰饮眩悸、脾虚食少、便溏泄泻、心神不安、惊悸失眠。

云南所产品质最优。以外皮棕褐色、无裂隙、体沉而结实、断面洁白细腻、黏性较好为佳。

2 泽泻

泽泻又名芒芋、鹄泻、及泻、天鹅蛋、如意花、禹孙，为泽泻科植物泽泻的干燥块茎。

泽泻多生于沼泽边缘。主产于福建、四川、江西等地。可于冬季采挖，除去茎叶，须根，除去杂质，稍浸，润透，切厚片，干燥。

泽泻性寒，味甘。归肾、膀胱经。中医认为，泽泻利水渗湿，泄热。用于肾炎水肿，风心病水肿，泌尿道感染，急性肠炎，黄疸型肝炎等。

泽泻以块大、黄白色、光滑、质充实、粉性足者为佳。

3 薏苡仁

薏苡仁为禾本科植物薏苡的种子。又名米仁、苡仁、苡米、六谷米、薏仁、薏苡仁、薏珠子、蒲米仁、祁苡仁、药玉米、水玉米等。秋季果实成熟后，割取全株，晒干，打下果实，除去外壳，去净杂质，再晒干。

薏苡仁味甘、淡，性微寒。归脾、胃、肺经。中医认为，薏苡仁利水渗湿，健脾止泻，祛湿除痹，清热排脓。用于小便不利，水肿，脚气，脾虚泄泻，风湿痹痛，筋脉挛急，肺痈，肠痈。

薏苡仁以粒大、饱满、色白、完整者为佳。

4　车前子

车前子为车前科多年生草本植物车前或平车前的成熟种子。车前在我国各地均有分布，平车前主要产于黑龙江、辽宁、河北等省。每年夏、秋两季当种子成熟时采收。晒干、去杂后入药。

车前子性寒，味甘。归肾、肝、肺经。中医认为，车前子清热利尿，渗湿止泻，明目，祛痰。主治小便不利，淋浊带下，水肿胀满，暑湿泻痢，目赤障翳，痰热咳喘。

车前子以子粒饱满、质坚硬、色棕红者为佳。

5　益母草

益母草又名茺蔚、坤草、月母草、地母草，为唇形科植物益母草的干燥地上部分。可于夏秋两季茎叶生长茂盛，花刚开放时，割取地上部分，切段，阴干或晒干。

益母草性微寒，味辛、苦。归心、肝、膀胱经。中医认为，益母草具有活血破血、调精解毒等功能。治水肿、乳痈、胎漏产难、胎衣不下、尿血泻血、大小便不通等症。

益母草以质嫩、叶多、色灰绿者为良品。

6　金钱草

金钱草为报春花科草本植物过路黄（神仙对坐草）的全草，习称大金钱草。夏、秋二季采收。晒干，切段，生用。

金钱草性平，味微咸。归肝、胆、肾、膀胱经。中医认为，金钱草清热除湿，利尿通淋。用于热淋，石淋，砂淋，小便涩痛，黄疸尿赤，尿路结石。

金钱草以叶多、棕绿色，茎细长、暗红棕色，根纤细、淡黄色，干燥、洁净者为佳。

7　茵陈

茵陈又名茵陈蒿、因尘、绒蒿、安吕草、绵茵陈、狼尾蒿，为菊科植物滨蒿或茵陈蒿的干燥地上部分。茵陈可治黄疸，而且季节性特别强，只有3月、4月茵陈的嫩叶有明显的疗效，其他月份的药性差，因此可于春季幼苗约长至10厘米时采收，晾干或晒干，生用。

茵陈性微寒，味苦、辛。归脾、胃、肝、胆经。中医认为，茵陈清热利湿，退黄。主治黄疸、小便不利、湿疮瘙痒、传染性黄疸型肝炎。

茵陈以质嫩、绵软、毛如绒、色灰白、香气浓者为佳。

活血化瘀药

1　川芎

川芎又名芎䓖、胡芎、西芎、杜芎、云芎、乳芎，为伞形科植物川芎的干燥根茎。可于8～9月间采挖，除去茎苗及泥沙，晒或炕干，撞去须根。或切片后，干燥。

川芎性温，味辛。归肝、胆、心包经。中医认为，川芎活血行气、祛风止痛，用于冠心病、心绞痛、月经不调、风湿性关节炎、三叉神痛、外感、头痛等症。

川芎以个大饱满、质坚实、断面色黄白、油性大、香气浓者为佳。

2　红花

红花为菊科植物红花的干燥花。主产于河南、四川、云南、浙江、新疆等地。5～6月间当花正开放时，宜晴天早晨露水未干前采收，晒干或阴干。

红花性温，味辛。归心、肝经。中医认为，红花活血通经，去瘀止痛。用于月经不调、冠心病、心绞痛、软组织扭伤、血栓闭塞性脉管炎等症。

红花以花片长、色鲜红、质柔软者为佳。

3　王不留行

王不留行又名王不留、奶米、不留行、大麦牛、剪金子，为石竹科植物麦蓝菜的干燥成熟种子。可于夏季芒种前后，割取全株晒干，打下种子，除去杂质，洗净，干燥后用中火炒至多数爆裂成白色爆花状时，取出摊凉即得。置通风干燥处。

王不留行性平，味微苦。归肝、胃经。中医认为，王不留行具有行血通经、催生下乳、消肿敛疮的功效，主治妇女经闭、乳汁不通、难产、血淋、痈肿、金疮出血等。

王不留行以干燥、子粒均匀、充实饱满、色乌黑、无杂质者为良品。

4 水蛭

水蛭又名马蟥、马蛭、蚂蟥、马鳖、肉钻子，为水蛭科动物蚂蟥、水蛭、柳叶蚂蟥的干燥虫体。水蛭在全国各地均有分布，生活于稻田、沟渠、浅水污秽坑塘中。主产于山东。可于夏、秋捕捞，放锅内焙干，或用线穿起置阳光下晒干。

水蛭性平，味咸、苦，有小毒。归肝经。中医认为，水蛭破血，逐瘀，通经。用于症瘕痞块，血瘀经闭，跌扑损伤。

水蛭以整齐、黑棕色，无杂质者为佳。

5 延胡索

延胡索为罂粟科草本植物延胡索的干燥块茎。又名延胡、玄胡索、玄胡、醋元胡、元胡等。夏初茎叶枯萎时采挖，除去须根，置沸水中煮至无白心时取出，晒干，切厚片或捣碎。生用或醋炙用。

延胡索性温，味辛、苦。归心、肝、脾经。中医认为，延胡索活血行气，散瘀止痛。用于各种内脏疾病所致疼痛、神经痛、月经痛、脑震荡头痛、外伤疼痛、冠心病、胃及十二指肠溃疡、慢性睾丸炎、睾丸结核等。

延胡索以个大饱满、质坚硬而脆、断面黄色发亮、角质、有蜡样光泽者为良品。

6 郁金

郁金为姜科多年生宿根草本植物郁金和莪术或姜黄、广西莪术的块根。主产于我国广西、四川、浙江、江西等地。于每年秋、冬两季采挖，清洗干净，炮制后入药。

郁金性寒，味辛、苦。归心、肺、肝经。中医认为，郁金具有行气活血、清心开窍、疏肝解郁、清热凉血之功。治胸胁、脘腹疼痛、月经不调、痛经、跌打损伤、热病神昏、血热吐衄、血淋、黄疸等症。

郁金以个大、肥满、外皮皱纹细、断面橙黄色者为佳。

7 牛膝

牛膝为苋科多年生草本植物怀牛膝或川牛膝的根。又名百倍、鸡胶骨等。于冬季茎叶枯萎时采挖，去净须根、泥土，晒至于皱，用硫黄熏数次，然后将顶端切齐，晒干。怀牛膝主产于河南焦作地区；川牛膝主产于四川及云南、贵州等地。

牛膝性平，味苦、酸。归肝、肾经。中医认为，牛膝生食可治淋痛、经闭、难产、胞衣不下、产后瘀血腹痛、痛肿及跌打损伤；熟食则可治腰膝骨痛、四肢拘挛。临床多用于怀孕早期人工流产及退化性关节炎等。

牛膝以根粗长，皮细坚实，色淡黄者为佳。

8 鸡血藤

鸡血藤为豆科植物密花豆或香花崖豆藤的藤茎。入药书首见于清朝的《本草纲目拾遗》。本品别名血风藤、大血藤。主产于我国广西、江西、福建等地。一年四季均可采集。

鸡血藤性温，味苦、微甘。归肝、肾经。中医认为，鸡血藤具有补血活血、疏通经络之功。治血虚萎黄、月经不调、麻木瘫痪、风湿痹痛等症。

为江西地道中药材。以条匀、色棕红、断面棕红色，且渗出物多者为佳。

化痰止咳平喘药

1 杏仁

杏仁又名苦杏仁、杏核仁、木落子、杏子，为蔷薇科植物山杏及同属，俄罗斯的西伯利亚杏、我国的东北杏或杏的干燥成熟种子。可于6月成熟时，采收果实，除去果肉，洗净、晒干，敲碎果核，取种仁，晒干。

杏仁性微温，味苦，有小毒。归肺、大肠经。中医认为，杏仁降气，止咳平喘，润肠通便。用于咳嗽气喘，胸满痰多，血虚津枯，肠燥便秘等。

杏仁以颗粒均匀、饱满肥厚、味苦、不发油者为佳。

2　白附子

白附子又名禹白附、鸡心白附、独角莲、红南星、麻芋子，为天南星科植物独角莲的干燥块茎。可于5～10月采挖，除去须根及外皮，加少许明矾粉与水浸泡，泡至透心，取出，晾至七成干，切成3～5毫米片，晒干或烘干。

白附子性温，味辛、甘。归胃、肝经。中医认为，白附子燥湿化痰，祛风止痉，解毒散结止痛。主治风痰所致中风口眼斜，惊风癫痫，破伤风，偏头痛等；瘰疬痰核、痈疽肿毒及毒蛇咬伤。

白附子以个大、质坚实、色白、粉性足者为佳。

3　胖大海

胖大海为梧桐科植物胖大海的成熟种子。入药书首见于《本草拾遗》。名"安南子"，胖大海之名出自《本草纲目拾遗》。本品别名大洞果、大发。主要分布于越南、印度、马来西亚等国。每年4～6月采收。

胖大海性寒，味甘。归肺、大肠经。中医认为，胖大海清热润肺，利咽解毒，润肠通便。用于肺热声哑、干咳无痰、咽喉干痛、热结便闭、头痛目赤。

胖大海以棕色或暗棕色，有不规则皱纹，气微、味淡、嚼之有黏性者为良品。

4　紫苏子

紫苏子，为唇形科植物紫苏的干燥成熟果实。多系栽培。主产于湖北、江苏、湖南、浙江、安徽、河南等地。原植物生于湿地、路旁、村野、荒地，或栽培。喜温暖湿润气候，以疏松、肥沃、阳光充足的地方最宜生长。秋季果实成熟时采收，除去杂质，晒干。

紫苏子性温，味平。归肺、大肠经。中医认为，紫苏子降气消痰，平喘，润肠。用于痰壅气逆，咳嗽气喘，肠燥便秘。

紫苏子以表面灰褐或灰棕色，果皮薄脆易碎，压碎有特殊香气为佳。

5　桑白皮

桑白皮为桑科落叶小乔木桑树的根皮。又名桑皮、桑根白皮、桑根皮等。秋末叶落至次春发芽前采收。切丝生用或蜜炙用。主产于安徽、河南、浙江等地。

桑白皮性寒，味甘。归肺经。中医认为，桑白皮清肺平喘、利水消肿。主治肺热所致的咳喘、痰多以及水肿、小便不利等症。本品有止咳、利尿的作用。

桑白皮以色白、皮肉厚、无栓皮、质柔韧、嚼之有黏性，可成丝团者为良品。

6　半夏

半夏又名三叶老、三叶半夏、三步跳、水玉、守田，为天南星科植物半夏的块茎。半夏多生于山坡湿地、林边、田野、溪谷草丛中、林下或栽培。可于 7～9 月份采挖，洗净泥土，除去外皮，晒干供药用。

半夏性温，味辛。归脾、胃、肺经。中医认为，半夏燥湿化痰，降逆止呕，消痞散结。用于痰多咳喘、痰饮眩悸、风痰眩晕、痰厥头痛、呕吐反胃、胸脘痞闷、梅核气。

半夏以四川产量大、质量好。以个大、质坚实、色白、粉性者为佳，以个小、去皮不净、色黄白、粉性小者为次。

7　桔梗

桔梗又名白药、梗草、苦梗、苦桔梗、打碗花、四叶菜，为桔梗科植物桔梗的干燥根。桔梗野生于山坡草丛中或栽培。可于春、秋两季采挖，去净泥土、须根，趁鲜刮去外皮或不去外皮，晒干。或切片、切段，干燥。

桔梗性平，味甘、辛。归肺经。中医认为，桔梗具有祛痰、利咽、宣肺、排脓、利五脏、补五劳、养气等功效。主治咽喉肿痛、肺痈吐脓、咳嗽痰多、痢疾腹痛、胞满胁痛、口舌生疮、赤目肿痛、小便癃闭等病症。

桔梗以根条长、质结实、色白、菊花心明显、味苦微甜者为佳。

8　百合

百合又名白百合、白花百合、药百合、山丹，为百合植物卷丹、百合或细叶百合的干燥鳞茎。可于秋冬季采挖，除去地上部分，洗净泥土，剥取鳞片，用沸水捞过或微蒸扣，烘干或晒干供药用。

百合性寒，味甘。归肺、心经。中医认为，百合养阴益气，清热，润肺止咳，宁心安神，抗癌，通便，安定神经，调节血压。适宜体虚肺弱者、更年期女性、神经衰弱者、睡眠不宁者食用。

百合干宜挑选干燥、无杂质、肉厚者、晶莹透明的为佳。食用百合以家种、味不苦、鳞片阔而薄者为优。药用百合则以野生、味较苦、瓣片小而厚者为佳。

9　栝楼

栝楼又名瓜蒌、地楼、药瓜、吊瓜、泽姑，为葫芦科植物栝楼或双边栝楼的干燥成熟果实。栝楼全国大部分地区均有出产。可于秋冬果实成熟时采收，成熟一批采摘一批。采时，用剪刀在距果实15厘米处连茎剪下，置通风处阴干备用。即成全栝楼。取原药材，除去杂质及果柄，洗净，压扁，切丝，晒干。

栝楼性寒，味苦、甘。归肺、胃、大肠经。中医认为，栝楼清热化痰，宽胸散结，消痈肿，润肠燥。主治急、慢性支气管炎，肺炎，肺脓疡，冠心病，乳腺炎等症。

栝楼以扁平椭圆形，表面浅棕色至棕色，平滑，有种脐，基部钝圆或较狭，外种皮坚硬，内种皮膜质，灰绿色为佳。

10　天冬

百合科植物天冬的干燥块根。主产于贵州、四川、广西。秋、冬季采挖，挖出后洗净泥土，除去须根，入沸水中煮或蒸至外皮易剥落时为度。

天冬性寒，味甘、苦。归肺、肾经。中医认为，天冬养阴生津，润肺清心。用于肺燥干咳、虚劳咳嗽、津伤口渴、心烦失眠、内热消渴、肠燥便秘、白喉。

天冬以身干、肥壮、黄白色半透明、无须者为佳。

11　川贝母

百合科植物川贝母的干燥鳞茎。主产于四川、西藏、云南、甘肃、青海等地。夏、秋季采挖，挖出后洗净，用白矾水擦去外皮，低温干燥或晒干。

川贝母味苦、甘，性微寒。归肺、心经。中医认为，川贝母具有止烦、安五脏、止咳、消痰等功能。治肺热咳嗽、干咳少痰、阴虚劳嗽、咯痰带血等症。

本品以四川所得品质最优。以料小、均匀、质坚实，粉性足，色白者为佳。松贝质量最佳，青贝次之，炉贝又次之。

平肝熄风药

1 钩藤

钩藤又名双钩、单钩、嫩钩藤，为茜草科植物钩藤及同属植物大叶钩藤、毛钩藤、华钩藤、无柄钩藤的干燥带钩茎枝。可于秋、冬季采收，割下带钩的枝条，除去叶片和枯枝，将茎枝剪成两端平截，晒干，或放在锅内蒸片刻，取出晒干，使其色泽变紫红色，油润光滑。

钩藤性凉，味甘。归肝、心经。中医认为，钩藤清热平肝，熄风定惊。用于头痛眩晕，感冒夹惊，惊痫抽搐，妊娠子痫等。

钩藤以双钩齐、茎细、钩大而结实、光滑、色紫红、无枯枝钩者为佳。

2 天麻

兰科植物天麻的干燥块茎。主产于贵州、云南、四川、湖北、陕西等地。在立冬后至次年清明前选择晴天挖取块茎，除去苗茎及泥土，洗净，随即用清水或白矾水微浸泡，再置沸水中煮或蒸20～30分钟，以切开后透心无白色小点为度，取出，置通风处晾干。晒干或烘干。

天麻性平，味甘。归肝经。中医认为，天麻熄风止痉，平抑肝阳。用于惊风抽搐，头痛眩晕，风湿痹痛，肢体麻木，半身不遂。

天麻以肥厚体大、色黄白、质地坚实沉重、断面明亮、无空心者为佳。

3 蜈蚣

蜈蚣又名金头蜈蚣、百足虫、天龙，为蜈蚣科动物少棘巨蜈蚣的干燥体。可于春、夏季捕捉，用两端削尖的竹片，一头插入颚下，另一头插入尾部上端撑起，使全体伸直，晒干或小火烘干，备用或鲜用。

蜈蚣性温，味辛。归肝经。中医认为，蜈蚣具有熄风镇痉，攻毒散结，通络止痛的作用。主要用于小儿惊风，抽搐痉挛，中风口，半身不遂，破伤风，风湿顽痹，疮疡，瘰疬，毒蛇咬伤等证。

蜈蚣以身干、条长、头红身黑绿色，头足完整者为佳。

4　全蝎

钳蝎科动物东亚钳蝎的干燥体。主产于河南、山东、河北、辽宁、安徽、湖北等地。4～9月捕捉，放入清水或淡盐水中呛死，然后入沸水或沸盐水锅中煮3～4小时捞出，置通风处阴干。

全蝎性平，味咸、辛，有毒。归肝经。中医认为，全蝎熄风镇痉，攻毒散结，通络止痛。用于小儿惊风、抽搐痉挛、中风口歪、半身不遂、破伤风症、风湿顽痹、偏正头痛、疮疡、瘰疬。

全蝎以体形完整、色青褐或黄绿、身挺、腹硬、脊背抽沟、腹中少杂质、无盐霜者为佳。

5　牡蛎

牡蛎又名蛎蛤、牡蛤、左壳、海蛎子壳，为牡蛎科动物牡蛎、大连湾牡蛎或近江牡蛎的贝壳。牡蛎生活海中或人工养殖。全年均可采收，去肉，洗净，晒干备用。

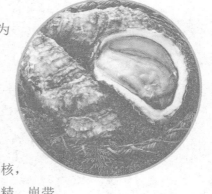

牡蛎性微寒，味咸。归肝、胆、肾经。中医认为，牡蛎重镇安神，潜阳补阴，软坚散结，收敛固涩。用于惊悸失眠，眩晕耳鸣，瘰疬痰核，癥瘕痞块。煅牡蛎收敛固涩；用于自汗盗汗，遗精，崩带。

牡蛎以个大整齐、质坚、内面光洁、色白者为佳。

安神药

1　灵芝

灵芝又名灵芝草、木灵芝、紫芝，为担子菌类多孔菌科植物灵芝、紫芝的干燥子实体。可于夏、秋季采收，晒干或晾干备用。

灵芝性温，味甘、微苦。归心、肺、肾经。中医认为，灵芝具有益气强壮、养气安神、健运脾胃的功能。主治虚劳、咳嗽、气喘、失眠、消化不良、恶性肿瘤等症。

江西所产品质最优。以个大、质硬、色深者为佳；色白者次之，色灰白且管孔较大者最次。

2 合欢皮

合欢皮又名夜合欢、合昏皮，为豆科植物合欢的干燥树皮。合欢皮多生于山坡、野外或栽培庭园。主产于湖北、江苏、安徽、浙江等地。可于夏秋间采收，剥下树皮，晒干，备用。

合欢皮性平，味甘。归心、肝、肺经。中医认为，合欢皮解郁安神，活血消肿。用于心神不安、忧郁失眠、肺痈疮肿、跌打伤痛。

合欢皮以皮薄均匀、嫩而光润者为佳。

3 远志

远志为远志科植物远志或卵叶远志的根。又名小草、细草、棘菀等。春季出苗前或秋季地上部分枯萎后采集，除去须根和泥沙，晒干。生用或蜜炙用。主产于河北、陕西、吉林等地。

远志性温，味辛、苦。归心、肾、肺经。中医认为，远志安神益智，祛痰，消肿。用于神经衰弱、失眠健忘、慢性气管炎、癫痫等。

远志以条粗、皮厚、去净木心者为佳。

4 琥珀

琥珀又名虎珀、虎魄、兽魄、顿牟、血珀、红琥珀，为古代松科属植物的树脂，埋藏地下经久转化而成的化石样物质。琥珀主产于云南、广西、福建、贵州、辽宁等地，从地层或煤层中挖出后，除去砂石、泥土等杂质。

琥珀性平，味甘。归心、肝、膀胱经。中医认为，琥珀镇静、利尿、活血。治惊风、癫痫、心悸、失眠、小便不利、尿痛、尿血、闭经。

琥珀以块整齐、色红、质脆、断面光亮者为佳。

5 酸枣仁

酸枣仁为鼠李科落叶灌木或乔木酸枣的成熟种子。入药书首见于《神农本草经》，本品别名枣仁、酸枣核。主产于我国河北、陕西、辽宁、河南等地。秋季果实成熟时采收，砸破枣核取种子，晾干后入药。

酸枣仁性平，味甘、酸。归心、肝、胆经。中医认为，酸枣仁宁心安神、养肝、敛汗。治虚烦不眠、惊悸怔忡、体虚自汗、盗汗等症。

本品辽宁省所产品质最优。以粒大、饱满、有光泽、外皮红棕色、种仁色黄白者为佳。

收涩药

1 五倍子

五倍子又名百虫仓、百药煎、棓子，为同翅目蚜虫科的角倍蚜或倍蛋蚜雌虫寄生于漆树科植物"盐肤木"及其同属其他植物的嫩叶或叶柄，刺伤而生成一种囊状聚生物虫瘿，经烘焙干燥后所得。

五倍子性寒，味酸、涩。归肺、大肠、肾经。中医认为，五倍子敛肺，止汗，涩肠，固精，止血，解毒。主治肺虚久咳，自汗盗汗，久痢久泻，脱肛，遗精，白浊，各种出血，痈肿疮疖。

五倍子以个大、完整、壁厚、色灰褐、纯净者为佳。

2 贯众

贯众又名贯仲、黑狗脊、贯节、贯渠、百头，为鳞毛科植物贯众的根茎（带有叶柄基部）。贯众在我国华北、西北及长江以南有出产。多生于溪边石缝中或林下阴湿处。于春末至冬初采挖为佳，削去叶及根须，洗净泥沙，晒干备用。

贯众性微寒，味苦。归肝、胃二经。中医认为，贯众杀蛔、绦、蛲虫，清热，解毒，凉血，止血。治风热感冒。温热斑疹，吐血，衄血，肠风便血，血痢，血崩，带下，疮疡，尿血，月经过多，刀伤出血，蛔虫、蛲虫、绦虫病，人工流产，产后出血。

贯众以个大，质坚实，叶柄断面棕绿色者为佳。

3 芡实

芡实为睡莲科一年生水生草本植物芡的成熟种仁。又名雁头、鸟头、鸿头、鸡头、卵菱、黄实、苏黄、刺莲藕、水鸡头、鸡头实、鸡头果、鸡头苞、鸡嘴莲、雁喙实。秋末冬初采收成熟果实，除去果皮，取出种仁，再除去硬壳，晒干。捣碎生用或炒用。

芡实性平，味甘、涩。归脾、肾经。中医认为，芡实补脾祛湿，益肾固精。用于脾虚泄泻，肾虚遗精，带下。

芡实以颗粒饱满均匀、粉性足、无碎末及皮壳者为佳。

4 山茱萸

山茱萸为山茱萸科植物山茱萸的果实。入药书首见于《神农本草经》，称现名。山茱萸别名山萸肉、肉枣、药枣。主产于我国河南、山西、陕西、甘肃、山东等地。每逢秋冬两季采摘，炮制后入药。

山茱萸性微温，味酸。归肝、肾经。中医认为，山茱萸补益肝肾，收敛固涩。用于头晕目眩，腰膝酸软，崩漏，带下，月经过多，遗精，遗尿，大汗不止，体虚欲脱。

山茱萸以表面色枣红、块大、肉厚质柔软、具有香气、无核、味酸微苦者为佳。

消食药

1 莱菔子

莱菔子又名萝卜子，为十字花科植物萝卜的干燥成熟种子。莱菔子为栽培植物，全国均有种植。翌年 7～8 月份，角果充分成熟时采收晒干，打下种子，除去杂质，洗净，干燥。炒莱菔子：取净莱菔子置锅中，文火炒至微鼓起，放凉。用时捣碎。

莱菔子性平，味辛、甘。归肺、胃经。中医认为，莱菔子消食除胀、降气化痰，用于消化不良、慢性支气管炎、肠梗阻等。

莱菔子以粒大、饱满、油性大者为佳。

2 山楂

为蔷薇科植物山里红和山楂的干燥成熟果实。黑龙江、吉林、辽宁、内蒙古、陕西、山西、河北、山东、河南、江苏等省区有出产。生于山坡林缘或灌木丛中，多见栽培。秋季果实成熟时采收，切片，晒干备用。叶、根也可入药，叶夏秋季采摘，根秋冬采挖。

山楂性微温，味酸、甘。归脾、胃、肝经。胃酸过多者慎用。中医认为，山楂消食积、化滞瘀。治食不消化、脘腹胀痛、泄泻痢疾、血瘀痛经、闭经、产后腹痛、恶露不尽等症。

山楂以个大、皮红、肉厚者为佳。

3 麦芽

麦芽又名大麦芽、大麦蘖、大麦毛、麦蘖、生麦芽，为禾木科植物大麦的成熟果实经发芽干燥而得。将小麦用水浸泡后，保持适宜温湿度，待麦芽长至约0.5厘米时，干燥。炮制品有炒麦芽、焦麦芽。

麦芽性平，味甘。归脾、胃、肝经。中医认为，麦芽健脾养胃、行气消食、退乳消胀。治脘腹胀痛、食积不消、脾虚食少、乳房胀痛、乳汁郁积、妇女断乳等病症。

麦芽以色黄粒大，饱满，芽完整者为佳。

4 鸡内金

鸡内金又名鸡肫皮、鸡黄皮、鸡食皮、化骨胆、化石胆，为雉科动物家鸡的干燥沙囊内壁。鸡内金全国各地均产。

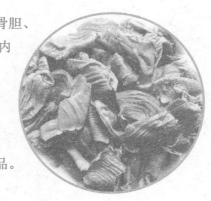

鸡内金性平，味甘。归脾、胃、小肠、膀胱经。中医认为，鸡内金健胃消食，涩精止遗。用于食积不消，呕吐泻痢，小儿疳积，遗尿，遗精。

鸡内金以个大、色黄、完整、少破碎者为良品。

驱虫药

1 槟榔

棕榈科植物槟榔的干燥成熟种子。主产于海南、云南、福建、广西、台湾等地。春末至秋初果实成熟时采收，用水煮后低温烘干，剥去果皮，取出种子。

槟榔性温，味苦、辛。归胃、大肠经。中医认为，槟榔驱虫，消积，下气，行水，截疟。主治虫积，食滞，脘腹胀痛，泻痢后重，脚气，水肿，疟疾。

槟榔以果大体重、坚实、不破裂者为佳。

2 使君子

使君子又名留求子、史君子、四君子、舀求子，为使君子科植物使君子的干燥成熟果实。使君子多生于平地、山坡、路旁向阳处，可于秋季果实成熟，果皮变黑时采收，除去杂质，晒干备用。用时捣碎。

使君子性温，味甘。归脾、胃经。中医认为，使君子杀虫消积。用于蛔虫、蛲虫病，虫积腹痛，小儿疳积。

使君子以个大、颗粒饱满、种仁色黄、味香甜而带油性者为佳。

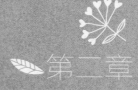

第二章

常见疾病药酒精选

◎ 感冒 ◎ 咳嗽 ◎ 哮喘 ◎ 支气管炎 ◎ 便秘 ◎ 呕吐
◎ 胃痛 ◎ 消化不良 ◎ 腹痛 ◎ 腹泻 ◎ 心悸 ◎ 冠心病
◎ 中风 ◎ 跌打损伤 ◎ 痔疮 ◎ 白癜风 ◎ 冻疮
◎ 脚气 ◎ 皮肤瘙痒症 ◎ 神经性皮炎 ◎ 银屑病

MEDICINAL
LIQUOR

第一节

感冒

感冒为四季常见病、多发病，尤以春冬二季为多见。其一般症状多表现为头痛、鼻塞、恶寒、流涕、发热、全身酸痛等。普通感冒常由细菌或病毒引起，流行性感冒则主要由病毒感染所致，并可传染他人，造成流行。

中医认为，感冒多为风邪侵袭所致。但风邪一般并不单独致病，而常与寒、热、湿、暑相杂致病，故又分为风寒感冒、风热感冒及暑湿感冒。

风寒感冒的临床症状为恶寒重、发热轻、无汗、头痛、鼻塞流涕、声重、喉痒咳嗽、痰白清稀、四肢酸痛、苔薄白而润、脉浮。治宜辛温解表，宣肺散寒。

风热感冒的临床症状为发热重、恶寒轻、咽红肿疼、咳嗽痰黄、口干欲饮、身楚有汗、苔白而燥、脉浮数。治宜辛凉解表，宣肺清热。

暑湿感冒的临床症状为发热重、头晕且胀、心中烦热、身倦无汗、口渴喜饮、时有呕恶、小便短黄、舌苔黄腻、脉濡数。治宜清暑解表，芳香化浊。

1 羌活防风酒

【原料处方】羌活、防风各 40 克，黑豆 80 克，白酒 500 毫升。

【制用方法】将羌活、防风和黑豆先用温水洗净，然后控干水分，在干净的容器里放入白酒和原料，然后加盖密封，一般浸泡 10 日即可饮用。口服。早、晚各服 1 次，每次 10 ～ 20 毫升。

【功效主治】解表散寒，祛风止痛。主治风寒感冒、头疼无汗。

2 姜蒜柠檬甜酒

【原料处方】生姜 100 克，大蒜 400 克，柠檬 3 ～ 4 枚，蜂蜜 70 毫升，白酒 800 毫升。

【制用方法】先将大蒜蒸 5 分钟后切成薄片；柠檬去皮后也切成薄片；生姜同样也切成薄片。最后和蜂蜜、白酒一起放入干净的容器中，密封，浸泡。3 个月后，过滤去渣取液。口服，每日早、晚各 1 次，每次 15 ～ 20 毫升，不可过量饮用。

【功效主治】祛风散寒，解表。主治风寒感冒。

3　桑菊清热酒

【原料处方】菊花、桑叶、连翘、杏仁各 30 克，芦根 35 克，桔梗 20 克，薄荷、甘草各 10 克，糯米酒 1000 毫升。

【制用方法】先将以上诸药共捣碎，装入药袋，和糯米酒一同置于洁净容器中，密封，浸泡。约 7 日后，过滤去渣取液，即可。口服。每日早、晚各服 1 次，每次 15 ～ 20 毫升。

【功效主治】清热解毒，疏风散热。主治温病初起，邪客上焦，发热不重，微恶风寒、咳嗽、鼻塞、口微渴。

4　附子杜仲酒

【原料处方】制杜仲 50 克，淫羊藿 15 克，独活、牛膝各 25 克，制附子 30 克，白酒 1000 毫升。

【制用方法】将制杜仲、淫羊藿、独活、牛膝、制附子分别切成薄片，置干净容器中，加入白酒，密封，浸泡。7 日后即可开取，取上清液饮用。口服。每日服 3 次，每次服 10 ～ 20 毫升。

【功效主治】补肝肾，强筋骨，祛风湿。主治感冒后身体虚弱、腰膝疼痛、行步困难。

5　玉屏风酒之一

【原料处方】黄芪 30 克，党参 20 克，当归、白术、防风、桂枝各 10 克，米酒 200 毫升。

【制用方法】将上 6 味药与米酒一起加入消毒后的输液瓶中密闭，最后放入锅中加热至 100℃后置凉待用。每日服 3 次，每次服 50 ～ 100 毫升，摇匀后服用。

【功效主治】益气固胃。主要用于改善机体免疫力，防治感冒。

6 玉屏风酒之二

【原料处方】白术、黄芪各15克，柴胡、防风各10克，低度白酒500毫升。

【制用方法】将上4味药研成细末，装入药袋，和低度白酒一同置于洁净容器中，最后加盖密封。7日后过滤去渣取液即可饮用。每日3次，每次20～30毫升。

【功效主治】强健补身，固表止汗。主治体弱畏风或气候变化时容易感冒者。

7 葱豉散寒酒

【原料处方】葱白3根，豆豉15克，白酒300毫升。

【制用方法】将葱白、豆豉与白酒入锅，文火同煎至半，过滤去渣，候温备用。口服。每日1剂，每日早、晚分2次温服。

【功效主治】宣通卫气，发散风寒。主治外感风寒初起、恶寒发热、无汗、头痛。鼻塞、身疼而烦、脉浮紧。

【注意】避风寒，忌生冷食物。

【附记】本方引自《本草纲目》。另《偏方大全》亦有葱豉黄酒汤，即本方去白酒，把葱白改用30克，加黄酒50毫升煎服。余同上。

8 银蒲祛风酒

【原料处方】金银花、蒲公英各30克，羌活、牛蒡子、连翘、菊花各9克，薄荷6克，黄酒300毫升。

【制用方法】将以上药入锅，加水300毫升煎至150毫升，再加黄酒煮沸，候温，过滤去渣取液备用。每日1剂，每日服3次，凉服。

【功效主治】祛风解表，清热解毒。主治外感发热、风热感冒、流行性感冒、上呼吸道感染、急性扁桃体炎、腮腺炎等。

【注意】牛蒡子有小毒，不可多服。

9　肉桂祛寒酒

【原料处方】肉桂 10 克，黄酒 50 毫升。

【制用方法】将肉桂研成末，黄酒温热，然后把肉桂末同黄酒混合调匀即成。感冒时，加温顿服。

【功效主治】温阳祛寒。主治外感风寒，身体感寒疼痛。

【注意】需要注意的是，本酒只适于阳虚外感风寒者，风热感冒忌服。

10　葱姜盐外擦酒

【原料处方】葱白头、生姜各 30 克，食盐 6 克，白酒 30 毫升。

【制用方法】将上 3 味共捣如糊状，再把白酒加入调匀，然后用纱布包之。感冒时，用药袋涂搽患者前胸、后背、手心、脚心及腘窝、肘窝，涂搽一遍后，嘱患者安卧。

【功效主治】发表散寒。主治感冒。

11　祛风散寒酒

【原料处方】紫苏、荆芥各 20 克，陈皮 10 克，白酒 300 毫升。

【制用方法】将前 3 味中药洗净、晾干，和白酒一同置于洁净容器中，密封，浸泡。7 ～ 10 日后过滤去渣取酒液服用。温服，每日 2 次，每次 20 毫升。

【功效主治】祛风散寒。主治感冒恶风寒、微发热、胸脘痞闷，或有呕恶、鼻流清涕、咳嗽痰清稀等。

12　荆芥豆豉酒

【原料处方】荆芥 10 克，豆豉 250 克，黄酒 250 毫升。

【制用方法】将以上 2 味和黄酒一同入锅，文火煎煮 5 ～ 7 沸，候温，过滤去渣取液，装瓶备用。每日 3 次，随量温饮。

【功效主治】疏风散寒，解表除烦。主治风热感冒。

13　川芎白芷酒

【原料处方】川芎、白芷各 60 克，糯米甜酒 600 毫升。

【制用方法】将前 2 味粗碎，和糯米甜酒一同置于洁净容器中，隔水文火蒸 50 分钟，离火候温，过滤去渣留液。睡前口服。每日 1 次，每次 30～40 毫升。

【功致主治】散风止痛。主治肝风偏头痛或感冒头痛。

14　一味散寒酒

【原料处方】小茅香 90 克，白酒 500 毫升。

【制用方法】将小茅香切片，和白酒一同置于洁净容器中，密封，浸泡。每日振摇 1～2 次，10 日后即可过滤去渣留液。口服。每日 2 次，每次 10～15 毫升。

【功致主治】祛风散寒，活血疏筋，清热解毒。主治风寒感冒、咳嗽、哮喘、风湿麻痹。

15　星黄退热酒

【原料处方】生南星、雄黄各 15 克，米酒适量。

【制用方法】将以上 2 味药共研细末，入米酒调和均匀，制成 2 个药酒饼。用时，取药酒饼敷患儿两足心（涌泉穴），外用纱布包扎固定。一般 24 小时内有退热作用。

【功致主治】退热解毒。主治小儿风热感冒及流行性感冒。

16　花椒侧柏叶酒

【原料处方】花椒 50 粒，侧柏叶 15 克，白酒 500 毫升。

【制用方法】将花椒、侧柏叶共捣碎，装入药袋，和白酒一同置于洁净容器中，密封，浸泡。经常摇动，15 日后即可过滤去渣取液服用。在呼吸道及消化道传染病流行季节，每日早晨空腹温饮 10～20 毫升。

【功致主治】辛温疏表，解热止痛。用于防治四时瘟疫、感冒发热、头痛等。

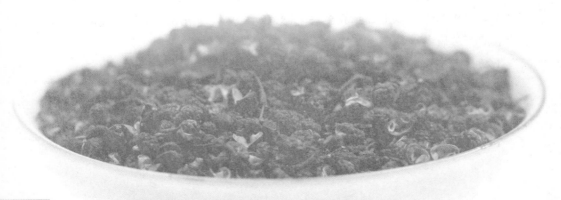

第二节

咳嗽

咳嗽是呼吸系统最常见的疾病之一，中医认为有声为咳，有痰为嗽，既有声又有痰者称为咳嗽。它是一种保护性反射动作，能把呼吸道过多的分泌物或异物随着气流排出体外的作用。咳嗽的病症一般多见于老人和幼儿，尤以冬春这两个季节为最多。以咳嗽为主要临床症状的疾病，多见于现代医学的呼吸道感染、急慢性支气管炎、肺炎、肺结核、百日咳、支气管扩张等病。

中医将咳嗽立为一种病种，并分成外感咳嗽与内伤咳嗽两大类。由风寒燥热等外邪侵犯肺系引起的咳嗽，为外感咳嗽。外感咳嗽有寒热之分，其特征是：发病急，病程短，常常并发感冒。因脏腑功能失调，内邪伤肺，致肺失肃降，引发咳嗽，为内伤咳嗽；内伤咳嗽的特征是：病情缓，病程长，因五脏功能失常引起。

1　风寒止咳酒

【原料处方】全紫苏 24 克，陈皮 12 克，杏仁、栝楼、浙贝母、半夏、茯苓、干姜、枳壳、百部、白前、桔梗、桑白皮、枇杷叶各 6 克，甘草、细辛、豆蔻仁、五味子各 3 克，白酒 1000 毫升。

【制用方法】将以上 18 味药共捣碎，装入细纱布袋中，扎紧口，置于容器中，倒入白酒浸泡、密封，隔日摇动 1 次。10 ～ 12 日即可，开封，过滤去渣即可。每日早、晚各服 1 次，每次服 30 ～ 50 毫升。

【功效主治】祛风散寒，止嗽平喘。主治寒凉咳嗽，症见咳嗽气喘、鼻塞流涕、喉痒声重、痰稀色白、头痛发热、恶寒或恶风等。

【注意】凡咳嗽等阴虚、久咳痰少、痰中带血丝、口燥咽干者忌服。

2　麦冬双参酒

【原料处方】西洋参 36 克，沙参、麦冬各 24 克，黄酒 1000 毫升。

【制用方法】将西洋参、沙参切片，麦冬捣碎，一同放入砂锅内，加入黄酒，文火煮 5～7 沸，离火，冷却后，放入洁净的玻璃瓶中密闭浸泡，7 小时后再加入 200 毫升凉开水调匀即可。每日 2 次，每次饮服 10～20 毫升。

【功效主治】清热润肺，止咳。主治肺阴虚咳嗽、烦渴等。

3 祛痰止嗽酒

【原料处方】桃仁、杏仁、芝麻各 100 克，苍术 40 克，白茯苓、艾叶、薄荷、小茴香各 3 克，荆芥 50 克，白酒适量（约 1000 毫升）。

【制用方法】将桃仁、杏仁去掉皮尖，芝麻炒熟，艾叶揉去筋，然后和其他药一同研细末，炼蜜和作 1 块，投入酒一大罐，煮药团散为止，密封浸泡 7 日后，过滤去渣取液备用。每次空腹服 2 盅（约 30～50 毫升），每日服 2 次，不可过量。

【功效主治】祛痰止咳，平喘润燥，除膈气。主治虚寒性咳嗽。

4 桑白杏仁酒

【原料处方】桑白皮、杏仁各 100 克，米酒 500 毫升。

【制用方法】将桑白皮、杏仁洗净切碎，放入容器中，加米酒，密封，浸泡。置于阴凉处，每日振摇 1 次或 2 次，7 日后，即可过滤去渣取液饮用。每日服 3 次，每次 15～20 毫升。

【功效主治】泻肺平喘。主治肺热咳嗽痰多等症。

【注意】肺寒咳嗽者忌用。

5 丹参止咳酒

【原料处方】丹参、生地黄各 15 克，川芎、石斛、牛膝、黄芪、白术、肉苁蓉各 12 克，防风、独活、炮附子、秦艽、肉桂、干姜各 9 克，钟乳石 0.18 克，白酒 1500～2000 毫升。

【制用方法】将以上几味药切成薄片或研磨粗粒，放入容器中，加适量白酒，密封，浸泡 7 日，过滤去渣备用。每日服 2 次，每次 10～30 毫升。

【功效主治】扶正祛邪。主治阳虚咳嗽。

【注意】本方用治气嗽，下焦冷结。服用本药酒时忌食桃、李、雀肉、生葱、猪肉、冷水和芜荑。

6 山药蜂蜜咳嗽酒

【原料处方】鲜山药 350 克，蜂蜜适量，黄酒 2000 毫升。

【制用方法】先将山药洗净、去皮，切成片；将一半黄酒倒入砂锅中煮沸，放入山药片，再煮沸后将剩余的一半酒慢慢加进去，待山药煮熟后，把山药取出，加入适量蜂蜜，再次煮沸即成。口服。每日服 2 次，每次 10 毫升。

【功效主治】健脾益气。主治虚劳咳嗽、痰湿咳嗽等。

【注意】外感咳嗽者忌服。

7 雪梨生津酒

【原料处方】雪梨 500 克，白酒 1000 毫升。

【制用方法】将雪梨洗净，去皮、核，切成小丁，放入洁净容器中，注入白酒 1000 毫升，加盖密封。每隔 2 日搅拌 1 次，浸泡 7 日后即可。佐餐饮用，勿醉为度。

【功效主治】生津润燥，清热化痰。主治咳嗽、噎膈、烦渴、大便秘结等症。

【注意】脾胃虚寒者忌服。

8 双仁止咳酒

【原料处方】核桃仁 30 克，杏仁 20 克，人参 10 克，黄酒 500 毫升。

【制用方法】先将核桃仁、杏仁、人参加工捣碎，装入布袋，置于洁净容器中，最后加入黄酒，加盖密封，浸泡。每日摇晃数下，21日后过滤去渣取液即可。口服。每日 2 次，每次服 15 ～ 25 毫升。

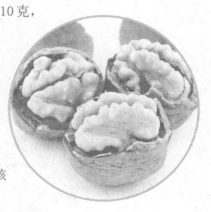

【功效主治】补肾纳气，止咳平喘。主治咳喘日久不止者。

【注意】本药酒用于肾虚咳喘，日久不止者，确有良效。

【附记】本方源于《药酒汇编》。

9　小茴香祛痰酒

【原料处方】小茴香 80 克，砂糖 200 克，白酒 1000 毫升。

【制用方法】将小茴香、砂糖、白酒一同置于洁净容器中，密封，浸泡。置于阴凉处，不时摇匀，60 日后即可过滤去渣取液，装入瓶中保存。服用时，每日 2 次，每次 30 毫升。

【功效主治】祛痰止咳。主治咳嗽。

10　川贝桔梗酒

【原料处方】川贝母 30 克，桔梗 15 克，香橼 100 克，米酒 500 毫升。

【制用方法】将上 3 味药物加工捣碎，用细纱布袋盛，扎紧袋口，放入净坛中，加入米酒，盖紧密封，置阴凉干燥处。隔日摇动 1 次，14 日后开封，去掉药袋，过滤后贮入干净瓶中即可。每日晨、午、晚各 1 次，每次空腹饮服 15 ～ 20 毫升。

【功效主治】止咳化痰。主治经久咳嗽、有痰者。

11　陈皮止咳酒

【原料处方】陈皮 30 克，白酒 300 毫升。

【制用方法】先将陈皮洗净，晾干，撕碎后，置于酒瓶中，盖好密封，浸泡。3 ～ 5 日即可取上清液饮用。每日服 3 次，每次服 15 ～ 20 毫升。

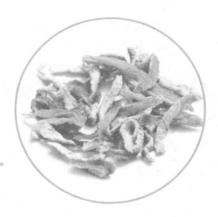

【功效主治】止咳，化痰。主治风寒咳嗽。痰多清稀色白、肺寒咳嗽亦非常适宜。

12　天冬紫菀酒

【原料处方】天冬 100 克，紫菀、饴糖各 5 克，白酒 500 毫升。

【制用方法】将天冬、紫菀洗净捣碎，装入药袋中，然后和饴糖、白酒一起放入坛中，加盖密封。10 日后，过滤去渣取液。口服。每日 2 次，每次 10 ～ 30 毫升。

【功效主治】滋阴润燥，化痰止咳。主治肺痿咳嗽。

【注意】寒性病症以及泄泻者忌用。

13 紫苏祛痰酒

【原料处方】紫苏、牛膝、丹参、生地黄、紫菀、橘皮各 50 克，生姜 100 克，香豉 30 克，防风 60 克，火麻仁 15 克，清酒 2500 毫升。

【制用方法】将前 10 味药切成细末，装入药袋中，和清酒一起放入干净的坛中，加盖密封，浸泡。3 日后即可过滤去渣取液饮用。口服。每日 3 次，每次 20 ～ 30 毫升。

【功效主治】祛痰止咳。主治气急咳嗽。

14 蛤蚧参芪酒

【原料处方】蛤蚧 1 只或 2 只，党参、黄芪各 30 克，米酒 1500 毫升。

【制用方法】将蛤蚧、党参、黄芪一同浸于米酒中，密封瓶口，浸泡。经常晃动，30 日后可以过滤去渣取液服用。每日 1 次或 2 次，每次 10 ～ 20 毫升。

【功效主治】补肺益肾，止咳平喘。主治肺肾气虚咳嗽气喘者。

【注意】阴虚者不宜饮用。

15 百部止咳酒

【原料处方】百部 60 克，蜂蜜适量，白酒 500 克。

【制用方法】将百部洗净，晾干切成片，放进热锅中，加适量蜂蜜炒熟；然后将炒熟的百部装入纱布袋内，扎紧袋口，放入酒瓶中，密封，浸泡。7 日后即成。口服。每日 3 次，每次 10 ～ 30 毫升。

【功效主治】润肺止咳。主治各种新久咳嗽，如肺痨咳嗽，肺气阴虚，干咳少痰，口干气促，骨蒸烦热等。

16 猪胰红枣酒

【原料处方】猪胰脏 3 具，红枣 100 枚，白酒 1500 毫升。

【制用方法】先将上药洗净，猪胰切碎和红枣共置容器中，加白酒煮 30 分钟，去渣即成。或用酒密封浸泡 3 ～ 7 日，过滤去渣即成。口服。每日服 2 次，每次服 30 ～ 50 毫升。

【功效主治】补脾和胃，益气生津。主治日久咳嗽、肺气上逆10～20年服诸药不效；胃虚食少、脾虚便溏、气血津液不足、营卫不和、心悸怔忡等症。

【注意】本方系食疗药酒方，须久治，其效始著。服用时忌碱热物。

【附记】本方源于《肘后备急方》。

17 蜂蜜鸡蛋酒

【原料处方】鲜鸡蛋、蜂蜜各500克，白酒1500毫升。

【制用方法】将蛋清、蛋黄、蜂蜜和白酒一同置于洁净容器中，混匀。密封，浸泡。7日后即可取上清液服用。口服。每日2次，每次20～50毫升。

【功效主治】润肺止咳。主治老年人虚寒咳嗽。

【注意】高血压、肾炎、结核、严重骨病及孕妇禁用。

18 百部蚤休酒

【原料处方】百部、蚤休各50克，白酒750毫升。

【制用方法】先将百部、蚤休在锅内稍炒动，再用纱布包好，和白酒一同置于洁净容器中，密封，浸泡。30日后即可过滤去渣取液饮用。每日早、晚各1次，每次10～20毫升。

【功效主治】止咳，化痰，平喘。主治一切新久咳嗽。

19 蜂蜜香橼酒

【原料处方】鲜香橼100克，蜂蜜50毫升，白酒200毫升。

【制用方法】将鲜香橼洗净，切碎，置于洁净容器内，加水200毫升煮烂，再加入蜂蜜、白酒煮沸即熄火，候温灌入瓶中，密封。30日后即可饮用。每日2次，每次50～100毫升。

【功效主治】疏肝理气，和中化痰。主治久咳不愈。

【注意】阴虚血燥及孕妇气虚者应慎用。

20 西洋参酒

【原料处方】西洋参30克，米酒500毫升。

【制用方法】将西洋参切片，和白酒一同置于洁净容器中，密封，浸泡。7日后即可过滤去渣取液饮用。每日早、晚各 1 次，每次 10 ～ 15 毫升。

【**功效主治**】滋阴泻火，益气生津。主治阴虚火旺，咳喘痰血；热病后气阴两伤，烦躁口渴，津液不足，口干舌燥，肺痨咳嗽，痰中带血等。

第三节

哮喘

哮喘的症状大多表现的是气急。一般为上气不接下气，不仅呼吸困难，且带喘声，喉中咻咻作响，胸喉之间，顽痰瘀积梗塞，有的兼有咳嗽。患者面色苍白，甚至发青发紫，眼球突出，冷汗淋漓，坐卧不宁，睡眠不安，有的因呼吸困难而言语不便。造成哮喘这一病症的原因，大致有二种。第一种为心病性气喘，是因心脏有病而起；第二种是支气管性气喘，这纯粹是支气管本身所引起的毛病。

中医将哮喘分为虚实两大类，又将实证分为寒热两类。

寒类哮喘常常表现为咳痰清稀不多，痰呈白色泡沫状，胸闷气窒，口不渴喜热饮，舌苔白滑，脉多浮紧，或兼恶寒，发热等。

热类哮喘则表现为痰黄稠厚，难以咳出，身热而红，口渴喜饮，舌质红，苔黄腻，脉滑数，有的兼有发热等症状。

虚证多为肺虚或肾虚。肺虚则呼吸少气，言语音低，咳嗽声轻，咳痰无力；在气候变化或特殊气味刺激时诱发。肾虚则元气摄纳无权，呼吸气短，动辄易喘等。

发病时，应当先除邪治标，寒症用温化宣肺，热症用清热肃肺，佐以化痰，止咳，平喘之药；病久兼虚，当标本兼治。未发作时，应当用益气、健脾、补肾等法扶正培本。

1　紫苏大枣酒

【**原料处方**】紫苏 50 克，大枣 20 克，米酒 1000 毫升。

【制用方法】将以上2味药和米酒一同置于砂锅中，文火煎煮至500毫升，离火候温，过滤去渣取液。口服。每日2次，每次10～20毫升。

【功效主治】理气宽膈，降逆止喘。主治风寒侵肺所致的咳嗽、哮喘，畏寒无汗，咳吐稀痰等。

【注意】外感风热者不宜服用。

2 蜀椒温肺酒

【原料处方】蜀椒150克，60度白酒800毫升。

【制用方法】将蜀椒以医用纱布包好，置于洁净的容器中，加入白酒，加盖密封。放置14日后，滤渣取出滤液即可。口服。每日2次，每次服15毫升。

【功效主治】温肺定喘。主治形寒怕冷、气短而喘的寒性喘症。

【注意】阴虚火旺体质者忌服，孕妇慎服。

3 猪胰平喘酒

【原料处方】猪胰3具，板栗（去壳）30个，白酒3000毫升。

【制用方法】将猪胰洗净，切细，和板栗、白酒一同置于洁净容器中，密封，浸泡。3日后即可过滤去渣取液。空腹温饮。每日3次，每次10～15毫升。

【功效主治】健脾，暖胃，温中，平喘。主治老年人上气喘急，坐卧不安。

4 紫苏子酒

【原料处方】紫苏子60克，黄酒250毫升。

【制用方法】将紫苏子微炒研细，装入药袋，置于洁净容器中，加入黄酒，加盖密封，浸泡。7日后即可过滤去渣取液。口服。每日2次，每次15～20毫升。

【功效主治】止咳平喘，降气消痰。主治痰涎壅盛，肺气上逆而致的慢性气管炎、喘急性支气管炎、胸闷短气等症。

【注意】凡热性咳喘忌服。

5 栝蒌定喘酒

【原料处方】栝楼25克，鲜薤200克，白酒500毫升。

【制用方法】将栝楼、鲜薤洗净，捣碎，置入洁净容器中，加白酒，密封，浸泡。14日后即可过滤去渣取液。口服，每晚1次，每次20毫升。

【功效主治】活血祛痰，定喘。主治喘息、咳喘、胸痹刺痛。

6 桑姜平喘酒

【原料处方】桑白皮15克，生姜、吴茱萸各10克，清水250毫升，白酒500毫升。

【制用方法】将桑白皮洗净研细；姜洗净切成片。最后和吴茱萸一起放入砂锅中，加水和白酒，以文火煎取500毫升，离火候温，过滤去渣取液备用。口服。每日2次，每次10～30毫升。

【功效主治】泻肺平喘，理气化痰。主治咳喘胀满。

【注意】阴虚有热者忌服。

7 大枣双仁酒

【原料处方】大枣60克，胡桃仁、甜杏仁、酥油各30克，蜂蜜80克，白酒500毫升。

【制用方法】将胡桃仁、大枣洗净捣碎；甜杏仁浸泡后去皮尖，文火煮4～5沸，晒干并捣碎。酥油、蜂蜜同置洁净容器中，添加白酒溶解，再入前3味，密封，浸泡。每日振摇1～2次，7日后即可过滤去渣留液。空腹口服。每日2次，每次20毫升。

【功效主治】补肺益肾，止咳平喘。主治肺肾两虚、咳嗽气喘、声低乏力、呼长吸短、痰多涎沫。

【注意】痰火积热及阴虚火旺者忌服。

8 三子止咳酒

【原料处方】苏子60克，白芥子、莱菔子各20克，米酒500毫升。

【制用方法】将苏子、白芥子、莱菔子炒香研末，用绢布袋盛，扎紧袋口；将米酒倒入干净酒器内，放入药袋，加盖密封。置于阴凉干燥处，经常摇动，7日后开封，去掉药袋，取上清酒液饮服。每日早、晚各1次，每次空腹饮服10～15毫升。

【功效主治】止咳平喘，下气消痰。主治咳嗽喘息，胸闷气逆，痰涎壅盛等。

【注意】气虚久咳，脾虚便滑者忌服。

9　蛤蚧平喘酒

【原料处方】蛤蚧2对，白酒1000毫升。

【制用方法】将蛤蚧去内脏及去鳞、头、脚，用酒洗后晾干，放入白酒中，密封，浸泡。60日后即可取上清液。口服。每日2次或3次，每次15～20毫升。

【功效主治】补肺益肾，纳气平喘。主治虚劳、喘咳、阳痿，以及体虚早衰等。

【附记】不善于饮酒者，可以把白酒换为黄酒，亦可在处方中酌加枸杞子、大枣、熟地黄等药。

10　龙葵祛痰酒

【原料处方】龙葵果200克，白酒250毫升。

【制用方法】将龙葵和白酒同置于洁净容器中，加盖密封，浸泡。30日左右，即可取上清液饮用。每日3次，每次服10毫升。

【功效主治】祛痰平喘。主治支气管炎及支气管哮喘。

11　葶苈定喘酒

【原料处方】葶苈子100克，白酒500毫升。

【制用方法】将葶苈子捣碎或切成薄片，装入白细布袋，置洁净容器中，加入白酒，密封，浸泡。3日后即可过滤去渣取液。口服，每日服2次，每次20毫升。

【功效主治】逐饮泻水，泻肺定喘。主治咳嗽气喘、痰多、胸胁痞满、水肿、小便不利。

【注意】凡肺气虚喘促、脾虚肿满、气虚小便不利、体质虚弱者忌服。

12　紫苏大枣酒

【原料处方】苏子（炒）150克，紫苏茎叶500克，陈皮100克，大枣20枚，米酒1500毫升。

【制用方法】将炒苏子、紫苏茎叶、陈皮、大枣、米酒共置入砂锅中，文火煮取 800 毫升，离火候温，过滤去渣取液，贮瓶备用。口服。每日 2 次，每次 10 ～ 20 毫升。

【功效主治】降逆下气。主治肺气上逆之喘咳。

【注意】本酒主要用于感受寒邪后的喘咳患者。肺虚久咳者不宜服用。

13 苏子陈皮酒

【原料处方】苏子 50 克，陈皮 30 克，白酒 750 毫升。

【制用方法】将前 2 味药放炒锅中用小火慢炒至发出香味，候凉研末，装入药袋，和白酒一同置于洁净容器中，密封，浸泡。30 日后即可过滤去渣取液。口服。每日早、晚各 1 次，每次服 10 ～ 20 毫升。

【功效主治】降气化痰，止咳平喘。主治慢性支气管哮喘、咳嗽痰多等症。

14 小叶杜鹃酒

【原料处方】小叶杜鹃（迎红杜鹃）200 克（干品），白酒 1000 毫升。

【制用方法】将小叶杜鹃洗净，切细，装入布袋，和白酒一同置于洁净容器中，密封，浸泡。约 17 日后，过滤去渣即可取用。口服。每日 2 次或 3 次，每次服 30 ～ 50 毫升。

【功效主治】解表化痰、止咳平喘。主治慢性支气管炎、哮喘等。

15 牛膝五味酒

【原料处方】牛膝 30 克，五味子 15 克，补骨脂 50 克，胡桃仁 10 克，熟地黄、山茱萸各 24 克，山药 40 克，白酒 1000 毫升。

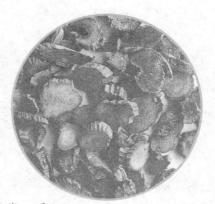

【制用方法】将前 7 味粗碎，装入药袋，和白酒一同置于洁净容器中，密封，浸泡。每日振摇 1 ～ 2 次，30 日后即可过滤去渣留液。睡前口服。每日 1 次，每次 10 ～ 15 毫升。

【功效主治】补肾气，降逆平喘。主治虚喘、呼吸急促、气道阻塞、提不能升、咽不能降、呼吸不相接续。

【注意】痰火积热及阴虚火旺者忌服。

16 竹黄定喘酒

【**原料处方**】竹黄 30 克，白酒 500 毫升。

【**制用方法**】将竹黄粗碎，和白酒一同置于洁净容器中，密封，浸泡。每日摇匀 1 次，7 日后即可过滤去渣取液饮用。每日 2 次，每次 10 ～ 20 毫升。

【**功效主治**】化痰散寒，止咳定喘。主治支气管哮喘、慢性支气管炎、咳嗽痰多等。

【**注意**】肝病患者以及胃、十二指肠溃疡者忌服。

第四节

支气管炎

支气管炎有急、慢性之分。急性支气管炎是由病毒、细菌的感染，或物理与化学的刺激所引起的支气管和气管的急性炎症。疲劳、受惊、上呼吸道感染等，是导致本病的诱因。慢性支气管炎多由急性支气管炎反复发作转变而成。

支气管炎发病时很像感冒，表现为刺激性咳嗽，1 ～ 2 日后咳痰，开始为白色黏稠痰，后为黏液脓性痰，或痰中带血丝。若久治不愈，症状可逐渐加重，咳嗽长年持续，痰多，呈泡沫黏液；有的患者有喘息和哮鸣音。常伴胸骨后痛、疲倦、头痛、全身酸痛等症状。本病冬季发病率高，以老年人、小儿为多见。

1 双凤定喘酒

【**原料处方**】海风藤、追风藤各 100 克，白酒 500 毫升。

【**制用方法**】将海风藤、追风藤切片，和白酒一同置于洁净容器中，密封，浸泡。每日振摇 1 次或 2 次，7 日后即可过滤去渣取液。空腹口服。每日早、晚各 1 次，每次 10 ～ 15 毫升。

【功效主治】熄风定喘。主治支气管炎。

【注意】心脏病患者和孕妇忌服。

【附记】本方对于风湿疼痛也有一定的疗效。

2　竹黄定喘酒

【原料处方】竹黄 30 克，白酒 500 毫升。

【制用方法】将竹黄粗碎，和白酒一同置于洁净容器中，密封，浸泡。每日摇匀 1 次，7 日后即可过滤去渣取液饮用。口服。每日 2 次，每次 10 ～ 20 毫升。

【功效主治】化痰散寒，止咳定喘。主治支气管哮喘、慢性支气管炎、咳嗽痰多等。

【注意】肝病患者以及胃、十二指肠溃疡者忌服。

3　苏叶陈皮酒

【原料处方】陈皮 15 克，苏叶 20 克，黄酒 200 毫升。

【制用方法】先将陈皮制为粗末，然后与苏叶、黄酒一同置于洁净容器中，密封，浸泡。3 日后即可过滤去渣取液。口服。每日 3 次，每次 10 ～ 15 毫升。

【功效主治】健脾理气，燥湿化痰，止咳。主治支气管炎之咳嗽、气急、痰多色白等。

4　牛蒡根清肺酒

【原料处方】牛蒡根 100 克，白酒 1000 毫升。

【制用方法】将牛蒡根捣碎，研末，和白酒一同置于洁净容器中，密封，浸泡，每日振摇 1 次或 2 次，15 日后即可过滤去渣取液。口服。每日 2 次，每次 10 ～ 15 毫升。

【功效主治】清肺利咽，消咳止喘，疏散风热。主治急性支气管炎，表现为发热咳嗽、咽喉肿痛等。

5　寒凉咳嗽酒

【原料处方】全苏 120 克，杏仁、栝楼、浙贝母、半夏各 30 克，陈皮 60 克，茯苓、干姜各 30 克，细辛、五味子各 15 克，枳壳、百部、白前、桔梗各 30 克，蔻仁 15 克，桑皮、枇杷叶各 30 克，粉草 15 克，白酒 5000 毫升。

【制用方法】将以上药物粗碎，和白酒一同置于洁净容器中，密封，浸泡。每日振摇 1 次或 2 次，10 日后即可过滤去渣取液饮用。口服。每日 1 次，每次 30 ～ 50 毫升。

【功致主治】疏风散寒，消咳。主治支气管炎之发寒咳嗽的患者。

【附记】本方源于《全国中药成药处方集》。

6 一味白鲜皮酒

【原料处方】白鲜皮 150 克，白酒 500 毫升。

【制用方法】将白鲜皮制为粗末，和白酒一同置于洁净容器中，密封，浸泡，每日振动 1 次，3 日后过滤去渣即成。口服。每日服 3 次，每次 10 毫升。

【功致主治】清热解毒，祛风化湿。主治湿疹、疥癣、老年慢性支气管炎等。

7 鼠李仁清热酒

【原料处方】鼠李仁 60 克，白酒 500 毫升。

【制用方法】先将鼠李仁洗净，和白酒一同放入洁净容器中，密封，浸泡。5 日后即可过滤去渣饮用。口服。每日服 3 次，每次 10 ～ 20 毫升。

【功致主治】清热通便，止咳祛痰。主治慢性支气管炎、咳嗽、肺气肿等症。

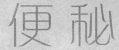

第五节

便秘

凡大便干燥坚硬，排出不畅，甚或数日一行，称为便秘。食物在胃肠道经消化吸收后，其残渣便为粪便，规则地由结肠顺利排出，是机体的基本生理过程，如果大便在体内潴留过久，就会产生各种中毒症状，严重者导致电解质和酸碱平衡紊乱，引起各种疾病。正常的排便过程是通过结肠运动和排便反射两个环节来完成的，任何影响上述两个环节的因素都能引起便秘。如饮食中纤维素的摄取不足；各种肠道炎症、经常服用泻药或忽视便意引起的肠黏膜应激性减退；肥胖、营养不良、恶病质等引起的排便动力不足；肠粘连、肠梗阻等肠腔闭塞以及某些神经精神病变都是重要的原因。临床多见的是习惯性便秘，多因饮食、排便习惯不良、肠道蠕动减慢、应激性减退而逐渐形成的。

中医认为便秘多因大肠积热，或气滞，或寒凝，或阴阳气血亏虚，使大肠传导功能失司所致。另外，因肺与大肠相表里，故而肺气的闭塞也可影响大肠的排便功能，所以中医又有通过宣通肺气的方法来治疗便秘。

1 杏仁蜂蜜通便酒

【原料处方】甜杏仁、蜂蜜各60克，地黄汁150克，大枣30克，生姜汁、花生油各40克，白酒1500毫升。

【制用方法】将大枣洗净去核，同甜杏仁捣烂成泥备用；再取生姜榨取汁，倒入瓷坛，加入白酒和花生油搅匀；最后将蜂蜜炼熟，趁热同大枣、杏仁泥装入药坛内搅匀。置文火上煮沸离火，待冷后倒入生地黄汁，加盖密封，置阴凉干燥处。每日摇晃几次，经7日后开封，过滤取汁饮服。每日3次，每次可适量饮服。

【功效主治】补脾益气，调中和胃，养阴生津，润肺滑肠，养身益寿。主治脾胃不和、气机不舒、食欲不振、肺燥干咳、肠燥便秘等症。

2 芝麻生地黄枸杞酒

【原料处方】黑芝麻（炒）、生地黄各300克，枸杞子500克，火麻仁150克，糯米1500克，酒曲120克。

【制用方法】将黑芝麻、生地黄、枸杞子、火麻仁加工制碎，用纱布包，置于洁净容器中，加水3000毫升，煮至2000毫升，取汁候冷。再将糯米蒸熟，候冷后置入容器中，加入药汁和酒曲（先研末）搅拌均匀，密封，置保温处（温度约30℃）酿酒14日，酒熟启封，去槽渣，即成药酒，贮瓶备用。每日服3次，每次服30～50毫升。或适量温服，勿醉为度。

【功效主治】滋肝肾，补精髓，益血益气，调五脏。主治大便秘结、虚弱黄瘦、食欲不振、腰膝酸软、遗精、视物模糊、须发早白等。

3 温中通便酒方

【原料处方】干姜、甘草、大黄各30克，人参10克，制附子20克，黄酒1000毫升。

【制用方法】将干姜、甘草、大黄、人参、制附子同置于洁净容器中，加入黄酒密封，5日后过滤去渣备用。每日2次，温饮，每次10～20毫升。

【功效主治】温中通便。主治脘腹冷痛、大便秘结或久痢等症。

4 火麻仁润肠酒

【原料处方】火麻仁500克，米酒1000毫升。

【制用方法】将火麻仁和白酒一同置于洁净容器内，加盖密封，贮存。7日后即可。每日2次，每次服30毫升。

【功效主治】润燥，滑肠，通便。主治大便干结、习惯性便秘。

5 大黄附子酒

【原料处方】大黄、附子各50克，白酒500毫升。

【制用方法】将大黄、附子切成薄片，一同置于洁净容器中，加入白酒，密封，浸泡。放置7日后，过滤去渣取液即可饮用。空腹温服。每日服2～3次，每次20毫升。

【功效主治】温中通便。主治冷秘、寒秘，症见便秘因饮冷食凉而加重。

【注意】热秘（症见大便干燥、口干、小便黄等）患者忌服。

6 黑芝麻生地黄酒

【原料处方】黑芝麻500克，生地黄90克，黄酒适量。

【制用方法】将黑芝麻、生地黄一同捣烂，加黄酒煎煮，过滤去渣取酒液。口服。每日2次，每次50毫升。

【功效主治】养血祛风，润肺止咳，润肠通便。主治血虚风痒，老人津亏便秘，干咳无痰。

【附记】本方源于《调疾饮食辨》。

7 三黄通便酒

【原料处方】黄芩、黄柏、大黄各 30 克，川厚朴 15 克，甘草 10 克，白酒 500 毫升，白糖 150 克。

【制用方法】将以上 5 味药均切成薄片，置于洁净容器中，加入白酒，密封。每日摇匀 1 次，放置 7 日后，过滤去渣，取液，和白糖一同放入瓶中，待白糖溶化后即可饮用。每日服 2 次或 3 次，每次空腹服 20～30 毫升。

【功效主治】清热泻火，理气通便。主治热结便秘，症见大便干燥、排便困难、口干、小便黄等。

【注意】身体虚弱乏力而致的虚秘患者，以及腹内有寒邪、饮冷食凉而加重的寒秘患者，均应忌服。

8 杞地火麻酒

【原料处方】枸杞子、生地黄各 500 克，火麻子仁 300 克，白酒 3500 毫升。

【制用方法】将前 3 味捣碎或切成薄片，装入布袋，置入洁净容器中，加入白酒，密封。每日摇匀 1 次，浸泡 7 日后，即可过滤去渣取液饮用。口服。每日服 3 次，每次服 30～50 毫升，中病即止。

【功效主治】滋阴润燥。主治阴虚血少、头晕口干、大便偏干燥等症。

【注意】本方用于肠燥便秘，效果颇佳。本方还可用于身体羸弱、面色萎黄、倦怠无力、头昏目眩、口干食少等症。

9 芦荟通便酒

【原料处方】芦荟叶 100 克，砂糖 70 克，白酒 600 毫升。

【制用方法】将芦荟叶切成 2～3 厘米长的段，和砂糖、白酒一同置于洁净容器中，密封，浸泡。置于阴凉干燥处，每日摇匀 1 次，30 日后即可取上清液饮用。每日 2 次，每次 10～15 毫升。

【功效主治】通便润肠。主治便秘。

10　海松子酒

【原料处方】海松子、冰糖各50克，白酒500毫升。

【制用方法】将海松子用刀拍裂，装入药袋，和冰糖、白酒一同置于洁净容器中，密封，浸泡。每日摇匀1次或2次，60日后即可过滤去渣取液饮用。每日2次。每次15～20毫升。

【功效主治】滑肠通秘。主治病后体虚、神疲乏力、大便干燥者等。

11　地黄羊脂酒

【原料处方】地黄汁70毫升，生姜汁50毫升，羊脂150克，白蜜75毫升，糯米酒1000毫升。

【制用方法】将糯米酒倒入坛中，置文火上煮沸，边煮边徐徐下羊脂，化后再加入地黄汁、生姜汁，搅匀，煮数十沸后离火待冷。再将白蜜炼熟后倒入酒内搅匀，密封，置阴凉处，浸泡3日后开封过滤，即可取用。口服。每次服20～30毫升，每日服2次或3次。

【功效主治】补脾益气，调中开胃，滋阴生津，润燥通便。主治肠燥便秘；虚劳形瘦；脾胃虚弱、食欲不振、烦热口渴；阴虚干咳等症。

【注意】治非一日之功，必须久治。凡腹痛便溏以及阳虚怕冷者忌服。

12　双耳冰糖酒

【原料处方】白木耳、黑木耳各20克，冰糖40克，糯米甜酒1500毫升。

【制用方法】将前2味温水泡发，沥干切丝。糯米甜酒加入坛中用文火煮沸，再添双耳丝，煮约30分钟，候冷，密封，浸泡。1日后过滤去渣留液，入冰糖混匀。口服。每日2次，每次15～20毫升。

【功效主治】滋阴生津，益气补脑。主治体虚气弱、大便燥涩、虚热口渴、食欲不振、腰酸等。

第六节

呕吐

呕吐是胃内容物反入食管，经口吐出的一种反射动作。呕吐可将咽入胃内的有害物质吐出，是机体的一种防御反射，有一定的保护作用，但大多数并非由此引起，且频繁而剧烈的呕吐可引起脱水、电解质紊乱等并发症。呕吐多由胃寒、胃热、伤食、痰浊、肝气犯胃等导致。胃寒多见呕吐清稀、口中多涎、喜热恶冷、舌苔白润等，治宜温胃降逆。胃热多见食入即吐、吐物酸苦、口臭、喜冷恶热、舌苔黄腻等，治宜和胃清热。伤食引起的多见胃脘胀满不舒、嗳气腐臭、呕吐宿食、舌苔厚腻等，治宜消导和胃。痰浊引起的多有眩晕、胸闷、心悸、呕吐痰涎或清涎、舌苔清腻等，治宜和胃化痰。肝气犯胃，多见胁痛脘胀、呕吐酸苦等，治宜泄肝和胃。本症可见于胃炎、幽门梗阻、颅内压增高等多种疾患。

1 良姜藿香止呕酒

【原料处方】高良姜 70 克，藿香 50 克，黄酒 500 毫升。

【制用方法】先将高良姜用火炙出焦香，打碎；藿香切碎，和高良姜一同置砂锅中，加入黄酒，煮沸至 3～4 沸，过滤去渣即成。每日服 2 次，每次服 15～20 毫升。霍乱 1 次顿服 150～200 毫升。另外，只取高良姜 70～150 克，步骤同上，效果亦佳。

【功效主治】暖胃散寒，理气止痛。主治胃寒呕吐、脘腹冷痛、霍乱吐痢等症。

2 解酒醒脾酒

【原料处方】佛手 60 克，白酒 500 毫升。

【制用方法】将佛手洗净，用清水润透，切片，晾干后浸入白酒内，密封，贮存。每日摇荡 1 次，7 日后即成。口服。每日 2 次，每次 20 毫升。

【功效主治】疏肝理脾，消食化痰，解酒醒脾。主治肝气郁结所致的情志抑郁、胸胁胀满、恶心呕吐、食欲不振、咳嗽痰多等。

3 萸根温脾酒

【原料处方】吴茱萸根 15 克，火麻仁 50 克，陈皮 25 克，黄酒 1000 毫升。

【制用方法】将前 3 味捣碎，置于洁净容器中，添加黄酒，密封，浸泡。1 日后文火煮沸，去渣留液。空腹口服。每日 2 次，每次 15 ～ 30 毫升。

【功效主治】温脾润肠，降逆止呕。主治脾胃虚热、呕吐、腹痛。

【注意】吴茱萸有小毒。本酒不宜多服、久服，孕妇忌服。

【附记】本方源于《太平圣惠方》。

4 生姜降逆酒

【原料处方】生姜 60 克，米酒 100 毫升。

【制用方法】先把生姜洗净、捣烂，和米酒同置于容器中，浸泡 30 分钟后加热煮沸，去除姜渣，滤取药汁。1 次服完。此药酒若治疗急性疾病，可随用随配，少量配制；若治疗慢性疾病，可大量配制，服用 10 ～ 30 日。

【功效主治】温中降逆，祛风散寒。主治恶心呕吐、小腹冷痛、胃寒胃痛等。

5 肉桂丁香酒

【原料处方】肉桂、公丁香、樟脑各 30 克，白酒 500 毫升。

【制用方法】将前 3 味捣碎或切成薄片，装入布袋，置于洁净容器中，加入白酒，密封，每日振摇 1 次，浸泡 15 日后，过滤去渣备用。口服。每日服 2 次，每次用温开水冲服 10 毫升。同时亦可用药棉球蘸药酒外搽肚脐和腿痛处。

【功效主治】回阳救逆，温经散寒。主治急性腹痛、呕吐、泄泻、两腿挛急疼痛等症。

6 复方半夏酒

【原料处方】制半夏 100 克，葱白、生姜、陈皮各 250 克，白酒 2000 毫升。

【制用方法】将前 4 味晾干、捣碎，和白酒共同置于洁净容器中，密封，浸泡。每日振摇 1 次或 2 次，15 日后，过滤去渣留液。口服。每日 3 次或 4 次，每次 10 ～ 15 毫升。

【功效主治】解表散寒，温中止呕。主治急性呕吐、腹胀不适。

7 砂仁黄精酒

【原料处方】砂仁 50 克，黄精、天冬各 10 克，黄酒 500 毫升。

【制用方法】将砂仁略炒，黄精、天冬捣研成粗末，3 味装入布袋，浸于黄酒中，密封，浸泡。每日摇匀 1 次，5 日后即可过滤去渣取液饮用。每日 2 次或 3 次，每次 15 ～ 20 毫升。

【功效主治】行气和胃。主治食欲不振、恶心呕吐、胃脘发胀等病症。

【注意】有实热或阴虚者不宜。

8 救急药酒

【原料处方】肉桂、公丁香各 15 克，北细辛、砂仁、豆蔻、罂粟壳各 10 克，樟脑 125 克，汾酒 500 毫升。

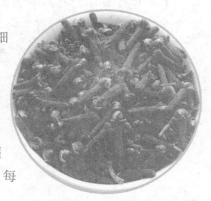

【制用方法】将以上 7 味药研细，和汾酒一同置于洁净容器中，加盖密封，浸泡。7 日后，过滤去渣留液，瓷瓶收贮备用；或灌装在 5 毫升玻璃瓶中蜡封口备用。每日 2 次，每次服 5 ～ 10 毫升，温开水送服。

【功效主治】醒神开窍，行气止痛。主治暑日贪凉饮冷、过食瓜果生冷以致腹痛、呕吐、泄泻、头痛、恶寒、肢冷等症。

9 夏芩姜参酒

【原料处方】半夏、黄芩各 30 克，干姜、人参、炙甘草各 20 克，黄连 6 克，大枣 10 克，白酒 700 毫升。

【制用方法】将以上 7 味药捣碎，装入布袋，和白酒一同置于洁净容器中，密封，浸泡。每日摇匀 1 次。5 日后，再加凉开水 500 毫升混合，过滤去渣留液备用。口服。每日早、晚各 1 次，每次服 20 毫升。

【功效主治】和胃降逆，开结散痞。主治脾胃虚寒而致的吐酸怕冷等。

10 丁香山楂酒

【原料处方】丁香 2 粒，山楂 6 克，黄酒 50 毫升。

【制用方法】将丁香、山楂捣碎，和黄酒一同置于洁净容器中，隔水文火蒸 10 分钟，去渣留液。温饮。每日 1 次，每次 1 剂。

【功效主治】温中止痛。主治胃寒腹痛导致的腹胀、呕吐等症。

【注意】热病及阴虚火旺者忌服。

11 良姜温脾酒

【原料处方】高良姜 70 克，黄酒 500 毫升。

【制用方法】将高良姜切片，如炒锅中焙焦出香，捣碎，加入黄酒煮沸，离火候温。即可饮用。每日 2 次，每次 15 ～ 20 毫升。

【功效主治】温脾胃，祛风寒。主治胃寒呕吐、脘腹冷痛、霍乱吐利腹痛等。

【注意】阴虚有热者忌服。

【附记】本方源于《普济方》。

第七节

胃痛

　　胃痛，又称胃脘痛，是由外感邪气、内伤饮食情志，脏腑功能失调等导致气机郁滞，胃失所养，以上腹胃脘部近歧骨处疼痛为主要的病症。一般表现为胃脘疼痛，伴食欲不振，痞闷或胀满，恶心呕吐，吞酸嘈杂等。常可见于现代医学的急、慢性胃炎，消化性溃疡，胃痉挛，胃下垂，胃黏膜脱垂症，胃神经官能症等疾病。

1 地榆木香酒

【原料处方】地榆、青木香各64克，白酒1000毫升。

【制用方法】将上2味药洗净捣碎，装入白纱布袋内，和白酒一同置于洁净容器中，密封，浸泡。15日后开启，去除药袋，过滤去渣取液装瓶备用。口服。每日2次，每次10毫升。

【功效主治】行气消胀止痛。主治气滞性胃痛。

2 半夏人参酒

【原料处方】半夏、黄芩各30克，干姜、人参、炙甘草各20克，黄连6克，大枣10克，白酒700毫升。

【制用方法】将以上7味药捣碎，装入纱布袋内，和白酒一同置于洁净容器中，密封，浸泡。5日后，再加凉开水500毫升混合，过滤去渣取液备用。口服。每日早、晚各服20毫升。

【功效主治】和胃降逆，开结散痞。适用于脾胃虚寒而致胃部隐痛、吐酸怕冷等。

3 干姜温脾酒

【原料处方】干姜、甘草、大黄各30克，人参、制附子各20克，黄酒1000毫升。

【制用方法】将以上诸药捣碎，和黄酒一同置于洁净容器中，密封，浸泡。5日后即可过滤去渣取液备用。口服。每日早、晚各1次，每次10～20毫升。

【功效主治】温中通便。主治脘腹冷痛、大便秘结或久痢等症。

【附记】本方源于《杂病广要》。

4 姜附酒

【原料处方】干姜60克，制附子40克，黄酒500毫升。

【制用方法】将上2味药共研细，和白酒一同置于洁净容器中，密封，浸泡。经7日后开取，过滤去渣取液备用。口服。每日3次，每次饭前温饮1杯或2杯。

【功效主治】温中散寒，回阳通脉，温肺化饮。主治脾胃虚寒而致胃部隐痛，吐酸怕冷等症。

5　甘皮酒

【原料处方】甘皮 500 克，果糖适量，40 度左右的白酒 1300 毫升。

【制用方法】将甘皮洗净、切碎，在 150℃ 温度下烘焙，直到变硬为止；然后研成细粉，在浓度 40 度的白酒中浸泡 2 分钟后，加压过滤。将滤液再次过滤，除去残渣，加入 15％ 的果糖，搅拌均匀即成。口服。每日 2 次，每次饮服 15 ～ 20 毫升。

【功效主治】行气健脾，燥湿化痰，降逆止哕。主治脾胃气滞而引起的脘腹胀痛，恶心呕吐等症。

6　木香止痛酒

【原料处方】青木香 100 克，延胡索 100 克，鲜玫瑰花 250 克，糯米 1000 克，酒曲适量。

【制用方法】先将诸药水煎，用纱布过滤取药汁待用。糯米水浸 5 小时，沥干，和药汁混匀蒸熟待凉，撒入酒曲和匀，装入洁净瓷缸中，冬天用棉花或棉衣保温发酵，闻有酒香即可饮用。口服。每日 3 次，每次饮 50 ～ 100 毫升（以上为 10 日量）。

【功效主治】疏肝理气，止痛和胃。主治消化性溃疡，急、慢性胃炎胀痛。

7　一味香附子酒

【原料处方】香附子 30 克，白酒 500 毫升。

【制用方法】将香附子切片，和白酒一同置于洁净容器中，密封，浸泡。每日振摇 1 次，7 ～ 10 日后即可取上清液饮用。口服。每日 3 次，每次 15 ～ 20 毫升。

【功效主治】疏肝理气，调经止痛，和胃宽中。主治肝郁胁痛、经期腹痛、脘腹胀痛等症。

8　玫瑰露酒

【原料处方】鲜玫瑰花 500 克（干品用量 250 克），白酒 1500 毫升，冰糖 250 克。

【制用方法】将玫瑰花、冰糖和白酒一同置于洁净容器中，密封，浸泡。30 日以后即可取上清液饮用。口服。每日早、晚各服 1 次，每次 15 ～ 30 毫升。

【功致主治】疏肝理气，和营止痛。主治肝胃不和、脘胁疼痛、胀闷不舒，同时也用于气滞、瘀阻痛经。

9 人参陈皮酒

【原料处方】人参 100 克，陈皮 20 克，生姜 20 克，红枣 20 克，白酒 1000 毫升。

【制用方法】先将人参切片，与其他药物和白酒一同置于洁净容器中，密封，浸泡。3 个月后取上清酒液服用。口服。每日 2 ～ 3 次，每次 15 ～ 20 毫升。

【功致主治】补气，健脾，和胃。主治体虚胃脘隐痛不适，胃下垂等。

10 双青理气酒

【原料处方】青核桃 600 克，青木香 30 克，白酒 1500 毫升。

【制用方法】将以上 2 味药捣碎，和白酒一同置于洁净容器中，密封，浸泡。20 日后待酒变成黑褐色时开封过滤去渣，即可。口服。每次服 10 毫升，痛时服用。

【功致主治】理气止痛。主治于急、慢性胃痛。

11 灵脂元胡酒

【原料处方】五灵脂 50 克，元胡 50 克，没药 50 克，黄酒适量。

【制用方法】将五灵脂、元胡、没药 3 味药加工成细末，盛瓶备用。口服。每日 3 次。每次取药末 6 克，以黄酒 30 毫升，混合搅拌，调匀顿服。

【功致主治】散瘀止痛。主治血瘀引起的胃痛。

12 淫羊藿肉桂酒

【原料处方】淫羊藿 100 克，陈橘皮 15 克，豆豉 30 克，连皮槟榔 3 枚，黑豆 30 克，肉桂 30 克，生姜 3 片，葱白 3 根（切），黄酒 1000 毫升。

【制用方法】将上述诸药捣碎，装入纱布袋内，和白酒一同置于洁净容器中，密封。用小火隔水蒸 4 ～ 5 小时，取出候冷即可饮用。口服。每日早、晚各温服 1 杯。

【功效主治】温补脾肾，散寒止痛。主治脾肾两虚，脘腹冷痛，食欲不佳，腰酸体弱。

13 茱萸姜豉酒

【原料处方】吴茱萸 100 克，生姜 150 克，豆豉 50 克，白酒 500 毫升。

【制用方法】将前 3 味药捣碎，和白酒一同置于洁净容器中，密封，浸泡。7 日后，过滤去渣取液，备用。或将上药与白酒同煮至半，去渣备用。口服。每次 10 毫升，无效再服。

【功效主治】温阳散寒，疏肝理气。主治寒性胃痛、腹痛。

14 秘制双花酒

【原料处方】代代花 10 克，玫瑰花 5 克，玫瑰精 3 ～ 5 滴，冰糖 50 克，白酒 500 毫升。

【制用方法】将代代花、玫瑰花放入酒瓶内，倒进白酒，加少许玫瑰精和冰糖，密封，浸泡 1 个月，每 5 天稍加摇动 1 次。服用取上清酒液。口服。每日适量饮服。

【功效主治】疏肝解郁，活血行气，醒脾宽中。主治肝胃气痛，脘腹胀闷，食欲不振，以及血瘀气滞的月经不调等。

15 香菜甜酒

【原料处方】新鲜香菜 250 克，葡萄酒 500 毫升。

【制用方法】将香菜洗净切段，和葡萄酒一同置于洁净容器中，密封，浸泡。5 日后去香菜，饮葡萄酒。口服。每日 2 次，每次 15 ～ 20 毫升。或胃痛发作时温服 20 毫升。

【功效主治】温中和胃，理气止痛。主治胃寒疼痛。

16 佛手和胃酒

【原料处方】佛手 300 克，白酒 1000 毫升。

【**制用方法**】将佛手洗净，用清水泡软，切成 1 厘米见方的小块，晾干表面水分，和白酒一同置于洁净容器中，密封，浸泡。每 5 日搅拌 1 次，10 日后过滤去渣取液，即可以服用。口服。每日 2 次，每次 20 ～ 30 毫升；或每日睡前根据自己的酒量，饮服 1 小盅。

【**功效主治**】疏肝理气，温中和胃。主治胃痛、胃胀。

第八节

消化不良

消化不良是由胃动力障碍所引起的疾病，也包括胃蠕动不好的胃轻瘫和食管反流病。消化不良的临床表现为不思饮食，或食而不化、呕吐、腹泻、消瘦等主要证候。

中医学认为，消化不良多因脾胃虚弱，或饮食不节制，过食瓜果生冷之物；或喂养不当，营养吸收障碍；或因感受外邪，损伤脾胃，以致运化失职而引发本病。消化不良主要分为功能性消化不良和器质性消化不良。其病在胃，涉及肝脾等脏器，疏肝理气，消食导滞等法治疗。

1 茯苓白术酒

【**原料处方**】茯苓 500 克，白术 1000 克，黄酒 2500 毫升。

【**制用方法**】将以上 2 味药去皮捣碎，装入药袋，和黄酒一同放入洁净容器中，加盖密封，浸泡。15 日后，即可过滤去渣留液饮用。空腹温饮。每日 3 次，每次 10 ～ 30 毫升。

【**功效主治**】健脾宁心，益气补中。主治食少腹胀、消化不良、泄泻等症。

2　草果化积酒

【原料处方】草果仁 10 克，白酒 250 毫升。

【制用方法】将草果仁洗净，晾干，和白酒一同放入洁净容器中，密封，浸泡。10 日后即可饮用。每日 2 次，每次 10 ～ 20 毫升。

【功效主治】消食化积，通气理中。主治消化不良、脘腹胀痛、反胃食积等病症。

【注意】阴虚血少者禁服。

3　草果山楂酒

【原料处方】草果 15 克，陈皮 5 克，山楂 10 克，米酒 500 毫升。

【制用方法】将前 3 味药淘洗干净，沥干后切为小颗粒，和米酒一同放入干净的瓷坛中，密封，浸泡。7 日即可取上面清液饮用。每日 3 次，每次 50 ～ 80 毫升。饭后饮服。

【功效主治】健脾消食，行气止痛。主治消化不良、脘腹胀痛。

4　山楂龙眼酒

【原料处方】山楂、龙眼肉各 250 克，大枣、红砂糖各 30 克，米酒 1000 毫升。

【制用方法】将前 3 味去核、晾干、粗碎，置于洁净容器中，再添加红砂糖和米酒搅匀，密封，浸泡。每日振摇 1 次或 2 次，10 日后即可过滤去渣留液。口服。每日 2 次，每次 20 ～ 30 毫升。

【功效主治】健脾益胃，顺气止痛，活血化瘀。主治肉食积滞、脘腹胀满、面色萎黄、大便秘结；产后恶露不绝、小腹疼痛等症。

【注意】实热便秘者忌服。

5　砂仁酒

【原料处方】砂仁 50 克，黄酒 500 克。

【制用方法】将砂仁略炒，捣研成粗末，装入药袋，和黄酒一同置于洁净容器中，密封，浸泡。5 日后即可过滤去渣取液服用。每日 2 次或 3 次，每次食后温服 15 ～ 20 毫升。

【功效主治】行气和中，开胃消食。主治湿滞中焦、胸腹胀满、消化不良、恶心呕吐、胃脘胀痛、腹泻等。

【注意】砂仁性较温燥，有实热或虚者不宜服用。

6 刺梨健胃酒

【原料处方】刺梨 500 克，糯米酒 1000 毫升。

【制用方法】将刺梨洗净，晾干，捣烂后放入干净纱布中，绞取汁。将刺梨汁放入容器内，冲入糯米酒，搅匀即成。每日 2 次，随量饮用。

【功效主治】健胃消食，滋补强身。用于补养身体虚弱及消化不良，食积饱胀等。

7 二术消化酒

【原料处方】白术、苍术各 100 克，白酒 400 毫升。

【制用方法】将二术切碎，置砂锅中加水 400 毫升煮取 300 毫升，离火候温，和白酒一同置于洁净容器中，密封，浸泡。1 日后即可过滤去渣留液备用。口服。每日 3 次，每次服 30 ～ 50 毫升，或随时随量饮之，勿醉。

【功效主治】健脾胃，助消化，消胀止泻。主治脾虚所致的食欲缺乏、消化不良、胸腹胀满、泄泻等症。

8 陈皮山楂酒

【原料处方】陈皮 50 克，生山楂 100 克，白酒 500 毫升。

【制用方法】将陈皮和山楂研碎，和白酒一同置于容器中，密封，浸泡。每日振摇 1 次或 2 次，7 日后过滤去渣留液。口服。每日 2 次或 3 次，每次 30 ～ 50 毫升。

【功效主治】健脾益气，燥湿降逆，开胃止呕。主治消化不良、食少胃满、脘腹胀痛等。

9 党参和胃酒

【原料处方】党参、山药各 45 克，薏苡仁、白术、茯苓各 30 克，炙甘草、砂仁各 24 克，黄酒 2000 毫升。

【**制用方法**】将以上诸药研成粉，装入药袋，和黄酒一同置于洁净容器中，密封，浸泡。20 日后过滤去渣取液，备用。口服。每日早、晚各 1 次，每次 15～20 毫升。

【**功致主治**】益气健脾，和胃养胃。主治脾胃气虚、食不消化、大便不成形、溏稀，食量减少甚至四肢无力，脉象虚弱。

10 青梅杏仁酒

【**原料处方**】青梅 150 克，杏仁 10 克，米酒 500 毫升。

【**制用方法**】取新鲜的青梅洗净，和杏仁一同装入酒瓶中，密封，浸泡。30 日后，取上面酒液饮服。每日 2 次，每次 10～20 毫升。

【**功致主治**】敛肺涩肠，润肠通便。主治慢性消化不良、肠炎腹泻、胆道蛔虫等症。

【**注意**】胃酸过多者不宜服用，外感咳嗽以及湿热泻痢等邪盛者亦忌用。

11 参附酒

【**原料处方**】人参 30 克，大茴香 15 克，制附子、砂仁、白术各 20 克，白酒 1000 毫升。

【**制用方法**】将前 5 味切薄片或捣碎，装入布袋，和白酒一同置于洁净容器中，密封，浸泡。每日摇匀 1 次，14 日后，过滤去渣取液即成。每日早、中、晚各服 1 次，每次空腹服 10～20 毫升。

【**功致主治**】补气健脾，开胃消食，散寒止痛。主治脘腹冷痛，食少纳呆、泛吐清水、喜温喜按、四肢不温、大便稀溏。

12 山楂酒

【**原料处方**】山楂 500 克，白酒 750 毫升。

【**制用方法**】将山楂去核洗净、切片，和白酒一同置于洁净容器中，密封，浸泡。每日摇匀 1 次，7 日后即可过滤去渣取液饮用。边饮边添加白酒 250 毫升。每日 2 次，每次 10～15 毫升。

【**功致主治**】健脾开胃，破气散瘀。主治消化不良、劳动过度而导致的身倦乏力等症。

13　金橘开胃酒

【原料处方】金橘 200 克，蜂蜜 40 毫升，白酒 500 毫升。

【制用方法】将金橘洗净，晾干，拍松（或切瓣），连同蜂蜜一同放入白酒中，密封，浸泡。2 个月即可取上清液饮用。每日 2 次，每次口服 15～20 毫升。

【功效主治】开胃，理气解郁。适用于食滞胃呆、腹胀等症。

14　豆蔻理气酒

【原料处方】红豆蔻、肉豆蔻、白豆蔻、高良姜、肉桂各 30 克，丁香、山药各 15 克，白砂糖 120 克，鸡蛋清 2 枚，烧酒 1000 毫升。

【制用方法】将前 7 味药研末，和烧酒一同置于洁净容器中，再加入白砂糖溶解，最后加鸡蛋清搅拌均匀，用文火煮 10 余沸，离火候温。温饮。每日 2 次，每次 15～20 毫升。

【功效主治】温中散寒，理气止痛。主治气滞脘满、消化不良、恶心呕吐等症。

【注意】阴虚火旺者忌服。

15　阿硼消胀酒

【原料处方】阿魏 30 克，硼砂 30 克，猪膀胱 1 个，白酒 360 毫升。

【制用方法】将阿魏、硼砂一同研成细末，纳入猪膀胱内，再将白酒注入，然后将膀胱口扎紧，待用。外用，取贮药膀胱敷于患者脐部，令其仰卧，待药酒完全吸收为止。不愈，第二日如上法再敷之。

【功效主治】温通逐水，顺气消胀。主治单纯的腹胀。

16　厚朴消胀酒

【原料处方】厚朴、桔梗、防风、桂枝、苍术、白术、制川乌、白芷各 8 克，大黄、广陈皮各 10 克，檀香、紫豆蔻、川椒、藿香各 6 克，威灵仙、甘草各 5 克，冰糖 520 克，白酒 5200 毫升。

【**制用方法**】将前 16 味加工研成粗末或切成薄片，和白酒、冰糖一同置于洁净容器中，隔水加热煮沸后，密封，静置，24 小时后，过滤去渣，装入瓷坛贮存备用。每日早、晚各服 1 次，每次 15 ～ 30 毫升。

【**功效主治**】理气消胀，健脾和胃，化气消滞。主治积滞内停所导致的腹痛而胀、进食不化、恶心呕吐等症。

17　佛手开胃酒

【**原料处方**】佛手片、青皮、陈皮各 10 克，木香、高良姜各 5 克，砂仁、肉桂各 3 克，丁香 1 克，白酒、黄酒各 500 毫升。

【**制用方法**】将上述药物粉碎成粗末或者切成薄片，装入药袋中。白酒和黄酒混合后，浸泡药袋。48 小时后将药酒连容器同置锅中，隔水小火煮，待水沸后 30 分钟，把容器移至阴凉处。7 日后取出药袋，压榨取液。将榨取液与药酒合并，静置，过滤即可。每日服 2 次，每次 10 ～ 20 毫升。

【**功效主治**】行气开胃，温中。主治胃脘气滞作胀，不思饮食等。

18　菖蒲木瓜酒

【**原料处方**】鲜石菖蒲、鲜木瓜、九月菊各 20 克，桑寄生 30 克，小茴香 10 克，烧酒 1500 毫升。

【**制用方法**】先将前 5 味切成薄片或捣碎，装入布袋，悬于容器中，加入烧酒，密封，浸泡。7 日后，过滤去渣取液备用。温饮。每日早晨 1 次，每次 10 毫升。

【**功效主治**】清心，柔肝，补肾，助消化。主治阳虚恶风、消化不良、眩晕乏力等症。

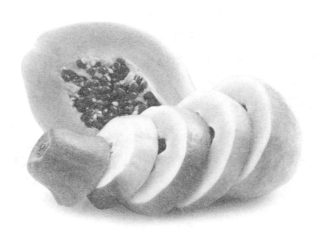

第九节

腹痛

腹痛是由腹部、胸部、全身性疾病引发的腹部疼痛，有急性与慢性之分。现代医学中的急性阑尾炎、肠结核、胆道蛔虫症、急性腹膜炎等均可出现本症症状。

中医学认为，腹痛的发生主要为外感时邪、饮食不节、情志失调及素体阴虚等导致气机郁滞、脉络痹阻或经络失养、气血运行不畅所致。并将其分为实寒、实热、虚寒、食滞、气滞、瘀血几种类型，根据病因及症状的不同，分别采用理气祛邪、清热化湿、消食导滞、行气化瘀、温中补虚等治疗方法。

1 救急药酒

【原料处方】肉桂、公丁香各15克，北细辛、砂仁、豆蔻、罂粟壳各10克，樟脑125克，汾酒500毫升。

【制用方法】将以上7味药粉细，和汾酒一同置于洁净容器中，密封，浸泡。1周后，过滤去渣取液，瓷瓶收贮备用；或灌装在5毫升玻璃瓶中蜡封口备用。口服。每次服5～10毫升，温开水送服。

【功效主治】醒神开窍，行气止痛。主治暑日贪凉饮冷、过食瓜果生冷以致腹痛、呕吐、泄泻、头痛、恶寒、肢冷等症。

2 杨梅止痛酒

【原料处方】杨梅200克，好白酒500克。

【制用方法】选好杨梅，和白酒一同置于洁净容器中，密封，浸泡。7日后取酒饮服。口服。每次饮服杨梅酒半酒盅，或食酒浸杨梅2枚或3枚。

【功效主治】生津，和中，止痛。主治腹痛、吐泻、烦渴，以及夏季疰夏。

3 虎杖桃仁酒

【原料处方】虎杖根 60 克，桃仁 9 克，黄酒 500 毫升。

【制用方法】将前 2 味药共捣烂，和黄酒一同置于洁净容器中，密封，浸泡。3 日后，过滤去渣取液，备用。口服。每日服 3 次，每次 50 毫升。

【功效主治】破瘀通经，利湿祛风。主治突发腹痛、痛不可忍等。

4 五味九香酒

【原料处方】九香虫、五味子、肉豆蔻各 30 克，党参 20 克，白酒 1000 毫升。

【制用方法】将前 4 味粗碎，和白酒一同置于洁净容器中，隔日摇动 1 次或 2 次，密封浸泡 14 日，去渣留液。口服。每日 2 次，每次 10～15 毫升。

【功效主治】补脾肾，散寒止泻。主治脾肾阳虚、腹部畏寒、脐周疼痛、形寒肢冷、泻后痛减。

【注意】阴虚火旺、大便溏泄者忌服。

5 丁香厚朴酒

【原料处方】丁香 3 克，厚朴、陈皮各 6 克，黄酒 100 毫升。

【制用方法】将以上药物同黄酒共置于砂锅中，用文火煎煮数沸，滤去药渣即成。口服。每日 1 剂，分 2 次或 3 次服下。或顿服。

【功效主治】散寒，止痛。主治受寒腹痛，腹胀，吐泻等症。

6 苁蓉豆蔻酒

【原料处方】肉苁蓉 30 克，肉豆蔻、山萸肉各 15 克，朱砂 5 克，白酒 600 毫升。

【制用方法】将肉苁蓉、肉豆蔻、山萸肉捣碎，朱砂研末，用布袋包好，和白酒一同置于洁净容器内，密封，贮存。每日摇荡 1 次，7 日后即成。口服。每日 2 次，每次 10 毫升。

【功效主治】温补脾肺，养精血，安神。主治脘腹疼痛、食欲不振、便溏泄泻等。

7　丁香豆蔻酒

【原料处方】公丁香、白豆蔻各6克，砂仁10克，高良姜、零陵香、红豆蔻各6克，白芷10克，当归30克，木香2克，肉豆蔻6克，陈皮20克，枸杞子10克，檀香2克，草豆蔻6克，佛手10克，桂枝6克，沉香4克，肉桂20克，山药6克，红曲162克，烧酒5200毫升，蜂蜜1560克，冰糖4162克。

【制用方法】将上药细锉，装入布袋，和烧酒一同置于洁净容器中，加热煮数沸，最后兑入蜂蜜、冰糖，溶化即成。适量饮用，饮时须将酒烫热。

【功效主治】散寒止痛。主治寒湿中阻，脾胃气滞的脘满痞塞，腹胀腹痛，不思饮食，消化不良等症。

8　兰陵酒方

【原料处方】沉香、郁金、木香各15克，当归50克，砂仁、陈皮、花椒各100克，杏仁200克，鲜生姜400克，白面40克，糯米面10克，酒曲适量。

【制用方法】将以上诸药共研末，和白面、糯米作曲，如常法酿酒。口服。每日服2次，每次温服10毫升。

【功效主治】温中散寒，理气止痛。主治心腹胀痛冷痛。

9　四香救急水

【原料处方】木香、丁香、大茴香、猪牙皂、肉豆蔻、陈皮、石菖蒲、荜茇各5克，生大黄15克，厚朴、苍术各8克，藿香6克，细辛、吴茱萸各4克，肉桂、高良姜、白豆蔻各3克，樟脑10克，薄荷脑1.5克，白酒800毫升。

【制用方法】将前17味共研末，和白酒一同置于洁净容器中，密封，浸泡。每日振摇1～2次，20日即可过滤去渣留液，最后加入樟脑、薄荷脑溶解。口服。不拘时候，每次10～15毫升。

【功效主治】提神醒脑。主治胸腹胀闷不适，恶心呕吐，晕船晕车，水土不服，腹痛泄泻。

10　丁香煮酒

【原料处方】丁香3粒，黄酒50毫升。

【**制用方法**】将黄酒50毫升放在瓷杯中，再加丁香3粒，把瓷杯放在有水的蒸锅中加热。蒸炖10分钟即成。趁热饮酒，顿服。

【**功致主治**】温中散寒。主治感寒性腹痛、腹胀、吐泻等症。

11 鹿角巴戟天酒

【**原料处方**】鹿角片50克，巴戟天100克，黄芪、当归、熟地黄、益母草各30克，白酒1000毫升。

【**制用方法**】将上述药物拣洗干净，和白酒一同置于洁净容器中，加盖密封，浸泡。每5日摇动1次，浸泡30日后即可滤取上清液饮服。口服。每日2次或3次，每次15～20毫升；或随酒量饮服，不令醉。

【**功致主治**】温阳散寒，益气理血。主治因阳虚引起的小腹冷痛、痛经，以及血栓闭塞性脉管炎、四肢关节青紫疼痛、手足冷痛等。

12 红糖醴

【**原料处方**】红糖10克，黄酒50毫升。

【**制用方法**】将红糖和黄酒一同置于洁净铝锅中，以小火煮沸，待红糖溶化停火。口服。趁热温饮。

【**功致主治**】散寒止痛。主治寒性腹痛、腹泻。

第十节

腹泻

腹泻，俗称"拉肚子"，多由肠道疾患引起。腹泻不同于传染病中的痢疾或霍乱，恰与便秘相反，时时有稀屎排泄，有时会大便失禁，其发生的原因，有的是因胃消化力衰弱或食物未曾嚼烂。此种未经完全消化的食物，进入大肠后，受大肠细菌作用，便发生腐败，肠黏膜受此腐败物刺激，使肠的分泌亢进，于是肠里的细菌繁殖又快又多，不仅会腹泻，有时还会发热。

中医称之为"泄泻"，分急、慢性两种。急性者系指急起发病、历时短暂的排便次数频繁，粪便稀薄，或含有脓血黏液的腹泻；慢性者则是指大便次数增多，大便不成形，稀薄或有脓、血、黏液相杂，间歇或持续历时 2 个月以上。

1 苓术止泻酒

【原料处方】白术 100 克，茯苓 50 克，黄酒 500 毫升。

【制用方法】将前 2 味粗碎，和黄酒一同置于洁净容器中，密封，浸泡。每日振摇 1 ～ 2 次，10 日后即可过滤去渣留液。空腹口服。每日 3 次，每次 30 毫升。

【功效主治】健脾养胃，和中燥湿，宁心安神。主治泄泻、食少腹胀、消化不良、痰饮咳嗽、水肿、小便不利。

2 地瓜藤酒

【原料处方】地瓜藤根 250 克，烧酒 500 毫升。

【制用方法】将地瓜藤根切碎，和烧酒一同置于洁净容器中，密封，浸泡。约 1 周后，过滤去渣取液，即可取用。口服。每日服 2 次或 3 次，每次服 15 ～ 20 毫升。

【功效主治】行气清热，活血除湿。主治腹泻、痢疾、消化不良、黄疸、白带、痔疮等。

3 胡椒鸡蛋止泻酒

【原料处方】胡椒 7 粒，鸡蛋 1 枚，白酒适量。

【制用方法】先将鸡蛋打 1 孔，把胡椒研为细末，放入蛋中，用湿纸封口，蛋壳外用湿白面团包裹 3 ～ 5 毫米厚，放于木炭火中煨熟。口服。去壳，空腹用白酒送服。每日 3 克。

【功效主治】散寒温中，止泻。主治寒凉所致的腹泻、痢疾等症。

4 大蒜止泻酒

【原料处方】大蒜 1 个（去皮捣烂），红糖 10 克，烧酒 50 毫升。

【制用方法】将大蒜、红糖同烧酒共同煎至沸腾,过滤去渣即可取用。口服。1次顿服,每日服1剂或2剂。

【功效主治】祛风散寒,解毒止泻。适用于感受风邪、发病突然,症见恶风、自汗、头痛发热、泄泻如水的病症。

【注意】阴虚火旺,贫血和有眼、口齿、喉舌疾病者忌服。

【附记】本方源于《中药制剂汇编》。

5 莲子山药酒

【原料处方】莲子、山药(炒)各80克,白酒1250毫升。

【制用方法】将莲子去皮、心,与山药共洗净,晾干,和白酒一同置于洁净容器内,密封,浸泡。每日摇荡1次,15日后即成。口服。每日2次,每次服15～20毫升。

【功效主治】养心补脾,益肾涩精。主治脾虚泄泻、遗精、带下等。

6 荔枝酒

【原料处方】鲜荔枝肉(连核)500克,陈米酒1000毫升。

【制用方法】将上药和陈米酒一同置于洁净容器中,放于阴凉处,密封,浸泡。约1周后即可服用。口服。每日服2次或3次,每次服20～30毫升。

【功效主治】益气健脾,养血益肝。主治脾胃虚寒、中气不足所致的泄泻、食欲不振、女性子宫脱垂;胃脘痛;寒疝等症。

7 薏苡仁芡实酒

【原料处方】薏苡仁、芡实各25克,白酒500毫升。

【制用方法】将薏苡仁、芡实和白酒一同置于洁净容器中,密封,浸泡。每日振摇1次或2次,15日后即可过滤去渣取液饮用。口服。每日2次,每次15～20毫升。

【功效主治】健脾利湿,除痹缓急。主治脾虚腹泻,肌肉酸重,关节疼痛等症。

8 生姜白芍酒

【原料处方】生姜(捣碎)30克,白芍(炒)15克,白酒70毫升。

【**制用方法**】将以上诸药和白酒一同放锅内煮沸，候温，过滤去渣取液饮用。使用方法：口服。1次顿服。

【**功效主治**】温通气血。主治腹泻下痢不止。

【**注意**】不善于饮酒者可用黄酒代替。

9 一味党参酒

【**原料处方**】老条党参1支，白酒500毫升。

【**制用方法**】党参选用粗大连须者，约50克，将其拍出裂缝，和白酒一同置于洁净容器中，密封，浸泡。7日后即可取用。口服。随量饮之，佐餐更佳。酒尽再添，味薄后可取党参服食之。

【**功效主治**】补气健脾。主治脾虚泄泻、四肢无力、食欲不佳，肺气虚弱、气短咳嗽、声音低微，血虚面色萎黄、头晕心慌、口渴等。

第十一节
心悸

　　心悸指患者自觉心中悸动，甚至不能自主的一类症状。它是中医学惊悸和怔忡的合称，是一种自觉心脏悸动的不适感或心慌感，心律失常，心率过快或过慢时都可有心悸感。一般多呈阵发性，每因情绪波动，或劳累过度而发作。同时可伴有失眠、健忘、眩晕、耳鸣、心前区痛、发热、晕厥或抽搐、神经功能紊乱等症状。心悸患者应保持精神乐观，情绪稳定，坚持治疗，坚定信心。应避免惊恐刺激及忧思恼怒等。生活作息要有规律。饮食有节，宜进食营养丰富而易消化吸收的食物，宜低脂、低盐饮食，忌烟酒、浓茶。

1　龙眼安神酒

【原料处方】龙眼肉 250 克，白酒 1500 毫升。

【制用方法】将龙眼肉和白酒一同置于洁净容器中，密封，浸泡。30 日后即可取上清液。口服。每日早、晚各服 1 次，每次服 15 ～ 30 毫升。

【功效主治】益心脾，补气血，安心神。主治虚劳羸弱、惊悸、失眠、怔忡健忘、精神恍惚等症。

2　龙麦养心酒

【原料处方】龙眼肉、麦冬各 12 克，生地黄 9 克，茯苓、柏子仁（去油）、当归身各 6 克，酸枣仁 3 克，白酒 600 毫升。

【制用方法】将以上药装入药袋，和白酒一同置于洁净容器中，密封，浸泡。21 日后即可过滤去渣取液饮服。浸泡期可加温 2 次或 3 次。每日早、晚各 1 次，每次服 20 ～ 30 毫升。

【功效主治】养心安神。主治心悸怔仲、倦怠乏力、失眠多梦等症。

【注意】脾胃虚弱、肠鸣腹泻者忌服。

3　黄芪参枣酒

【原料处方】黄芪、枸杞子各 20 克，人参（可用生晒参）、酸枣仁、灵芝各 10 克，鹿茸、五味子各 5 克，蜂蜜 200 克，白酒 1000 毫升。

【制用方法】将前几味药共研为粗末，纱布袋装，扎口，和白酒一同置于洁净容器中，密封，浸泡。14 日后启封，取出药袋，压榨取液。先将压榨所得药液与药酒合并，再加蜂蜜调均匀，过滤后装瓶备用。口服。每日 3 次，每次服 10 ～ 20 毫升。

【功效主治】补气养血，益精安神。主治健忘多梦、心悸不宁、头晕目眩、形瘦神疲、梦遗滑精等症。

【注意】实热证者忌服。

4　龙眼安心酒

【原料处方】龙眼肉 120 克，桂花 30 克，白糖 60 克，白酒 1200 毫升。

【制用方法】将龙眼肉、桂花、白糖和白酒一同置于洁净容器中,密封,浸泡。30日后即可服用,存储越久,味就越香。口服。每日2次,每次15毫升。

【功效主治】安心定神,健脾。主治心悸失眠、肾虚遗精等症。

5 五味子宁心酒

【原料处方】五味子50克,白酒500毫升。

【制用方法】将五味子洗净,放入白酒中浸泡,密封。每日摇匀1次,15日后即可服用。每日3次,每次服10毫升,饭后服用,亦可佐餐。

【功效主治】宁心安神。主治精神官能症之失眠、心悸、头晕、健忘等症。

6 扶衰五味酒

【原料处方】丹参、五味子、栀子仁各20克,龙眼肉、党参各30克,白酒1500毫升。

【制用方法】将前5味加工使碎,装入布袋,和白酒一同置于洁净容器中,密封,浸泡14日后,过滤去渣取液,即成。每日早、晚各服1次,每次口服10～20毫升。

【功效主治】补气血,滋肺肾,养心安神。主治心悸不安、怔忡健忘、体虚乏力、烦躁失眠。

7 六味养心酒

【原料处方】麦冬30克,生地黄22克,柏子仁、桂圆肉、当归、白茯苓各15克,白酒1250毫升。

【制用方法】将上述药共研制成粗末,用纱布包好,浸入白酒内密封,贮存。7～10日即可过滤去渣取液备用。口服。每日2次,每次10～15毫升。

【功效主治】滋阴补血,养心安神。主治心悸失眠、神疲乏力等。

8 黄芪双参酒

【原料处方】人参100克,生晒参45克,东北黄芪250克,60度白酒4500毫升。

【制用方法】将生晒参切成薄片,和白酒一同置于洁净容器中,密封,浸泡。

放置 15 日后，过滤去渣取液备用；东北黄芪加水煎 1 次（每次加水 500 毫升），合并煎液，滤过后浓缩至 500 毫升。将生晒参浸渍液与黄芪浓缩液混合，注入容器中，放置 7 日，然后分装 10 瓶，每瓶放入洗刷干净的人参 1 支（约 10 克），密封待用。每日服 2 次或 3 次，每次服 20 ～ 30 毫升。

【功效主治】补气强身。适用于神疲懒言、动则气短、心悸、健忘、自汗、畏寒肢冷等。

【注意】高血压、发热患者忌服。

9 五味双参酒

【原料处方】生晒参 45 克，鲜人参 100 克（10 支），五味子 200 克，白酒 5000 毫升。

【制用方法】将五味子研碎，生晒参切片，混匀，按渗漉法，用白酒浸渍 72 小时，以每分钟 3 ～ 5 毫升的速度漉油，用白酒将渗油液调至 4500 毫升，分装 10 瓶，每瓶放入鲜人参 1 支（先洗刷干净），密封，浸泡，备用。口服。每日服 2 次，每次服 20 ～ 30 毫升。

【功效主治】补气滋阴强心。主治虚劳体倦、心悸气短、汗多肢倦、头晕心悸、健忘、少寐、面色少华、舌淡苔白、脉细弱者。

【注意】实热病证者忌服，感冒时停服。

10 侧金盏酒

【原料处方】侧金盏 12 ～ 20 克，白酒 2000 毫升。

【制用方法】将筛选好的侧金盏进行切碎处理，和白酒一同置于洁净容器中，密封，浸泡。约 7 日后，过滤去渣取液，即可服用。每日 2 次，每次 10 ～ 20 毫升。

【功效主治】补气血，安心神。主治心悸、充血性心力衰竭。

11 补气养血酒

【原料处方】枸杞子 24 克，当归、川芎、白芍、熟地黄、人参、白术、茯苓各 30 克，大枣 10 克，生姜 60 克，炙甘草 30 克，米酒 2500 毫升。

【制用方法】将上述药物研碎，和米酒一同置于洁净容器中，加盖密封，浸泡。每日摇匀 1 次，浸泡 7 日即可。冬季的话，可将密封的酒隔水加热 30 分钟，取出后置于阴凉干燥处浸泡 7 日，启封过滤去渣即可。口服。每日 2 次，每次 10 ～ 30 毫升。

【功致主治】补气养血，益肝明目。主治心悸怔仲、精神委靡、食欲不振。

12 莲子养心酒

【原料处方】莲子 50 克，白酒 500 毫升。

【制用方法】将莲子去皮、心，和白酒一同置于洁净容器中，密封，浸泡。每日摇匀 2 次，14 日后即可饮用。每日 2 次，每次 15 ～ 20 毫升。

【功致主治】养心安神，健脾止泻。主治心悸失眠、肾虚遗精等症。

13 桑椹龙眼酒

【原料处方】桑椹子、龙眼肉各 120 克，白酒 5000 毫升。

【制用方法】将桑椹子和龙眼肉捣碎，和白酒一同置于洁净容器中，密封，浸泡。每日摇匀 1 次，10 日后即可过滤去渣取液服用。不拘时候，随量服用，以勿醉为度。

【功致主治】滋阴养血，养心安神，补脾益气。主治心脾两虚，阴虚血少所致的心悸失眠、体弱乏力等症。

14 松鹤补酒

【原料处方】山药、玉竹各 200 克，灵芝 25 克，茯苓、麦冬、泽泻各 150 克，五味子 5 克，人参 70 克，山茱萸 10 克，熟地黄、酒曲各 50 克，牡丹皮 15 克，白酒 20 升，蔗糖 24 克。

【制用方法】将前 12 味药研成粉，和白酒一同置于洁净容器中，密封，浸泡 10 ～ 15 日，过滤去渣取液。另取蔗糖制成糖浆，入药液中搅匀即可。口服。每日 1 次，每次 15 ～ 20 毫升。

【功致主治】补肝益肾，益气安神。主治头晕目眩、心悸失眠、腰膝乏力等症。

【注意】大便溏泻者忌服。

15　桑椹安神酒

【原料处方】桑椹、桂圆肉各 20 克，莲子肉 15 克，白酒 500 毫升。

【制用方法】将以上诸药和白酒一同置于洁净容器中，密封，浸泡。7 日后即可过滤去渣取液。口服。每日 3 次，每次服 20 毫升。

【功效主治】滋阴，养血，安神。主治心悸失眠、体弱少力、耳聋目眩等症。

【注意】凡大便稀溏者忌服。

第十二节
冠心病

　　冠心病是冠状动脉粥样硬化性心脏病的简称。冠心病是一种 40 岁以后较为多见的心脏疾病。中老年人由于生理机能的逐渐衰退，如果对钙质摄取不足，会导致钙质从骨组织中大量释出，这一方面会造成骨质疏松，另一方面会使骨组织中的胆固醇等物质大量释出并沉淀或附着在血管壁上，加重血管硬化，从而影响人体血液循环。冠状动脉是供应心脏血液的血管，如果在此血管的内膜下有脂肪浸润堆积就会使管腔狭窄，堆积越多狭窄就越严重，如此则限制了血管内血液的流量。血液是携带氧气的，如心脏需氧增多或血流减少到一定程度，就会使心肌缺乏氧气，不能正常工作。本病相当于中医学"胸痹""胸痛""真心痛""厥心痛"等范畴。

1　丹参红花止痛酒

【原料处方】丹参 20 克，红花 10 克，桃仁 10 克，川芎 5 克，地龙 5 克，当归 6 克，黄酒 150 毫升，水 150 毫升。

【制用方法】将上述诸药和黄酒、水一同置于锅内，文火煎煮 20 ～ 30 分钟，候温，过滤去渣取液饮用，分为 2 份。口服。每日 2 次，每次 1 份，趁热温饮。

【功效主治】活血通络，散瘀止痛。主治冠心病，心绞痛较轻者服用效果佳。

2　一味丹参酒

【原料处方】丹参 50 克，白酒 500 毫升。

【制用方法】先将丹参洗净，切成薄片，放入纱布袋中，扎紧袋口。然后和白酒一同置于洁净容器中，密封，浸泡，15 ～ 30 日后即成。口服，每日 2 次，每次 1 小盅（10 ～ 20 毫升）。

【功效主治】活血祛瘀，宁心安神。主治冠心病、心绞痛、妇女月经不调、血栓闭塞性脉管炎等症。

3　三七栀子酒

【原料处方】三七粉、栀子各 10 克，丹参 15 克，栝楼、豆豉各 30 克，冰糖 200 克，60 度白酒 500 毫升。

【制用方法】将以上 5 味药碎为粗末，用纱布包好，和白酒、冰糖一同置于洁净容器中，密封，浸泡。每日摇晃数次。放置 7 日后，过滤去渣取液即可。口服。每日服 2 次，每次服 20 毫升；预防时可以每晚睡前服 1 次。

【功效主治】活血化瘀，开胸散结，清热除烦，祛痹止痛。主治冠心病，还能用于冠心病的预防。

4　复方丹参酒

【原料处方】丹参 100 克，延胡索 50 克，韭菜汁 30 毫升，白酒 1000 毫升。

【制用方法】将丹参和延胡索切薄片，和白酒、韭菜汁一同置于洁净容器中，密封，浸泡。约 1 周后，过滤去渣取液，即可服用。口服。每日服 2 次或 3 次，每次服 15 ～ 30 毫升。

【功效主治】活血化瘀，理气止痛。主治冠心病、心绞痛。

5　灵芝丹参酒

【原料处方】灵芝 30 克，丹参、三七各 5 克，白酒 500 毫升。

【制用方法】将 3 味药切碎，装入纱布袋内，和白酒一同置于洁净容器

中，密封，浸泡。每日振摇数下，15日后，过滤去渣取液即成。口服。每次服
20～30毫升，每日服2次。

【功效主治】益精神，治虚弱，活血止痛。主治冠心病、神经衰弱等症。

【附记】本方源于《药酒汇编》。

6 山楂栝楼酒

【原料处方】山楂50克，栝楼30克，米酒1000毫升。

【制用方法】将前2味捣碎，和米酒一同置于洁净容器中，密封，浸泡。每
日振摇1次或2次，3日后即可过滤去渣留液。口服。每日3次，每次5～10毫升。

【功效主治】活血化瘀、祛痰消滞；痰阻血滞型冠心病、心前区痞闷胀痛、
头晕、纳差、腹胀、心悸。

【注意】如不能喝米酒，可将药焙干成末，每次服15克，每日3次，温开
水送服。

7 虫草薤白酒

【原料处方】当归、冬虫夏草各18克，人参、红花、川芎、橘络、薤白各
15克，白酒1000毫升，白砂糖150克。

【制用方法】先将前7味粗碎，装入纱布中，和白酒一同置于洁净容器中，
密封，浸泡。每日振摇1次或2次，15日后即可过滤去渣留液，加入白砂糖溶解。
口服。每日3次，每次5～10毫升。

【功效主治】益气活血，通络蠲痹。主治气滞血瘀型冠心病，以及心胸闷痛、
动则喘息、心悸心慌。

【注意】服用药酒期间忌食萝卜、莱菔子、生葱、大蒜、藜芦等。

8 栝楼红花酒

【原料处方】栝楼皮、葛根各25克，檀香、红花各15克，桃仁、延胡索
各20克，丹参30克，白酒1000毫升。

【制用方法】将以上诸药切碎，研成粗末或切成薄片，装入纱布袋，和白
酒一同置于洁净容器中，密封，浸泡。30日后即可过滤去渣取液饮用。口服。
每日晚上服10～15毫升。

【功效主治】祛痰逐瘀，通络止痛。主治痰瘀闭阻型冠心病及胸闷心痛、体胖痰多、身重困倦等。

9 桂姜止痛酒

【原料处方】肉桂 50 克，干姜 100 克，白酒 1000 毫升。

【制用方法】将肉桂和干姜切薄片，和白酒一同置于洁净容器中，密封，浸泡。约 7 日，过滤去渣取液，即可服用。口服。每日服 2 次或 3 次，每次服 15 ～ 20 毫升。

【功效主治】温散止痛。主治冠心病、心绞痛（寒凝引起者）。

10 天麻首乌酒

【原料处方】天麻 36 克，制首乌 18 克，丹参 24 克，黄芪 6 克，杜仲、淫羊藿各 9 克，白酒 1000 毫升。

【制用方法】将上述各药切碎，装入纱布袋内，和白酒一同置于洁净容器中，密封，浸泡，每日摇动 1 次，20 日即可服用。口服。每日 2 次，每次 20 毫升。

【功效主治】补养肝肾，活血祛风，清利头目。主治冠心病、高血压、高脂血症、偏头痛、头晕耳鸣、脑动脉硬化等。

第十三节

脑卒中

脑卒中又称中风，是一种急性脑血管疾病，是一种非外伤性而又发病较急的脑局部血液供应障碍引起的神经性损害。因其发病急骤，故也称为卒中或脑血管意外。一般分为出血性和缺血性两类。属脑出血、脑血栓形成、脑栓塞等范畴。临床表现为突然昏厥，不省人事，并伴有口眼㖞斜、舌强语謇、半身瘫痪、牙关紧闭或目合口张、手撒肢冷、肢体软瘫等。重者可突然摔倒、意识丧失、陷入昏迷、大小便失禁等。中医学认为，脑溢血大体属于中脏、中腑范畴。脑血栓、脑栓塞为中经、中络范畴。乃因患者平素气虚血亏，心、肝、肾三脏阴阳失调，或招受外邪，或内伤七情而致病。

1 熄风止痉酒

【原料处方】天麻、钩藤各15克，羌活、防风各10克，黑豆（炒）30克，黄酒（或米酒）200毫升。

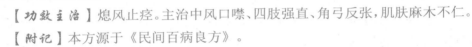

【制用方法】将前5味研为粗末，装入药袋，和黄酒一同置于洁净容器中，密封，置火上烧沸即止。过滤去渣，候温，备用。口服。每日1剂，分2次服或徐徐灌服。

【功效主治】熄风止痉。主治中风口噤、四肢强直、角弓反张，肌肤麻木不仁。

【附记】本方源于《民间百病良方》。

2 九藤通络酒

【原料处方】青藤、钩钩藤、红藤（即理省藤）、丁公藤（即风藤）、桑络藤、菟丝藤（即无根藤）、日仙藤（即青木香）、阴地蕨（名地菜、取根）各120克，五味子藤（俗名红内消）、忍冬藤各60克，白酒3000毫升。

【制用方法】将10味药切碎，装入布袋，和白酒一同置于洁净容器中，密封，浸泡。5～7日后即可取用。酒至半添酒，味薄即止。口服。每次服10～20毫升，每日服3次。病在上食后及卧后服，病在下空腹食前服之。

【功效主治】疏风通络。主治远年痛风及中风左瘫右痪、筋脉拘急、日夜作痛、叫呼不已等症，其功甚速。

【附记】本方源于《医学正传》。

3 牛膝活络酒

【原料处方】牛膝、秦艽、薏苡仁、独活、制附子、五加皮、肉桂、丹参、杜仲、酸枣仁、淫羊藿各30克，天冬45克，细辛15克，晚蚕沙（微炒）60克，白酒 10000 毫升。

【**制用方法**】将以上 14 味药研末，装入布袋，和白酒一同置于洁净容器中，密封，浸泡。7 日后，过滤去渣取液即可。不拘时，每次温服 10 ～ 15 毫升，常令酒气相接为佳。

【**功效主治**】祛风湿，补肾阳，疏筋活络。主治中风偏瘫、半身不遂、顽麻不仁、筋脉拘急、不能运动。

4　复方黑豆酒

【**原料处方**】黑豆 250 克，丹参、桂枝、制川乌各 150 克，黄酒 3000 毫升。

【**制用方法**】将黑豆炒熟趁热投入黄酒中。余 3 味药粗碎，同黄酒置于洁净容器中。密封，用灰火煨，常令其热，待酒约减半，即去渣取酒，备用。每日早、中、晚及临睡时各温服 20 ～ 30 毫升。

【**功效主治**】活血祛瘀，利湿除痹，温经通络。主治中风后半身不遂。

5　独活牵正酒

【**原料处方**】独活 25 克，白附子 5 克，僵蚕 8 克，全蝎 5 克，大豆 50 克，白酒 500 毫升。

【**制用方法**】将上述诸药粗碎，装入药袋，和白酒一同置于洁净容器中，密封，浸泡 3 ～ 5 日；或用白酒入药煎数沸。过滤去渣，即可取用。口服。每日服 3 次（临睡前 1 次），每次服 10 ～ 15 毫升。

【**功效主治**】祛风止痉，化痰通络。主治面瘫、中风后遗症。

【**注意**】避风。

6　全蝎地龙酒

【**原料处方**】全蝎、地龙、制白附子、僵蚕各 10 克，蜈蚣 3 条，白酒 500 毫升。

【**制用方法**】将前 5 味粗碎，研末。每日 2 次，每次用白酒冲服药末 5 克。

【**功效主治**】活血祛风，通痹活络。主治中风，口眼㖞斜，半身不遂，言语不利。

【**注意**】白附子有毒，须炮制；全蝎、蜈蚣有毒。本酒不宜多服、久服，孕妇忌服。

7 桂枝独活酒

【原料处方】桂枝 6 克，独活 12 克，黄酒 100 毫升。

【制用方法】将桂枝、独活研细，放入黄酒中，煮取 70 毫升，去渣，即可饮用。每日服 1 剂，分 3 次饮尽，温热饮。

【功效主治】祛风通络，温和血脉。主治中风四肢厥逆、口噤不开等症。

8 黄芪防风酒

【原料处方】黄芪、防风、川椒、白术、牛膝、葛根、炙甘草各 60 克，山萸肉、秦艽、地黄、当归、制乌头、人参、制附子各 30 克，独活 10 克，肉桂 3 克，白酒 1500 毫升。

【制用方法】将以上 16 味药加工成粗末装入药袋，和白酒一同置于洁净容器中，密封，浸泡。放置 15 ~ 21 日后，过滤去渣，贮瓶备用。口服。每日 2 次或 3 次，每次温服 10 毫升。

【功效主治】祛风止痛，活血通络。主治产后中风、半身不遂、言语不利、腰腿疼痛等。

9 天麻蛇防风酒

【原料处方】白花蛇 1 条，羌活、当归、天麻、秦艽、五加皮各 50 克，防风 25 克，白酒 1000 毫升。

【制用方法】将以上诸药（除白花蛇外）粗碎，装入药袋，和白花蛇、白酒一同置于洁净容器中，密封，浸泡。每日摇匀 1 次或 2 次，14 日后即可取上清液饮用。每日 2 次，每次 10 ~ 20 毫升。

【功效主治】搜风除湿，活血通络。主治中风半身不遂、口眼歪斜、肢体麻木沉重等。

10 熄风活络酒

【原料处方】天麻、白花蛇舌草各 50 克，防风 30 克，归尾、石楠藤、菊花、生山楂各 15 克，白酒 1500 毫升。

【制用方法】将以上诸药粗碎，装入药袋，和白酒一同置于洁净容器中，密封，浸泡。每日摇匀1次或2次，15～20日后即可过滤去渣取液饮用。每日2次，每次10～20毫升。

【功效主治】祛风活络，助阳补虚。主治中风半身不遂。

11　石斛活血酒

【原料处方】石斛60克，制附子、牛膝、茵陈、桂心、川芎、羌活、当归、熟地黄各30克，白酒1000毫升。

【制用方法】将以上诸药粗碎，装入药袋，和白酒一同置于洁净容器中，密封，浸泡。7日后即可过滤去渣取液。口服。不拘时候，每次温服10毫升。

【功效主治】滋阴养肾，祛风活络，活血。主治产后中风、四肢缓弱、举体不仁。

12　一味黑豆酒

【原料处方】黑豆125克，黄酒1000毫升。

【制用方法】将黑豆用文火炒焦，倒入黄酒装入瓶中，密封，浸泡。7日后过滤去渣取液，即可饮用。每日服3次，每次30毫升。

【功效主治】破血祛风，补肾利水，止痛。主治男子中风口歪、阴毒腹痛及小便尿血，妇人产后中风、腰痛、口噤不开等症。

第十四节

跌打损伤

损伤是指人体受到外界各科致伤因素的作用而使皮肉、筋骨等组织遭到破坏的疾患，主要包括骨折、脱位、筋伤、内伤等。在日常生活中常见的损伤多由于跌伤、摔伤、打击伤、碰撞伤等引起，俗称跌打损伤。跌打损伤是人们在生活中常见的疾病，会给人们生活和工作带来很多的不便。轻微的跌打损伤会出现瘀青、肿胀以及疼痛。严重的跌打损伤会导致人们骨折或者是软组织损伤严重，更为严重者还会引起瘫痪。中医主张治疗以化瘀利水为主，辨证给予行气活血、化瘀止痛、清热解毒、利水消肿等，常用苏木、红花、桃仁、薏苡仁、牛膝、三七、凤仙花等中药。

1 三皮药酒

【原料处方】紫荆皮、丹皮、五加皮、郁金、乌药、川芎、延胡索各30克，肉桂、木香、乳香（去油）、羌活各15克，白酒500毫升。

【制用方法】将上述诸药洗净切碎，装入药袋，和白酒一同置于洁净容器中，密封，隔水煮约1小时，候冷，过滤去渣取液，贮瓶备用。不拘时随量服之，勿醉为度，常令酒气相续。

【功效主治】调气和血，止痛。适用于跌打损伤、疼痛不已。

2 山姜茜草酒

【原料处方】山姜根、茜草根各25克，鸡血藤根50克，牛膝、泽兰各15克，白酒500毫升。

【制用方法】将前5味药切碎，和白酒一同置于洁净容器中，密封，浸泡。每日振摇1次或2次，7日后即可过滤去渣留液。口服。每日2次，每次25～50毫升。

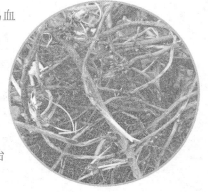

【功效主治】祛风通络，理气止痛。主治跌打损伤。

3 消肿止血酒

【原料处方】延胡索、刘寄奴、骨碎补各80克，白酒1350毫升。

【制用方法】将以上诸药共制粗末，和白酒一同置于洁净容器内，密封，浸泡。每日摇荡1次，15日即可过滤去渣取液。口服。每日2次，每次15～20毫升。

【功效主治】消肿定痛，止血续筋。主治跌打损伤、瘀血肿痛。

【附记】本方源于《药酒汇编》。

4 双花白矾止痛酒

【原料处方】凤仙花 40 克，红花 15 克，白矾 1 克，白酒 500 毫升。

【制用方法】将凤仙花切碎，与红花、白矾一同装入药袋，扎紧口，浸泡于白酒中，加盖密封，浸泡。20 日后即可过滤去渣取液饮用。每日 3 次，每次 15 ～ 30 毫升。

【功效主治】活血通经，祛瘀止痛。主治跌打损伤、瘀血肿痛等病症。

【注意】脾胃虚弱者不宜服用；孕妇忌服。

5 凤仙归尾酒

【原料处方】凤仙花 90 克，当归尾 60 克，白酒 500 毫升。

【制用方法】将前 2 味粗碎，和白酒一同置于洁净容器中，密封，浸泡。每日振摇 1 次或 2 次，7 日后即可过滤去渣留液。口服。每日 2 ～ 3 次，每次 20 ～ 30 毫升。

【功效主治】祛风活血，消肿止痛。主治跌打损伤、血脉不利、骨折疼痛异常。

6 丹皮肉桂化瘀酒

【原料处方】丹皮、肉桂、桃仁各 30 克，生地黄汁 200 毫升，白酒 500 毫升。

【制用方法】将桃仁去皮和尖部，放在干燥的锅中，以小火炒黄；肉桂去粗皮。将桃仁、丹皮和肉桂共捣为细末，与生地黄汁和白酒一同入锅，以小火煎煮数十沸；冷却后，过滤去渣，贮存备用。温热空腹服用。每日 3 次，每次 10 ～ 20 毫升。

【功效主治】通经化瘀，止痛。主治跌打损伤，瘀血在腹、疼痛难忍者饮用。

【注意】孕妇忌服。

7 苏木行瘀酒

【原料处方】苏木 70 克，白酒 500 毫升。

【制用方法】将苏木捣细碎，加水、白酒各 500 毫升，煎取 500 毫升。每日 1 剂，分早、午、晚及临睡空腹各饮 1 次。

【功效主治】行血祛瘀，止痛消肿。主治跌打损伤及肿痛。

【注意】孕妇忌服。

8　外用扭伤药酒

【原料处方】肉桂、红花各24克，川乌、草乌、防风、木香、乳香、没药、台乌、木通、荆芥各36克，苏梗、麻黄、白附子、伸筋草、舒筋草、海风藤、威灵仙、蔓荆子、土牛膝各60克，当归、川芎各48克，五加皮96克，白酒7000毫升。

【制用方法】将前23味药捣为粗末，置容器中，用白酒分2次浸泡，第一次以淹过药面少许为度，7日后过滤，所剩白酒全部加入药渣内浸泡3日以上过滤，合并2次滤液混匀即成。在浸泡过程中，应密封，并随时振动，以加速药性释出。外用。每取药酒适量外搽患处，每日搽3次。

【功效主治】活血散瘀，行气止痛。主治跌打损伤及扭闪挫伤。

【注意】本方只使用于外用，忌内服。

【附记】本方源于《中药制剂汇编》。

9　化瘀止痛酒

【原料处方】当归、柴胡、川芎各65克，黄芩、五灵脂、桃仁、赤芍药、苏木、续断、骨碎补、马钱子各30克，红花、三棱各20克，乳香15克，白酒5000毫升。

【制用方法】将马钱子炮去毛，与其余各药共轧碎，装入药袋，扎紧口，和白酒一同置于坛内，加盖密封，浸泡。30日后，取出药袋压榨，去渣，过滤备用。外用涂于患处，也可口服，每日2次，每次20～40毫升。

【功效主治】活血化瘀，消肿止痛。主治跌打损伤引起的瘀血、肿痛不消、经络不舒、皮肉青紫等。

【注意】皮肤破损的部位勿用。

10　散血破瘀酒

【原料处方】防风、羌活、桂枝各3克，连翘、当归、柴胡各6克，苏木5克，水蛭9克，麝香0.1克，白酒1000毫升。

【制用方法】将上述前8味药切碎，置于洁净容器中，添加清水200毫升，文火煎至减半，去渣留液，加入白酒、麝香搅匀。空腹口服。每日2次，每次15～30毫升。

【功效主治】破血散瘀，理气止痛。主治跌打损伤、瘀血肿痛、不能饮食。

【注意】水蛭有小毒。本酒不宜多服、久服；孕妇忌服。

11 九味活血酒

【原料处方】川芎、三七各20克，牛膝、生地黄、薏苡仁、羌活、海桐皮、五加皮、地骨皮各15克，白酒2000毫升。

【制用方法】将上述药拣净，和白酒一同置于洁净容器中，密封，浸泡。每隔5～7日搅拌或摇动1次，30日后滤取上清液饮服。温服。每日2次，每次15毫升。

【功效主治】活血化瘀，通络止痛。主治各种关节疼痛、跌打损伤、瘀血肿痛等。

12 活血消肿酒

【原料处方】当归、川芎各15克，白芷、桃仁、红花、丹皮、乳香、没药各9克，泽泻、苏木各12克，白酒1500～2000毫升。

【制用方法】将前10味药加工成粗末，以纱布包，和白酒一同置于洁净容器中，密封，浸泡。放置7日后，过滤去渣取液，贮瓶备用。口服。每日服3次，每次服10～15毫升。

【功效主治】活血止痛，逐瘀消肿。主治跌打损伤。

【注意】服药期间，忌食生冷（冷食、冷水）。孕妇忌服。

13 活血通络酒

【原料处方】柴胡、五灵脂、穿山甲各15克，制香附、松子各12克，当归18克，赤芍、白芍各6克，甘草9克，白酒1000毫升。

【制用方法】将上述药物碾碎，和白酒一同置于洁净容器中，密封，浸泡。经常摇动，20日后即可过滤去渣留液。口服。每日2次，每次30毫升。

【功效主治】散瘀活血。主治新旧跌打损伤、胸胁瘀肿疼痛。

14 没药鸡子酒

【原料处方】制没药15克，生鸡蛋黄3枚，白酒1000毫升。

【制用方法】将制没药粗碎，与生鸡蛋黄、白酒一同置于洁净容器中，文火煮沸，离火候温，过滤去渣留液。温饮，不拘时候，随量饮用。

【功效主治】散血祛瘀，消肿止痛。主治跌打损伤、金疮、筋骨疼痛。

15 玫瑰红花酒

【原料处方】玫瑰花、红花各 15 克，白酒 500 毫升。

【制用方法】将前 2 味切碎，和白酒一同置于洁净容器中，密封，浸泡。每日振摇 1 次或 2 次，15 日后过滤去渣留液。温饮。每日 2 次，每次 20～30 毫升。

【功效主治】活血，化瘀，止痛。主治跌打损伤、瘀血疼痛。

16 当归芷竭酒

【原料处方】血竭、制没药、当归、赤芍、肉桂各 30 克，白芷 60 克，白酒适量。

【制用方法】将前 6 味药粗碎，和白酒一同置于洁净容器中，密封，浸泡。每日振摇 1 次或 2 次，15 日后过滤去渣留液。温饮。每日 3 次或 4 次，每次 10～15 毫升。

【功效主治】活血化瘀，温经通络。主治跌打损伤筋骨、疼痛难忍。

【注意】血竭有小毒。本酒不宜多服、久服。孕妇忌服。

17 丢了棒药酒

【原料处方】丢了棒皮、鹅不食草各 60 克，山大颜、麻骨风、十八症、宽筋藤、水泽兰、枫香寄生、胡荽、鸡血藤、钩藤、短瓣石竹、毛老虎各 30 克，白酒（50 度或 60 度）适量。

【制用方法】将前 13 味药切碎，置容器中，加入白酒（以酒浸过药面为准），密封，浸泡 7 日以上（热浸法为 2 日）即可取用。口服，每日服 2 次或 3 次，每次服 15～30 毫升。严重者可加至每次 50 毫升。亦可外用。局部外掺或温敷，如加热湿敷，效果较快较好。

【功效主治】舒筋活血、散风缓痛。主治各种跌打损伤、骨折、扭伤、关节僵硬、急慢性风湿性关节炎、风湿性心脏病、坐骨神经痛等。对类风湿关节炎、肌肉风湿、骨结核、骨质增生、鹤膝风、腰腿痛、小儿麻痹后遗症、瘫痪等病亦有一定疗效。

【注意】孕妇忌服。

【附记】本方源于《中药制剂汇编》。

18 制草乌活血酒

【原料处方】制草乌10克，当归、白芷各75克，白酒适量。

【制用方法】将前3味共研细末，备用。口服。每次取药末2克，用白酒50毫升，共入瓷杯中，煮沸，候温服之。

【功效主治】麻醉止痛，活血消肿。主治跌打损伤、骨折、脱臼导致的红肿疼痛、整骨复位疼痛难忍。

【附记】本方源于《证治准绳》。

19 苋根酒

【原料处方】苋根30～90克，白酒500毫升。

【制用方法】将苋根洗净切碎，和白酒一同置于洁净容器中，密封，浸泡。15日后过滤去渣，即可饮用。每日2次，每次10毫升。

【功效主治】舒筋活络，活血止血。主治跌打损伤、阴囊肿痛等症。

20 紫金藤活络酒

【原料处方】紫金藤、白糖各250克，白酒1000毫升。

【制用方法】将紫金藤洗净切碎，加2500毫升水文火煎煮至1000毫升，停火去渣，加入白糖，使之全部溶化，稍冷后，再加入1000毫升白酒即可饮用。每日2次，每次15毫升。

【功效主治】舒筋活络，消肿止痛。主治跌打损伤、风湿痹痛等症。

【注意】紫金藤有毒性，忌多饮。肝肾功能不好者亦慎用。

21 少林五香酒

【原料处方】丁香、木香、乳香、檀香、小茴香各6克，当归30克，川芎、苏木、牛膝各24克，红花15克，白酒500毫升。

【制用方法】将上药切碎，与白酒一同置入洁净容器中，密封，浸泡。10

日后再深埋入地下 1 个月即成。外用。用药酒少许外搽患处。

【功效主治】活血祛瘀，通络止痛。主治跌打损伤后红肿、骨折脱位、闪腰岔气等。

【注意】孕妇忌服。

22 大黄红花酒

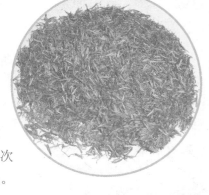

【原料处方】生大黄、红花、延胡索各 30 克，白酒 500 毫升。

【制用方法】将前 3 味药研末，和白酒一同置于洁净容器中，密封，浸泡。每日振摇 1 次或 2 次，14 日后过滤去渣留液。每日 2 次，每次饮服 30 ～ 50 毫升。同时将药渣炒热，外敷患处。

【功效主治】活血化瘀，理气止痛。主治软跌打损伤、组织损伤、扭挫伤。

23 桂枝当归酒

【原料处方】桂枝 15 克，当归、川芎、红花各 10 克，透骨草 30 克，75% 乙醇 300 毫升。

【制用方法】前 5 味粗碎，和乙醇一同置于洁净容器中，密封，浸泡。1 日后即可过滤去渣留液。外用。每日 4 ～ 6 次，每次用药酒搓洗伤处。

【功效主治】活血通络，疏筋止痛。主治跌打损伤或运动时膝、踝关节扭挫伤，肩部肿胀疼痛，皮下出血或瘀斑青紫，不能站立。

【注意】孕妇忌用。

24 复方红花酊

【原料处方】乳香、没药各 27 克，五加皮、川乌、草乌、红花、木通、伸筋草、桃仁、威灵仙、当归、续断各 63 克，40% 乙醇 4000 毫升。

【制用方法】将前 12 味药捣碎，置于容器中，分 2 次加入乙醇，密封，浸泡。第 1 次用乙醇 2000 毫升浸泡 4 日，过滤；第 2 次药渣用乙醇 2000 毫升浸泡 3 日，过滤。将 2 次药液混合均匀，静置即可。外用。取此药酒揉擦患处，每日 1 次或 2 次。

【功效主治】散瘀消肿。主治跌打损伤。

25 见肿消酒

【原料处方】见肿消 100 克，白酒 500 毫升。

【制用方法】将见肿消和白酒一同置于洁净容器中，密封，浸泡。5 日后即可过滤去渣取液饮用。口服。每日 3 次，每次 10 毫升。

【功效主治】活血化瘀。主治跌打损伤内有瘀血，风湿腰腿疼等症。

第十五节

痔疮

痔疮是直肠末端黏膜下和肛管皮下的静脉丛发生扩大、曲张形成静脉团的疾病。由于静脉没有瓣膜，血液回流不易，如腹压增加，干结的粪便挤压等使静脉血回流更困难，局部造成血液瘀积。

临床分为内痔、外痔、混合痔三种，内痔以便血为主要症状，便血为鲜红色，长期便血可引起贫血；有时也出现痔核脱出、肛门瘙痒等症。外痔患者自觉肛门处有异物感。混合痔具有内痔和外痔两种特点。

痔疮是常见病，俗语有"十人九痔"之说。本病发病率占成年人 50%～70%，男性多于女性，多随年龄增长而逐渐加重。部分患者受传统思想束缚，常常难以启齿而不愿就医，以致病情加重，影响学习和工作。

1 大黄解毒酒

【原料处方】生大黄、土茯苓各 15 克，生地黄榆 30 克，蒲公英 20 克，黄酒 300 毫升。

【制用方法】将以上药入砂锅，加水 450 毫升，煎至 150 毫升，再加入黄酒煮沸即得，过滤去渣，备用。口服。每日 3 次，每次饮服 50 毫升。

【功效主治】清热凉血，解毒利湿。主治痔疮肿痛、便血。

2 血三七愈痔酒

【原料处方】血三七（红三七）100 克，白酒 1000 毫升。

【制用方法】将血三七浸入白酒内，密封，浸泡。每日摇荡 1 次，7 日后即可饮用。每晚睡前 1 次，每次服 20～25 毫升。

【功效主治】活血通络，祛瘀止痛。主治痔疮。

3 地瓜藤消痔酒

【原料处方】地瓜藤 250 克，白酒 500 毫升。

【制用方法】将地瓜藤洗净，切碎，和白酒一同置于洁净容器中，密封，浸泡。7 日后，过滤去渣取液，即成。口服。每日 2 次或 3 次，每次服 30 毫升。

【功效主治】清热除湿，行气活血。主治痔疮、腹泻、消化不良、黄疸、白带过多等症。

4 大茄子酒

【原料处方】大茄子 1 枚，黄酒 750 毫升。

【制用方法】将大茄子锡纸包裹，灰火煨熟，置容器中，添加黄酒，密封，浸泡。每日振摇 1 次或 2 次，3 日后即可过滤去渣留液。空腹温饮。每日 3 次，随量饮用。

【功效主治】清热解毒，活血化瘀，祛风通络。主治久痔便血。

【注意】脾虚泄泻、中焦虚寒者不宜多服。

5 刺五加酒

【原料处方】刺五加 65 克，白酒 500 毫升。

【制用方法】将刺五加切碎，和白酒一同置于洁净容器中，密封，浸泡。每日摇匀 1 次，10 后过滤去渣留液。空腹口服。每日 2 次或 3 次，每次 20 毫升。

【功效主治】补肾健脾，益气。主治肠风痔血、跌打损伤、失眠等症。

【注意】阴虚火旺者忌服。

6 苦参消痔酒

【原料处方】苦参、蒲公英、土茯苓各 30 克，黄酒 300 毫升。

【**制用方法**】将苦参、蒲公英、土茯苓加黄酒和水 300 毫升，煎至减半，过滤去渣取液，备用。口服。每日 3 次，每次服 100 毫升。

【**功致主治**】清热解毒，利湿消肿。主治痔疮肿痛。

7 嫩竹清热酒

【**原料处方**】嫩竹 120 克，白酒 1000 毫升。

【**制用方法**】将嫩竹切碎，和白酒一同置于洁净容器中，密封，浸泡。12 日后，过滤去渣取液，即成。口服。每日 2 次，每次服 20 毫升。

【**功致主治**】清热利窍。主治痔疮、便秘等症。

8 升麻止血酒

【**原料处方**】花蝴蝶根 30 克，升麻 20 克，糯米甜酒 100 毫升。

【**制用方法**】将花蝴蝶根和升麻切碎，同糯米甜酒一同置于洁净容器中，文火煮沸，离火候温。口服。每日 2 次，每次 1/2 剂。

【**功致主治**】清热解毒，活血舒筋。主治痔疮出血。

【**注意**】孕妇忌服。

第十六节

白癜风

　　白癜风又称白驳风、白癜、斑白，是一种后日性的局限性皮肤色素脱失症。常因皮肤色素消失而发生大小不等的白色斑片，好发于颜面和四肢，常无自觉症状。白斑部皮肤正常，只有对称性的大小不等的色素脱失症状。病因不明，可能是一种酪氨酸酶或其他酶受到干扰的自身免疫病，并且与遗传因素和神经因素有一定的关系。白癜风周边常可见黑素增多现象，皮损大小、形状、数目因人而异，可发生于人体表皮任何部位。此病少数可自愈，多数发展到一定程度后长期存在，只影响容貌，不影响身体健康，可用染色剂遮盖，一般可不予治疗。

1 荆皮补骨消斑酒

【原料处方】紫荆皮、川花椒、补骨脂各30克，大曲酒200毫升。

【制用方法】将紫荆皮、川花椒、补骨脂共研细末，和大曲酒一同置于洁净容器中，密封，浸泡。约7日后即可取用。外用。先以脱脂棉球蘸药酒少许搽患处至皮肤嫩红为度，再用羊毫笔蘸药酒涂搽患处，每日早、晚各涂搽1次。

【功效主治】活血，止痒，消斑。主治白癜风。

2 补骨密陀酊

【原料处方】补骨脂、密陀僧各30克，前胡20克，防风10克，制白附子15克，制雄黄6克，75%乙醇200毫升。

【制用方法】前6味药研末，和乙醇一同置于洁净容器中，密封，浸泡。每日振摇1次或2次，7日后即可过滤去渣留液。外用。每日2次或3次，每次用消毒棉球蘸本酒涂搽患处至该处皮肤发红。

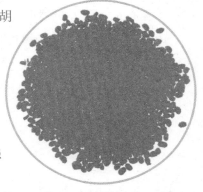

【功效主治】活血祛风，解毒消斑。主治白癜风。

【注意】白附子、雄黄有毒，均须炮制。本酊不宜内服，外用亦不宜多用、久用。孕妇及体虚者忌用。

3 参蜂糯米酒

【原料处方】苦参400克，露蜂房20克，糯米1000克，酒曲100克。

【制用方法】先将糯米用清水2000毫升浸泡12小时，捞出上笼蒸成熟米饭，然后与米泔水混匀，待温度降至30℃左右时，拌入酒曲调匀，置瓷瓮中，密封瓮口。21日后，酒熟启封，压去酒糟，滤取酒液，备用。将苦参、露蜂房用凉开水快速淘洗，沥干水液，晒干，研为细末，用纱布袋包好，置于酒坛内，注入上述酒液，密封，隔水炖沸6小时，候凉，埋入地下3日，以去火毒，取出，滤取酒液，即可。口服。每日3次，每次服30～50毫升。

【功效主治】祛风解毒杀虫。主治白癜风。

4 复方补骨脂酒

【原料处方】补骨脂、密陀僧各30克，前胡20克，防风10克，白附子15克，雄黄6克，高度白酒（或75%乙醇）200毫升。

【制用方法】将前6味药共研细末，和白酒一同置于洁净容器中，密封，浸泡7日后即可取用。外用。取此药酒涂搽患处，每日涂2～3次。每次以擦至患处皮肤嫩红为度，再涂。

【功效主治】活血祛风，解毒消斑。主治白癜风。

5 乌梅消斑酊

【原料处方】乌梅60克，补骨脂30克，骨碎补10克，80%～85%乙醇300毫升。

【制用方法】将以上药物和乙醇一同置于洁净容器中，密封，浸泡。14日后过滤去渣取液，备用。用时，以棉花或纱布蘸药液均匀地涂搽患处，直到局部皮肤发热为止，每日次数不限。

【功效主治】益肾消斑。主治白癜风。

【注意】皮肤破损的部位勿用。

6 白癜风酊

【原料处方】蛇床子、苦参饮片各40克，土槿皮20克，薄荷脑10克，75%乙醇1000毫升。

【制用方法】将以上诸药共研细末，置于容器中，加入75%乙醇，将药物渗透，放置6小时，然后加入75%乙醇至1000毫升，浸泡数日。最后加入薄荷脑，溶化，搅拌均匀，即可，贮瓶备用。每次取此药酒涂搽患处，每日3～5次。

【功效主治】清热祛风，止痒。主治白癜风。

7 乌蛇天麻酒

【原料处方】乌蛇（酒浸，去皮、骨，炙微黄）60克，防风、桂心、牛膝、白蒺藜（炒，去刺）各20克，五加皮10克，天麻、羌活、枳壳（麸炒微黄，去瓤）各30克，熟干地黄40克，白酒2000毫升。

【制用方法】将以上药细到，装入药袋，以白酒于瓷瓮中浸，密封。7日后过滤去渣取液。口服。每日3次，每次温饮50毫升。

【功效主治】祛风，养血。主治白癜风及紫癜。

【注意】忌毒滑物，猪、鸡肉。

【附记】本方源于《太平圣惠方》。

8　菖蒲酝酒

【原料处方】菖蒲（九节，去须节，米泔水浸，切）、柏子仁（生用）、天冬（去心）、苦参、酒曲各500克，麻子仁（生用）250克，日雄（炮裂，去皮、脐）、生干地黄（切焙）、远志（去心）各90克，露蜂房（微炒）30克，黄芪（炙、锉）240克，独活（去芦头）、石斛（去根）各150克，蛇蜕皮（微炙）3条，糯米5000克。

【制用方法】将前13味除酒曲外，皆加工成粗末，以纱布包，置一大锅中，加水20升，煎煮至8升时，离火，去渣取汁，候温备用。糯米5000克，以水浸泡24小时后，沥干，蒸熟后，候温备用。酒曲500克，研细末，置一大容器中，加入熟糯米5000克、菖蒲等药的煎煮液8升，搅拌均匀后，密封，置于保温处（温度保持约30℃）10～15日后，酒熟去糟，沥出药酒，贮瓶备用。口服。每日服2次或3次，每次空腹温服30～50毫升。另煮菖蒲等酒糟，取其汤液熏洗患处，每日1次。

【功效主治】白癜风面积范围较大，经年不愈者。

【注意】忌食辛辣之物。

【附记】本方源于《圣济总录》。

第十七节

冻疮

　　冻疮是冬日极为常见的一种皮肤病。这是由于冬季气候寒冷，裸露在外的皮肤受到寒冷空气的刺激，皮下小动脉开始发生痉挛收缩，产生血液瘀滞，使局部组织缺氧，导致组织细胞受到伤害。冻疮好发于四肢远端，一般以手背及手指伸侧，足缘及足趾伸侧、下肢、面颊、耳廓等处多见。自觉局部有胀痛感。瘙痒，遇热后更甚，溃烂后疼痛。遭受寒冷侵袭，受冻皮肤出现苍白、红肿、紫斑、灼痒、麻木、皮肤水泡、溃烂。

　　现代医学认为冻疮是因为患者的皮肤耐寒性差，加上寒冷的侵袭，使末梢的皮肤血管收缩或发生痉挛，导致局部血液循环障碍，使得氧和营养不足而发生的组织损伤。中医学认为本病的发生是由于患者阳气不足，外感寒湿之邪，使气血运行不畅，瘀血阻滞而发病。冻疮一旦发生，在寒冷季节里常较难快速治愈，要等天气转暖后才会逐渐愈合。欲减少冻疮的发生，关键在于入冬前就应开始预防。

1　忍冬甘草酒

　　【原料处方】忍冬藤 150 克，生甘草 30 克，白酒 200 毫升。

　　【制用方法】将忍冬藤、生甘草加水 2000 毫升，浓煎 1 小时，再加入白酒，煎煮数沸，过滤去渣取液，装瓶备用。每日 3 次，每次 30～50 毫升，或随量饮服。

　　【功效主治】清热解毒，消痈散结。主治冻疮、热毒疮痈等症。

2　桂皮消肿酊

　　【原料处方】桂皮油 1.5 毫升，红花 20 克，冰片 10 克，樟脑 30 克，70%乙醇适量。

　　【制用方法】将红花用 70%乙醇浸渍 24 小时，滤过，滤液中加入桂皮油、冰片、樟脑，再加 70%乙醇使成 1000 毫升的液体，混匀。外用，擦患处，每日数次。

【功致主治】活血祛瘀，止痒止痛，消肿。主治冻疮。

3　当归散寒酊

【原料处方】当归、红花、王不留行各50克，干姜、桂枝各30克，细辛、樟脑、冰片各10克，95%乙醇750毫升。

【制用方法】将当归、红花、王不留行、干姜、桂枝共捣碎，与樟脑、冰片一同置于洁净容器中，加入体积分数95%的乙醇，密封，浸泡。7日后，以纱布过滤，收集药液，贮瓶备用。外用。用时先将患部用温开水洗净，拭干，以棉球蘸药液涂搽患处，每日涂搽3～5次。一般用药3～5日即可见效，7～10日肿消痒止而愈。

【功致主治】活经散寒，活血通络。主治冻疮（未溃型）。

4　肉桂活血通络酒

【原料处方】肉桂30克，红辣椒15克，樟脑9克，冰片3克，白酒250毫升。

【制用方法】先将肉桂捣碎，辣椒去子切丝，和白酒一同置于洁净容器中，密封，浸泡。5日后过滤去渣，再将樟脑、冰片各研细。放滤液中混匀，装瓶备用。外用，用棉球蘸药酒涂患处，每日3～5次。

【功致主治】活经散寒，通络止痛。主治冻疮。

5　当归红花酒

【原料处方】桂枝、当归各30克，红花15克，细辛10克，白酒500毫升。

【制用方法】将桂枝、当归、红花、细辛一同粉碎，装入药袋，扎口，和白酒一同置于洁净容器中，密封，浸泡。7日后取出药袋，压榨取液。将榨取液与药酒混合，静置，过滤去渣取液即成。外用。先用棉签蘸药酒涂搽局部，再用手轻轻按摩。

【功致主治】活血，温经，通脉。主治冻疮、压疮（褥疮）。

【附记】本方源于《药酒汇编》。

6　樱桃消肿酒

【原料处方】樱桃、稀醇（30%～50%）各适量。

【制用方法】在樱桃成熟季节，选购质好未烂的鲜樱桃（民间称为八分熟），用冷外水洗净，放入瓶中，加入30%～50%的稀醇至浸没樱桃为度。加盖用蜡密封，埋于不见阳光的背阴处49～66厘米深，候冬季冷冻时取出，将樱桃和药（稀醇）分别装瓶（药酒过滤至澄清），并加三合红等染料着成樱桃红色备用。一、二级冻伤，用樱桃酒涂患处轻轻擦之，一日数次；三级冻伤（有溃疡面或坏死组织）可将樱桃去蒂去核，剖开果肉，或将果肉在消毒乳钵中研成果肉泥，敷于患处，次数根据实际情况而定。

【功效主治】活血化瘀，消肿。主治冻伤，风湿关节疼痛及风湿性瘫痪。

7 复方樟脑酒

【原料处方】樟脑10克，川椒50克，干辣椒3克，甘油20毫升，95%乙醇100毫升。

【制用方法】先将川椒、干辣椒用凉开水洗净，晾干，干辣椒切碎（籽勿取出），和95%乙醇一同置于洁净容器中，密封，浸泡。7日（经常摇动）后即可过滤去渣，取药液，加入樟脑、甘油，溶化拌匀即成。外用。先用温开水浸泡患处，拭干，再涂搽此酒，面积应超过患部范围，每日涂搽5～7次。

【功效主治】温经通脉。主治冻疮，局部干燥，皲裂。

【附记】本方源于《药酒汇编》。

8 冻疮一涂灵

【原料处方】肉桂、当归、桂枝各12克，小茴香、大茴香、白芷、防风各10克，川芎、丁香、独活、羌活、荆芥各8克，红花、樟脑各5克，白酒400毫升。

【制用方法】将以上药物共研末，和白酒一同置于洁净容器中，密封，浸泡，以防泄气和乙醇（乙醇）挥发。3日后即可使用，用时摇匀药液。用棉签蘸药液搽于冻疮处。

【功效主治】温经散寒、活血通络，除湿止痛痒。主治冻疮。

【注意】本方法适用于Ⅰ～Ⅱ度冻疮。Ⅲ度冻疮溃破者和孕妇慎用。

9 辣椒酒

【原料处方】尖辣椒50克，白酒250毫升。

【**制用方法**】将尖辣椒切碎，和白酒一同置于洁净容器内，密封，浸泡。7日后即成。每取药酒适量，涂搽患处，每日2～3次。

【**功致主治**】温中散寒，祛湿通络。主治冻疮、骨质增生、风湿痛、斑秃等。

10 消肿去痛酊

【**原料处方**】辣椒流浸膏30毫升，干姜50克，樟脑80克，冰片20克，水杨酸甲酯10毫升，甘油100毫升，90％乙醇适量。

【**制用方法**】将干姜碎成粗粉，加入90％乙醇适量，制成姜酊约500毫升，依次加入90％乙醇300毫升、樟脑、冰片，搅拌使溶解，加入辣椒流浸膏、水杨酸甲酯、甘油，加90％乙醇至1000毫升，搅匀，滤过，即得。外用。温水洗后取适量搽于患处，每日1次或2次。

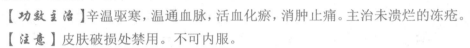

【**功致主治**】辛温驱寒，温通血脉，活血化瘀，消肿止痛。主治未溃烂的冻疮。

【**注意**】皮肤破损处禁用。不可内服。

11 防治冻伤酒

【**原料处方**】红花、干姜各18克，附子（制）12克，徐长卿15克，肉桂9克，白酒1000毫升。

【**制用方法**】将5味药共捣碎，和白酒一同置于洁净容器中，密封，浸泡。7日后即可过滤去渣取液，备用。口服。每日2～4次，每次服10～15毫升。

【**功致主治**】温经散寒，活血通络。预防冻疮。

12 黄芪防冻酊

【**原料处方**】黄芪、党参、桂枝、桑枝各15克，鹿茸6克，冰糖110克，白酒1000毫升。

【**制用方法**】将以上药切片或研末，和白酒一同置于洁净容器中，加入冰糖拌匀，密封，浸泡。7日后即可。口服。每日2次，每次10～30毫升。同时可用棉签蘸取本品涂搽冻伤部位，并轻轻按揉至发热。每日 3 ～ 5 次，连续 7 日。

【功效主治】温经散寒。主治冻疮。

13 复方双乌酒

【原料处方】制川乌、制草乌、樟脑各 30 克，红花 20 克，桂枝 10 克，白酒 500 毫升。

【制用方法】将以上药切片或研末，和白酒一同置于洁净容器中，密封，浸泡。7 日后即可。外用。先将患处用手轻轻按揉发热，取本品适量涂搽，反复揉搓。每日 2 次或 3 次，每次 10 分钟。

【功效主治】活血，通络。主治冻疮红肿，瘙痒未溃。

14 丁香消肿酒

【原料处方】丁香 16 克，黄酒 110 毫升。

【制用方法】将丁香研末，和黄酒一同置于洁净容器中，隔水，文火加热，使之成糊状。外用。取本品适量涂搽冻伤部位，每日 2 次。

【功效主治】温经通络，散寒消肿。主治冻疮未溃。

15 当归红花消痒酊

【原料处方】当归、红花、王不留行各 50 克，干姜、桂枝各 30 克，樟脑、冰片各 10 克，95％乙醇 750 毫升。

【制用方法】将当归、红花、王不留行、干姜、桂枝共捣碎，与樟脑、冰片、乙醇一同置于洁净容器中，密封，浸泡。7 日后，以纱布过滤，收集药液，贮瓶备用。外用。用时先将患部用温开水洗净，拭干，以棉球蘸药液涂搽患处，每日涂搽 3 ～ 5 次。

【功效主治】温经散寒，活血通络。主治冻疮（未溃型）。

【注意】一般用药 3 ～ 5 日即可见效，7 ～ 10 日肿消痒止而愈。

16 当归酊

【原料处方】当归 30 克，枸杞子、肉桂、续断、黄芪、党参各 10 克，红花、鹿茸、冬虫夏草各 5 克，冰糖 100 克，白酒 1000 毫升。

【制用方法】将以上诸药和白酒一同置于洁净容器中，添加冰糖搅匀，密封，浸泡。7 日后即可。每日 2 次，每次 10～30 毫升。同时可用棉签蘸取本酊涂搽冻伤部位，并轻轻按揉至发热。每日 3～5 次，连续 7 日。

【功效主治】温经通络。主治冻疮。

17 冻疮一抹消

【原料处方】花椒 20 克，甘油 8 克，生姜汁 5 克，白酒 40 毫升。

【制用方法】将花椒置于白酒中，密封，浸泡。置阴凉处，经常摇晃，7 日后开封，过滤去药渣，将姜汁、甘油倒入药酒中，搅拌均匀即成。外用。用棉签蘸取药酒涂搽患处，并轻轻按揉，每日数次。

【功效主治】活血散寒通络。主治冻疮。

18 透骨消酒

【原料处方】透骨消 60 克，白酒 500 毫升。

【制用方法】将透骨消切碎，和白酒一同置于洁净容器中，加盖密封，浸泡。14 日后即成。外用。用棉签蘸取本品适量涂搽受冻部位，每日 3 次或 4 次。

【功效主治】活血散寒。主治冻疮。

第十八节

脚气

脚气是一种浅部真菌感染所致的常见皮肤病，可分为干性和湿性两种类型。干性脚气的症状为脚底皮肤干燥、粗糙、变厚、脱皮、冬季易皲裂等；湿性脚气的症状是脚趾间有小水疱、糜烂、皮肤湿润、发白、擦破老皮后可见潮红，渗出黄水等。两者均有奇痒的特点，也可同时出现，反复发作，春夏加重，秋冬减轻。本病属于中医学"脚湿气"的范围。治疗原则为清热利湿消肿。

1 白杨皮酒

【原料处方】白杨皮 50 克，白酒 500 毫升。

【制用方法】将白杨皮切片，和白酒一同置于洁净容器中，密封，浸泡。3 ～ 7 日后即可服用。口服。晨起服之，每日服 3 次，每次服 20 ～ 30 毫升。

【功效主治】清热解毒，利水杀虫。主治风毒脚气，腹中痰癖如石者。

【附记】本方源于《本草纲目》。

2 松节麻仁酒

【原料处方】肥松节 500 克，大麻仁 200 克，干生地黄、牛膝、生牛蒡根各 100 克，丹参、萆薢各 60 克，桂心 30 克，白酒 3000 毫升。

【制用方法】将牛蒡根去皮，与其他诸药共洗净捣碎，用纱布袋包好，和白酒一同置于洁净容器内，密封，浸泡。每日摇动 1 次，7 ～ 10 日后即可过滤去渣取液。每日服 2 次或 3 次，每次服 20 ～ 30 毫升，饭前饮服。

【功效主治】养阴温阳，解毒疏筋。主治风毒脚气、痹挛掣痛。

【附记】本方源于《太平圣惠方》。

3 松节地黄酒

【原料处方】松节 50 克，生地黄、牛蒡根各 15 克，丹参 10 克，桂心 5 克，黄酒 5000 毫升。

【制用方法】将牛蒡根去皮，与其他各药共研为粗末，装入药袋，和黄酒一同置于洁净容器中，密封，浸泡。每日摇匀 1 次，14 日后即可。过滤去渣取液，装瓶备用。口服，每日 2 次，每次 10 ～ 20 毫升。

【功效主治】温阳，解毒。主治风毒脚气、痞症等。

4 生地黄酒

【原料处方】生地黄（干品）、牛蒡子各 500 克，杉木节、牛膝各 150 克，丹参 60 克，大麻仁 250 克，防风、独活、地骨皮各 90 克，白酒 4500 毫升。

【制用方法】将前 9 味加工成粗末，以纱布包和白酒一同置于洁净容器中，密封，浸泡。每日振摇数次，放置 14 ～ 21 日后，过滤去渣，取其滤汁，贮瓶备用。口服。每日服 3 次，每次饭前温服 10 ～ 20 毫升。

【功效主治】凉血活血，祛风除湿。主治脚气肿满、烦疼少力等。

【附记】本方源于《太平圣惠方》。

5 松节除湿酒

【原料处方】松节 500 克，生地黄、秦艽、牛膝各 150 克，肉桂、防风各 60 克，丹参、萆薢、苍耳子、独活各 90 克，火麻仁 10 克，白酒 3000 毫升。

【制用方法】将上述前 11 味药捣碎，和白酒一同置于洁净容器中，密封，浸泡。每日振摇 1 次或 2 次，6 ～ 7 日后过滤去渣留液。空腹温饮。每日 3 次，每次 20 ～ 30 毫升。

【功效主治】祛风除湿，温经散寒，活血通络。主治脚气、筋挛拘急、四肢挛痛等症。

【注意】苍耳子小毒。本酒不宜多服、久服。孕妇忌服。

6 香豉酒

【原料处方】香豉 250 克，白酒 1500 毫升。

【制用方法】将香豉混入白酒内，密封，浸泡。每日摇荡 1 次，3 日后即成。每日不拘时，随量饮服，但不可太醉。

【功效主治】清心除烦，祛湿痹。主治脚气。

【附记】本方源于《外台秘要》。

7 青风藤酒

【原料处方】青风藤 15 克，白酒 500 毫升。

【制用方法】将青风藤捣碎，和白酒一同置于洁净容器中，密封，浸泡。每日摇荡 1 次，7 日后过滤去渣即成。口服，每日 2 次，每次 15 ～ 20 毫升。

【功效主治】祛风湿，通经络。主治脚气湿肿、风湿痹痛等。

8 乌药酒

【原料处方】土乌药（即矮樟树根）30 克，白酒 100 毫升。

【制用方法】将土乌药粉为细末，装入药袋，和白酒一同置于洁净容器中，密封，浸泡。12小时后即可服用。口服。每日2次或3次，每次空腹温服30毫升。

【功效主治】理气散寒。主治脚气。

【附记】本方源于《世医得效方》。

9 丹参石斛酒

【原料处方】石斛60克，丹参、当归、川芎、杜仲、防风、白术、党参、肉桂、五味子、茯苓、陈皮、黄芪、山药各30克，干姜、牛膝各45克，炙甘草15克，白酒2000毫升。

【制用方法】将前17味药研末，和白酒一同置于洁净容器中，密封，浸泡。每日振摇1次或2次，7日后即可过滤去渣留液。空腹温饮。每日2次，初服10～20毫升，渐加至30毫升。

【功效主治】益气活血，祛风散寒，舒筋通络。主治脚气痹弱、筋骨疼痛。

【注意】阴虚火旺、大便溏泄者忌服

【附记】本方源于《太平圣惠方》。

10 十味附子酒

【原料处方】制附子、丹参、川续断、牛膝各30克，五加皮（炙）20克，白术、生姜、桑白皮各50克，细辛、肉桂各25克，白酒1500毫升。

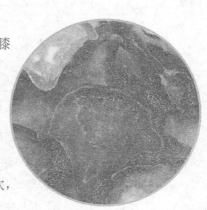

【制用方法】将前10味药捣碎或切薄片，装入布袋，和白酒一同置于洁净容器中，密封，浸泡。10日后，过滤去渣取液。口服。每日3次，每次空腹温服10～30毫升。

【功效主治】散寒逐湿。主治脚气。

11 苦参黄柏酒

【原料处方】苦参、黄柏各50克，白酒500毫升。

【制用方法】将苦参、黄柏切碎，和白酒一同置于洁净容器中，密封，浸泡。7日后过滤去渣，取液。外用。每日洗3次或4次，趁温浸洗患处。

【功效主治】清热，解毒，燥湿。主治脚气。

12 牛膝丹参酒

【原料处方】牛膝、丹参、薏苡仁、生地黄各250克，五加皮、白术各150克，牛蒡根、萆薢、茯苓、防风各120克，独活、石斛（去根）各180克，肉桂、人参、川芎、石南叶各90克，细辛、升麻各60克，磁石500克，生姜150克，白酒5000毫升。

【制用方法】将前19味细剉，和白酒一同置于洁净容器中，密封，浸泡。每日振摇1次或2次，7日后过滤去渣留液。空腹口服，每日5次，每次10～20毫升。

【功效主治】益气养血，祛风除湿，温经散寒，舒筋通络。主治脚气；入冬即苦脚痹弱，或筋骨不能屈伸、皮肤麻痹不仁、手脚趾节肿，或四肢肿、腰胫直。

【注意】本酒不宜多服、久服，孕妇、阴虚阳盛及阴虚而无风湿实邪者禁服。

【附记】本方源于《圣济总录》。

13 侧子独活酒

【原料处方】侧子（炮裂、去皮脐）、独活各60克，石斛、秦艽、紫苏（茎叶）、当归、白术、威灵仙、黑豆（炒香）各30克，淫羊藿、防风、赤茯苓、黄芩、汉防己、桂心、丹参、川芎各10克，川椒、细辛各15克，薏苡仁50克，白酒3000毫升。

【制用方法】将以上诸药捣碎，装入布袋，和白酒一同置于容器容器中，密封，浸泡。约7日后，过滤去渣取液，即可服用。口服。每日服2次，每次10～20毫升。

【功效主治】温经散寒，祛风除湿，活血通络。主治脚气、缓弱无力、疼痛等症。

【附记】本方源于《外台秘要》。

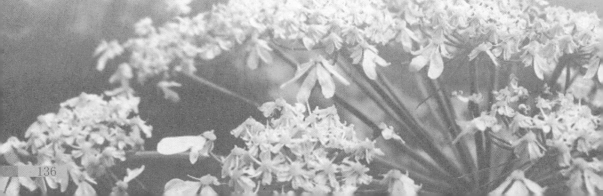

第十九节

皮肤瘙痒症

皮肤瘙痒是一种无原发皮损的慢性皮肤病，属神经功能障碍性皮肤病。分为全身性及局限性两种。全身性瘙痒病，内在原因可由糖尿病、肝病黄疸、内分泌疾病、肾炎、肠寄生虫病和食物或药物敏感作用等引起；外在原因可由气候寒冷、干燥、肥皂、毛织品过敏等刺激而发生。皮肤瘙痒病的突出症状是痒，痒的症状为阵发性，每次可延续数小时，瘙痒程度也轻重不同，饮酒或食辛辣海鲜等食物可诱发或加重瘙痒。虽然多数患者白日能自制瘙痒，但在晚间入睡后则难于控制，痒感甚剧，不能忍受，患处常被抓破出血，直到感觉疼痛才痒止。由于经常搔抓，全身皮肤常见抓痕，表皮剥脱、皲裂、潮红、湿润和血痂等。病久可引起肥厚性瘢痕疙瘩，苔藓样变和色素沉着。发病部位可以是全身性的，但以大腿内侧、小腿屈侧、关节周围等处较常见，而老年人因年老皮肤干燥萎缩，躯干也是病损好发部位。中医认为是由于血虚生风，风燥不能濡养肌肤，或由湿热蕴阻肌肤，湿热不得疏泄而发病。

1 细辛姜桂酒

【原料处方】细辛、高良姜、桂枝各1.5克，95%乙醇100毫升，甘油适量。

【制用方法】将细辛、高良姜、桂枝共研末，和乙醇一同置于洁净容器中，密封，浸泡。每日振摇1次或2次，7日后过滤去渣留液，加入甘油拌匀。外用。每日2次，用消毒棉球蘸本酒涂搽患处。

【功效主治】温经通络，活血止痒。主治皮肤瘙痒症。

【注意】细辛小毒。本酒不宜内服，外用亦不宜多用、久用。孕妇忌用。

2 红花止痒酊

【原料处方】川红花、冰片、樟脑各10克，白酒500毫升。

【制用方法】将前 3 味药和白酒一同置于洁净容器中，密封，浸泡。每日振荡 1 次，7 日后即可使用。外用。取药酒涂搽患处，每日 3 ～ 4 次。

【功致主治】活血除湿，止痒。主治皮肤瘙痒症、慢性皮炎、湿疹等症。

【注意】皮损流水者忌用。

3 复方蛇床子酒

【原料处方】蛇床子、苦参各 82 克，明矾、防风、白鲜皮各 31 克，白酒 1000 毫升。

【制用方法】将前 5 味药捣为粗末，和白酒一同置于洁净容器中，密封，浸泡。每日搅拌 1 次，7 日后改为每周 1 次，30 日后，取上清液，再将残渣压榨，压出液过滤与上清液合并，静置澄清，过滤即成。外用。取适量药酒涂搽患处，每日 2 次或 3 次。

【功致主治】祛湿止痒。主治皮肤瘙痒、慢性湿疹等症。

4 丝瓜子酒

【原料处方】丝瓜子 25 克，白酒 100 毫升。

【制用方法】将丝瓜子捣碎，和白酒一同置于洁净容器中，密封，浸泡。约 15 日后，即可取用。或用白酒煎至 100 毫升，待冷，备用。煎剂 1 次顿服，浸剂饮之微醉为度，盖被取汗。

【功致主治】清泄肝经湿热。主治皮肤瘙痒、阴囊湿疹之瘙痒难忍等症。

5 薄荷止痒酊

【原料处方】薄荷脑、水杨酸各 20 克，尿囊素、甘油各 2 克，孔雀绿色素 1.5 毫克，麝香玫瑰香精 2 毫升，乙醇适量。

【制用方法】将薄荷脑、水杨酸用乙醇溶解，备用；尿囊素加水适量，溶解，待完全溶解后再加入甘油，搅匀，加入上述备用液，搅拌均匀，加入色素、香精，并加水至适量，搅匀，静置，滤过，分装，即得。外用，将患处洗净后，涂搽，每日数次。

【功致主治】祛风清热。主治风热郁肤所致的慢性皮肤瘙痒。

6　苦参凤眼酒

【原料处方】苦参 310 克，百部、野菊花、凤眼草各 90 克，樟脑 125 克，75% 乙醇 5000 毫升。

【制用方法】将前 4 味切碎，和乙醇一同置于洁净容器中，密封，浸泡。每日振摇 1 次或 2 次，10 日后过滤去渣留液，入樟脑溶解。外用。每日 2 次或 3 次，每次用消毒棉球蘸本酒涂患处。

【功致主治】清热解毒，杀虫止痒。主治皮肤瘙痒、脱屑、脂溢性皮炎等症。

7　蜂房清热解毒酒

【原料处方】苦参 80 克，露蜂房 15 克，酒曲 100 克，糯米 1200 克。

【制用方法】将前 2 味研末，置于洁净容器中，添加清水 2000 毫升，文火煎至 400 毫升，去渣留液，入糯米蒸饭，待温，加酒曲末拌匀，密封。置于阴凉干燥处，常规酿酒，酒熟后去糟留液。空腹温饮。每日 3 次，每次 10～20 毫升。

【功致主治】清热解毒，凉血消肿。主治风痹、瘾疹瘙痒、疔毒、蜂叮肿痛。

【注意】露蜂房有毒。本酒不宜多服、久服。孕妇忌服。酒后避风。

8　枳壳秦艽酒

【原料处方】枳壳 90 克，秦艽、独活、肉苁蓉各 120 克，丹参、陆英（即葫蓍）各 150 克，松叶 250 克，白酒 2000 毫升。

【制用方法】将前 7 味捣碎或切薄片，装入布袋，和白酒一同置于洁净容器中，密封，浸泡。7 日后过滤去渣取液。口服。每日 3 次，每次服 10～15 毫升。

【功致主治】活血，祛风，止痒。主治风病瘾疹，或皮痒如虫行等。

【附记】本方源于《太平圣惠方》。

9　重楼解毒酊

【原料处方】重楼 250 克，草乌 80 克，艾叶 70 克，石菖蒲 50 克，大蒜、天然冰片各 20 克，乙醇适量。

【制用方法】将大蒜去皮，捣碎成泥，重楼、草乌、石菖蒲、艾叶粉碎成最粗粉，加 2 倍量稀乙醇，浸渍 10 日，取上清液，药渣滤过，滤液与上清液合并，加入天然冰片，搅拌使溶解，加水和乙醇使含乙醇量为45%～55%，并至适量，搅匀，静置3日，滤过，即得。外用，涂抹患处，每日3次或4次。

【功效主治】清热解毒，散瘀止痛。主治皮肤瘙痒、虫咬皮炎、流行性腮腺炎等症。

10 雄黄百片酒

【原料处方】雄黄6克，敌百虫25片，冰片4克，白酒500毫升。

【制用方法】将上3味药共研为细末，混合后备用。用时把散剂溶于白酒中浸泡4小时后即成。外用。每日涂搽2次，早、晚各1次。

【功效主治】止痒。主治皮肤瘙痒症。

【附记】本方源于《中医外治杂志》。

11 破石珠酒剂

【原料处方】鲜破石珠1000克，三花酒2500毫升。

【制用方法】将上药与酒共置于洁净容器中，密封，浸泡。15日后即可使用。外用。用时取消毒棉签或棉球蘸药液在皮肤瘙痒处涂搽，至皮肤微热为度，数分钟后再重复1次。若瘙痒顽固者连用3～5日。

【功效主治】清热祛湿，解毒消肿，主治皮肤瘙痒。

【附记】本方源于《广西中医药》。

12 祛风止痒酒

【原料处方】何首乌、丹参各30克，蝉蜕15克，防风10克，黄酒300毫升。

【制用方法】将以上药加黄酒置于锅中，文火煎至减半，去渣取液，备用。口服。每日1剂，分2次服之。

【功效主治】养血，祛风，止痒。主治皮肤瘙痒症（血虚型）。

13 止痒百部酊

【原料处方】百部草180克，75%乙醇360毫升。

【制用方法】将百部草和乙醇一同置于洁净容器中，密封，浸泡。7日后过滤去渣取汁即得。外用。涂搽患部，每日3次。

【功致主治】杀虫止痒。主治皮肤瘙痒症、虱病、阴痒等。

14 蝉蜕鲜皮酒

【原料处方】蝉蜕、白鲜皮、蛇床子、百部各30克，白酒500毫升。

【制用方法】将4味药共捣碎，和白酒一同置于洁净容器中，密封，浸泡。每日振摇1次或2次，7日后过滤去渣留液。外用。不拘时候，每次用消毒棉球蘸本酒涂搽患处。

【功致主治】祛风，杀虫，止痒。主治皮肤、阴部、肛门、腋窝瘙痒。

【注意】百部过量使用，偶见胸部灼热感，口、鼻、咽喉发干，甚至头晕、胸闷、气急，应立即停药。

15 黄芪防风酒

【原料处方】黄芪、防风、桂枝、天麻、萆薢、白芍、当归、云母、白术、茵芋、木香、淫羊藿、甘草、续断各30克，白酒1000毫升。

【制用方法】将前14味药捣碎，和白酒一同置于洁净容器中，密封，浸泡。每日振摇1次或2次，5～10日后过滤去渣留液。温饮。不拘时候，每次10毫升。

【功致主治】益气活血，补肾健身，祛风除湿。主治皮肤瘙痒、风湿痹痛、身体顽麻等症。

【注意】茵芋有毒。本酒不宜多服、久服，阴虚而无风湿实邪者禁服。

第二十节
神经性皮炎

神经性皮炎是一种皮肤神经功能障碍性皮肤病，多见于颈部，易复发。发病时患处有阵发性剧烈瘙痒感，随后出现密集成群的针头玉米粒大小的皮色或褐色多角形扁平立疹，皮肤逐渐增厚，形成局限性肥厚斑块，呈苔藓样；除颈部外，也发生于肘、大腿内侧、前臂及会阴部。多因精神紧张、兴奋、忧郁以及神经衰弱等，致使气血失调、阴气耗伤、血虚燥热；或脾胃湿热，复感风邪，蕴于肌肤而发病。此病与中医学上的牛皮癣、摄领疮相类似，故又称单纯性苔藓。

1　五蛇酒

【原料处方】蕲蛇 25 克，金环蛇 25 克，银环蛇 50 克，乌梢蛇 100 克，眼镜蛇 50 克，汉防己 50 克，闹洋花 120 克，七叶莲 50 克，石楠藤 25 克，鸡血藤 50 克，稀莶草 50 克，钻肾风 50 克，白酒 5000 毫升。

【制用方法】将上述各药研碎，分别装入 2～3 药袋内，扎口，和白酒一同置于洁净容器中，密封，浸泡。置阴凉处，浸泡 1 年，其间每 20～30 日开封搅动 1 次。到期启封，拣去药袋，过滤去渣取液，贮瓶备用。口服。每日 2 次或 3 次，每次服 15～20 毫升。

【功效主治】祛风通络，润肤止痒。主治银屑病、神经性皮炎等。

2　斑蝥酊

【原料处方】斑蝥 10 只，生半夏、生南星、土槿皮各 12 克，白酒 300 毫升。

【制用方法】先用 200 毫升白酒浸泡诸药 10 日，然后再加入余下的 100 毫升白酒即成。外用。取浸液时搽患处，日搽 4～6 次。

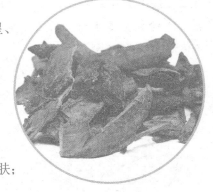

【功效主治】祛风止痒。主治神经性皮炎。

【注意】本品有毒，勿入口。勿搽正常皮肤；有水泡，可刺破，可搽紫药水。

3　斑蝥二黄酊

【原料处方】斑蝥 10 个，雄黄、硫黄、白芨各 15 克，轻粉 6 克，75％乙醇 200 毫升。

【制用方法】将上述前 5 味药共研细末，和乙醇一同置于洁净容器中，密封，浸泡。7 日后即可过滤去渣取液。外用。取此药酒涂搽患处，每日 3 次。

【功致主治】解毒除风，杀虫止痒。主治神经性皮炎多有良效。

【附记】本方源于《王渭川临床经验选》。

4 神经性皮炎药酊

【原料处方】羊蹄根 120 克，白鲜皮、木槿皮、枯矾各 30 克，斑蝥（去头足）12 克，75% 乙醇 600 毫升。

【制用方法】将上述前 5 味药捣为粗末，和乙醇一同置于洁净容器中，密封，浸泡。7 日后，过滤去渣取液，储瓶备用，每瓶 60 毫升分装。外用。取药可涂搽患处，每日 2 次或 3 次。

【功致主治】燥湿，杀虫，止痒。主治神经性皮炎、癣疮、慢性湿疹等。

【附记】本方源于北京中医学院东直门医院协定处方。

5 皮炎外擦酒

【原料处方】斑蝥 10 只，红娘子 10 只，生大黄 45 克，75% 乙醇 500 毫升。

【制用方法】将上述各药研成粗末，和乙醇一同置于洁净容器中，密封，浸泡。经常摇动，7 ～ 10 日后启封，过滤去渣，取上清液备用。外用。每日 2 次或 3 次，蘸药酒涂搽患处。

【功致主治】解毒止痒。主治牛皮癣、神经性皮炎。

【注意】斑蝥、红娘子均有毒，不得内服。不得擦抹黏膜处。

6 天名精草酊

【原料处方】天名精草 100 克，樟脑 40 克，75% 乙醇 500 毫升。

【制用方法】将上述诸药和乙醇一同置于洁净容器中，密封，浸泡。10 日后即可过滤去渣取液。外用。用棉球蘸药酒涂搽患处，每日涂 3 次。

【功致主治】养血润燥，润肤止痒。主治神经性皮炎。

7 细辛姜桂酒

【原料处方】细辛、高良姜、桂枝各 1.5 克，95% 乙醇 100 毫升，甘油适量。

【制用方法】将上述前 3 味研末，和乙醇一同置于洁净容器中，密封，浸泡。每日振摇 1 次或 2 次，7 日后过滤去渣留液，加入甘油拌匀。外用。每日 2 次，每次用消毒棉球蘸本酒涂搽患处。

【**功效主治**】温经通络，活血止痒。主治神经性皮炎。

【**注意**】细辛小毒。本酒不宜内服、多用、久用。孕妇忌用。

8 复方斑蝥酊

【**原料处方**】斑蝥、冰片各6克，花椒12克，徐长卿15克，大蒜头（去皮）2个，45%乙醇50毫升。

【**制用方法**】将上述前5味捣碎，和乙醇一同置于洁净容器中，密封，浸泡。7日后，过滤去渣取液，即成。外用。每取此药酊涂搽患处，每日2次或3次。

【**功效主治**】凉血解毒，麻醉止痒。主治神经性皮炎。

【**注意**】如出现小水泡则暂停使用，并涂以甲紫溶液或炉甘石洗剂，水泡消失后再继续使用。

9 复方蛇床子酒

【**原料处方**】蛇床子、苦参各82克，明矾、防风、白鲜皮各31克，白酒1000毫升。

【**制用方法**】将上述前5味药捣为粗末，和白酒一同置于洁净容器中，密封，浸泡。每日搅拌1次，7日后改为每周1次，浸泡30日后，取上清液，再将残渣压榨，压出液过滤与上清液合并，静置澄清，过滤即成。外用。取药酒涂搽患处，每日2次或3次。

【**功效主治**】祛湿止痒。主治神经性皮炎、皮肤瘙痒、慢性湿疹。

10 苦参长卿酒

【**原料处方**】苦参、徐长卿各30克，白降丹0.5克，麝香0.2克，95%乙醇130毫升。

【**制用方法**】将上述前2味药粗碎，置于洁净容器中，添加清水，用文火煎煮2次，取汁混合浓缩至20～25毫升，候冷，再添加乙醇，静置2日，过滤去渣留液，最后加入白降丹、麝香溶解。外用。每日2次或3次，每次用消毒棉球蘸本酒涂抹患处。

【**功效主治**】祛风清热，解毒止痒，活血化瘀，抗菌消炎。主治神经性皮炎。

11　四虎二黄酒

【**原料处方**】丁香、花椒、生半夏、生南星、生马钱子、生白附子各 3 克，黄连、雄黄各 2 克，五倍子、斑蝥各 5 克，白酒 250 毫升。

【**制用方法**】将 10 味药共研为粗末，和白酒一同置于洁净容器中，密封，浸泡。7 日后，即可过滤去渣取用。外用。用时以棉签蘸药酒反复涂搽患处，直至患处皮肤有发热和痛痒时为止，每日 1 次。

【**功致主治**】解毒杀虫、祛风止痒。主治神经性皮炎。

【**注意**】本品有毒，切忌内服。

12　神经性皮炎酒

【**原料处方**】羊蹄草、生草乌、生天南星、生半夏、生川乌各 100 克，蟾酥、闹羊花、荜茇各 80 克，细辛 50 克，土槿皮酒 320 毫升，50％乙醇适量。

【**制用方法**】将 9 味药研末，置容器中，添加 50％的土槿皮酒搅匀，再添加 50％乙醇，密封浸泡 2 日，按渗漉法，以每分钟 3 毫升的速度进行渗漉，收集渗漉液 3.2 升，去渣留液。外用。每日 2 次或 3 次，每次用消毒棉球蘸本酒涂搽患处。

【**功致主治**】祛风止痒，杀菌。主治神经性皮炎、顽癣、厚皮癣、银屑病及各种癣疮。

【**注意**】乌头大毒，天南星、半夏、闹羊花有毒，均须炮制。细辛小毒。本酒禁止内服、多用、久用，孕妇及体虚者禁用，尽量避免涂在皮肤不好和抓破之处。

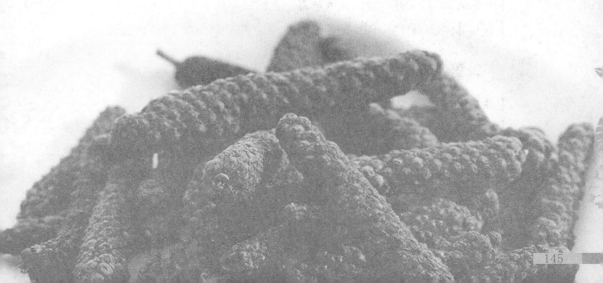

第二十一节

银屑病

银屑病又称牛皮癣，是一种常见的慢性炎症性皮肤病，常发于头皮和四肢伸面，尤其是肘和膝关节附近，临床表现以浸润性红斑及多层银白色鳞屑的血疹或斑片为主，病程经过缓慢，有多发倾向。如果刮去鳞屑及其下面的发亮薄膜后有点状出血，有痒感，常于夏季减轻或自愈，冬季复发或恶化。银屑病病程长，病情变化多，时轻时重，不易根治。根据临床症状不同，可分为寻常型、脓疱型、关节病型和红皮病型等四型。中医称本病为"白""干癣""松皮癣"，其基本病机为营血不足，化燥生风，肌肤失养。

1 何首乌酒

【原料处方】当归身、穿山甲、生地黄、熟地黄、蛤蟆各20克，侧柏叶15克，松针、何首乌、五加皮各30克，川乌、草乌各5克，黄酒3000毫升。

【制用方法】将以上各药共研细粉，装入布袋内，和黄酒一同置于洁净容器中，密封，浸泡。约1周后，过滤去渣取液，即可饮用。口服。每次空腹温服30～50毫升，每日服2～3次，或随时随量温饮之。

【功效主治】滋阴活血，祛风解毒。主治银屑病。

【附记】本方源于《中医临症备要》。

2 斑蝥青皮酒

【原料处方】斑蝥30个，青皮6克，白酒250毫升。

【制用方法】将上述2味药和白酒一同置于洁净容器中，密封，浸泡。2～7日后过滤去渣取液，储瓶备用。外用。以棉签蘸取此酒，反复搽癣上，直至患部感到发热及痛痒并起白疱时，然后刺破白疱，用清洁水洗去脱皮，如不易脱去，可再搽药酒2次或3次，皮脱乃愈。

【功效主治】祛风解毒，止痒。主治银屑病。

【附记】本方源于《四川中医》。

3 白鲜皮止痒酒

【原料处方】白鲜皮、土荆芥、片参各150克，白酒适量。

【制用方法】将上述药材粉碎成粗粉，和白酒一同置于洁净容器中，密封，浸泡。7～14日后，拣去药袋，压榨，和药液合并，静置24小时，过滤去渣，添加适量白酒至1000毫升即得。外用，用药棉蘸取适量药酒涂搽患处。

【功效主治】利湿，杀虫，止痒。主治神经性皮炎、银屑病。

【附记】本方源于《中药制剂汇编》。

4 牛皮癣酒

【原料处方】白芨、土槿皮、槟榔、生百部、川椒各50克，大枫子仁25克，斑蝥（去翅和足）10克，水杨酸、苯甲酸各适量，白酒1500毫升。

【制用方法】将上述前5味捣碎，置渗漉器中，另将斑蝥研细与大枫子仁混合，捣成泥状，置渗漉器最上层，上加特制的木孔板，然后加入白酒（高出药面），密封，浸泡7日，按渗滴法进行渗据，收集渗源液和压榨液，最后按比例加入5%水杨酸和10%苯甲酸，搅拌溶解，过滤即成。外用。取此药酒涂搽患处，每日2次。

【功效主治】软坚散结，杀虫止痒。主治银屑病、神经性皮炎、手足癣等。

【注意】银屑病急性期忌用。

【附记】本方源于《药酒汇编》。

5 皮癣水

【原料处方】木槿皮620克，紫荆皮、苦参各310克，苦楝根皮、地榆各150克，千金子150粒，斑蝥100只（布包），蜈蚣3条，樟脑310克，75%乙醇5000毫升。

【制用方法】将上述前5味打碎成粗粒，和乙醇一同置于洁净容器中，再将斑蝥、千金子、蜈蚣等加入，密封，浸泡。1～2周后滤去药渣，加入樟脑，溶化，贮瓶备用。外用。取此药酒涂搽患处，每日涂搽1次。

【功效主治】凉血，祛风湿，杀虫止痒。主治银屑病、体癣、神经性皮炎、股癣等。

【附记】本方源于《朱仁康临床经验集》。

6 马钱二黄酊

【原料处方】细辛、马钱子（生用不去毛）、生草乌、硫黄各3克，雄黄、白矾各6克，冰片3克，75%乙醇100毫升。

【制用方法】将上述前7味药共研细末，和乙醇一同置于洁净容器中，密封，浸泡。时时摇动，1周后，过滤去渣取液，备用。外用。取此药酒涂搽患处，每日涂搽1次或2次，以愈为度。

【功效主治】解毒杀虫，祛湿止痒。主治各种银屑病、顽癣、久治不愈之症。

7 骨碎补雄黄酒

【原料处方】骨碎补16克，雄黄6克，大蒜1头，白酒、米醋各32毫升。

【制用方法】先将骨碎补去除杂质，用凉开水快速淘洗，滤去水液，晒干研末；雄黄研末；大蒜去皮，捣烂如泥。前3味药同装纱布袋中，和白酒、米醋一同置于洁净容器中，密封，浸泡。每日摇动3～5次，5日后，即可过滤去渣取液使用。外用。用棉签蘸药酒搽涂患处，每日涂1次或2次。

【功效主治】解毒杀虫。主治银屑病。

【注意】本药酒只供外用，严禁内服。

8 川楝皮酒

【原料处方】川楝皮180克，大枫子150克，蛇床子、海桐皮、白鲜皮各120克，苦参90克，樟脑30克，水杨酸15克，白灵药10克，75%乙醇3000毫升。

【制用方法】将前9味药捣碎，和乙醇一同置于洁净容器中密封，浸泡。15日后，过滤去渣取液，即成。外用。取此药酒涂搽患处，每日数次。

【功效主治】杀虫止痒。祛风除湿。主治银屑病。

【附记】本方源于河南中医学院方。

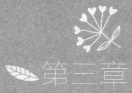

第三章

男性养生药酒精选

◎ 男性常见疾病药酒
◎ 保肾护肝药酒 ◎ 减压抗疲劳药酒

MEDICINAL
LIQUOR

第一节

男性常见疾病药酒

阳痿

　　阳痿是指在性交时阴茎不能勃起或举而不坚，不能进行性交而言的一种性功能障碍病发现象。正常情况下，性兴奋刺激从高级中枢神经传导到勃起中枢，勃起神经（盆内脏神经）传导到阴茎海绵体神经丛引起海绵体充血、勃起。发生阳痿的原因是多方面的，多数是因为神经系统功能失常而引起，往往有头昏眼花、头痛脑胀、腰酸背痛、四肢无力、失眠、出冷汗等。另外，一些肿瘤、损伤、炎症等也可引起神经功能紊乱而导致性功能衰退。有的则可能由于内分泌系统的疾病、生殖器本身发育不全或有损伤、疾病而引起。中医认为阳痿多因先天肾阳亏损、房劳太过、思虑忧郁、惊恐受吓、过食肥甘引起肾阳虚衰、心脾两亏、肝经郁滞、湿热下注，导致筋脉弛缓、兴阳无力。其中肾阳虚者伴畏寒膝软；心脾亏者伴心悸气短；肝气郁者伴胁痛腹胀，湿热下注者伴阴部湿痒，口苦尿赤。

1 海虾壮阳酒

　　【原料处方】海虾米、菟丝子各6克，核桃仁、棉子仁、杜仲、巴戟天、朱砂、骨碎补、枸杞子、川续断、牛膝各3克，白酒500毫升。

　　【制用方法】将朱砂研细末，其余药研为粗末，装入布袋，和白酒一同置于洁净容器中，密封，浸泡。15日后过滤去渣取液。口服。每日2次，每次服10～15毫升。

　　【功效主治】补肾壮阳。主治阳痿。

2 海马补肾酒

【原料处方】海马 1 对，白酒 500 毫升。

【制用方法】将海马洗净，和白酒一同置于洁净容器中，密封，浸泡。15 日后即成。口服。每日 3 次，每次服 10～20 毫升。

【功效主治】补肾助阳。主治阳痿不举、腰膝酸软等。

3 双红助阳酒

【原料处方】红参、红花、鹿茸各 10 克，炙黄芪、桑寄生、女贞子、金樱子、锁阳、淫羊藿各 15 克，玉竹、薏苡仁各 30 克，炙甘草 6 克，白酒 1500 毫升。

【制用方法】将上药共研为粗末或切片，纱布袋装，扎口，和白酒一同置于洁净容器中，密封，浸泡。14 日后即可过滤去渣取液饮用。口服。每日 2 次，每次服 10～20 毫升。

【功效主治】益气养血，补肾助阳，强筋壮骨。主治阳虚畏寒、腰膝酸软、阳痿早泄、肩背四肢关节疼痛等症。

4 淫羊藿地黄酒

【原料处方】淫羊藿 250 克，熟地黄 150 克，白酒 1250 毫升。

【制用方法】将淫羊藿、熟地黄切碎，装入纱布袋内，扎好，放入白酒中，密封，春夏季浸泡 3 日，秋冬季浸泡 5 日，即可过滤去渣取液饮用。随量温饮，令酒力相续，勿使大醉。

【功效主治】补肾助阳。主治肾虚型阳痿、宫冷不孕、腰膝无力、筋骨酸痛等症。

5 百花如意醺春酒

【原料处方】沉香、玫瑰花、蔷薇花、梅花、桃花、韭菜花各 30 克，核桃肉 240 克，米酒、烧酒各 2500 毫升。

【制用方法】将前 7 味药用绢袋盛，悬于坛中，再将米酒和烧酒一同置入，密封，浸泡。30 日后即可过滤去渣取液。随意饮之，久服效佳。

【功效主治】益肾固精，强阳起痿。主治肾阳不足、阳痿不举、小便淋沥、男女不育。

6 狗肾壮阳酒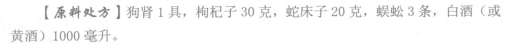

【原料处方】狗肾 1 具，枸杞子 30 克，蛇床子 20 克，蜈蚣 3 条，白酒（或黄酒）1000 毫升。

【制用方法】将 4 味药和白酒（或黄酒）一同置于洁净容器中，密封，浸泡。7 日后即可过滤去渣取液饮用。每日服 1 次，每次约服 40 毫升，温热饮。连服 10 日为 1 个疗程。

【功效主治】补肾壮阳，散寒祛风，熄风止痉，解毒散结，通络止痛。主治阳痿早泄、面色无华等。

7 五加二仙酒

【原料处方】南五加皮、仙茅、淫羊藿各 60 克，白酒 2000 毫升。

【制用方法】将五加皮、仙茅、淫羊藿共切碎，装入纱布袋内，扎紧口，和白酒一同置于洁净容器中，密封，浸泡。隔日摇动 1 次，经 30 日后即可过滤去渣取液饮用。每日 2 次，每次温服 20 ～ 30 毫升。

【功效主治】滋补肾阳，强腰壮骨，益精举坚。主治男子阳虚、腰膝酸软、肢体发冷、腿软无力、阳痿滑精、男子不育等。

8 海马酒

【原料处方】海马 1 对，枸杞子 60 克，白酒 500 毫升。

【制用方法】将上述 2 味药和白酒一同置于洁净容器中，密封，浸泡。置于阴凉处，14 日后即可取上清液饮用。每日 1 次，睡前温服 15 ～ 20 毫升。

【功效主治】补肾阳。主治肾阳虚弱、命门不足的阳痿，腰膝酸软等。

9 锁阳益精酒

【原料处方】锁阳 30 克，白酒 500 毫升。

【制用方法】将锁阳粗碎和白酒一同置于洁净容器中，密封，浸泡。7 日后过滤药渣取液，装瓶饮用。每日 2 次，每次 15 ～ 20 毫升。

【功效主治】益精壮阳，养血强筋。主治肾虚阳痿、腰膝无力、遗精滑泄、精血不足、倦怠、其面不荣等病症。

10　补肾益精酒

【**原料处方**】淫羊藿 125 克，锁阳、巴戟天、黄芪、熟地黄各 62 克，枣皮、制附子、肉桂、当归各 22 克，肉苁蓉 50 克，枸杞子、桑椹、菟丝子各 34 克，韭菜子、前胡各 16 克，甘草 25 克，白酒 2500 毫升。

【**制用方法**】将以上诸药研为粗末，装入布袋，和白酒一同置于洁净容器中，密封，浸泡。15 日后，过滤去渣即成。口服。每日服 3 次，每次 25 毫升。

【**功效主治**】补肾益精，滋阴壮阳。主治肾虚阳痿、不育症、腰膝酸软、四肢乏力、耳鸣眼花等症。

11　鹿茸补肾酒

【**原料处方**】鹿茸 40 克，冬虫夏草 27 克，白酒 2000 毫升。

【**制用方法**】将鹿茸、冬虫夏草共粗碎，和白酒一同置于洁净容器中，密封，浸泡。每日振摇 1 次或 2 次，15 日后过滤去渣留液。口服。每日 2 次，每次 10～30 毫升。

【**功效主治**】补肾壮阳填精，强筋壮骨。主治阳痿、早泄等症。

【**注意**】阴虚火旺者忌服。

12　仙灵壮阳酒

【**原料处方**】淫羊藿 60 克，补骨脂，当归、菟丝子各 30 克，金樱子 150 克，牛膝、川芎、巴戟天、小茴香、肉桂、杜仲各 15 克，沉香 8 克，白酒 4000 毫升。

【**制用方法**】将小茴香、补骨脂炒至略黄，与其他药物共装入绢袋中，扎紧袋口，同白酒一同置入洁净容器中，密封，隔水煮 3 小时后，埋入地下 3 日，退去火毒即成。早、晚各口服 1 次，每次饮服 20～30 毫升。

【**功效主治**】壮阳固精，健筋骨，补精髓。主治阳痿遗精、早泄等症。

【**注意**】阴虚火旺者忌服。

13　韭菜子酒

【**原料处方**】韭菜子 100 克，米酒（或高粱酒）500 毫升。

【**制用方法**】将韭菜子研碎，和米酒一同置于洁净容器中，密封，浸泡。每日摇匀 1 次，7 日后可饮用。每日 3 次，每次 10 毫升，饭后服。

【功致主治】助阳固精。主治阳痿、遗精、早泄、腰膝冷痛等症。

14 菊花补肾酒

【原料处方】甘菊花 200 克，生地黄 100 克，枸杞子、当归各 60 克，米酒 3000 毫升。

【制用方法】将以上药物粗碎，装入容器内，加适量水，使水没过药材，用文火煎煮 30 分钟后冷却，再将米酒和药液一同置于洁净容器中，加盖密封。浸泡 14 日后即可饮用。每日 2 次，每次 10 ～ 30 毫升。

【功致主治】补肾填精，滋阴壮阳。主治阳痿、早泄、遗精等症。

15 六味壮阳酒

【原料处方】巴戟天 150 克，牛膝 75 克，枸杞根 70 克，麦冬、干地黄各 100 克，防风 45 克，白酒 1000 毫升。

【制用方法】将上述药共研粗末，装入纱布袋中，扎口，和白酒一同置于洁净容器中，密封，浸泡。15 日后过滤，去渣取液备用。每日 3 次，每次 10 ～ 30 毫升，温饮。常令酒气相续为佳，勿致过量。

【功致主治】强肝益肾，补虚兴阳。主治虚劳羸瘦、阳痿不举等症。

16 苁蓉强壮酒

【原料处方】肉苁蓉 50 克，牛膝 40 克、菟丝子、制附子、肉豆蔻、肉桂、炮姜各 20 克、花椒、巴戟天各 30 克，补骨脂、楮实子各 25 克，木香、蛇床子各 15 克，鹿茸 10 克，白酒 1500 毫升。

【制用方法】将前 14 味捣碎，和白酒一同置于洁净容器中，密封，浸泡。每日振摇 1 次或 2 次，7 日（春夏 5 日）后过滤去渣留液。空腹温饮。每日 2 次，每次 10 ～ 20 毫升。

【功致主治】补益肝肾，聪耳明目，强筋壮骨。主治肝肾亏虚、下元虚冷、阳痿早泄、宫冷不孕等症。

【注意】附子有毒，须炮制。本酒不宜多服、久服，孕妇及脾胃虚寒者忌服。

17 菊花巴戟熟地黄酒

【原料处方】巴戟天 60 克，熟地黄 45 克，枸杞子 30 克，制附片 20 克，菊花 50 克，炒蜀椒 30 克，白酒 2500 毫升。

【制用方法】将以上 6 味药去净灰渣，捣为粗末，用纱布袋装好，扎紧口，和白酒一同置于干净瓶中，加盖密封。置于阴凉干燥处，经常摇动几次，10 日后即可开封过滤去渣取饮。每日早、晚各 1 次，每次温服 10～15 毫升。

【功致主治】补肾壮阳，益精明目，强壮筋骨。主治肾阳亏虚、精血不足所致的腰膝酸冷、阳痿不举、小便频数，甚或失禁、头晕眼花、目暗眩晕等病症。

18 东北三宝酒

【原料处方】貂鞭 1 具，人参、鹿茸片各 30 克，白酒 1000 毫升。

【制用方法】将人参切片，与貂鞭、鹿茸片和白酒一同放入洁净容器中，密封，浸泡。经常摇动，2 个月后取上清酒液饮服。每日 2 次，每次温服 20 毫升。

【功致主治】补肾壮阳，养血益精。主治肾阳亏虚、阳痿滑精、腰膝酸软、精神委靡、畏寒肢冷、小便清长等。

19 补肾温阳酒

【原料处方】胡桃肉 120 克，杜仲、补骨脂各 60 克，小茴香 20 克，白酒 2000 毫升。

【制用方法】将上述 4 味药切碎，和白酒一同置于洁净容器中，密封，浸泡。30 日后过滤去渣取液即可。口服。每日 2 次，每次 20 毫升。

【功致主治】补肾温阳，壮腰填精。主治肾阳虚弱、阳痿遗精、腰膝酸软、肢体冷痛、小便频数、性功能减退等。

20 鹿茸补酒

【原料处方】鹿茸片、牛膝、川芎各 10 克，黄芪、山药各 30 克，杜仲 15 克，肉桂 3 克，米酒 2500 毫升。

【制用方法】将上述各药和米酒一同放入清洁干燥的容器中，加盖密封，放置阴凉处，浸泡 3 个月以上，取上酒液饮用。每日 2 次或 3 次，每次 15～30 毫升，空腹饮用。

【**功效主治**】壮肾阳,益气血,强筋骨,固膀胱。主治男子虚劳精衰、气血两亏、阳痿滑精等症。

21 楮子鹿茸桂姜酒

【**原料处方**】楮实子(微炒)50克,鹿茸(涂酥炙去毛)、制附子、川牛膝、巴戟天、石斛、大枣各30克,炮姜、肉桂各15克,白酒1000毫升。

【**制用方法**】将以上诸药共捣末,装入布袋,和白酒一同置于洁净容器中,密封,浸泡。8日后开取,过滤去渣取液,饮用。每日早、晚各1次,每次空腹饮服15～20毫升。

【**功效主治**】补肾壮阳,壮筋骨,暖脾胃。主治肾阳虚损而阳痿滑泄、脾胃虚冷、饮食不佳、面色无华等症。

22 一味温肾酒

【**原料处方**】仙茅120克,白酒500毫升。

【**制用方法**】将仙茅9蒸9晒后,放入干净的器皿中,再倒入酒浸泡,密封,浸泡。经7日后开启,过滤去渣取液,装瓶备用。空腹服用。每日早、晚各1次,每次15～20毫升。

【**功效主治**】温肾壮阳,祛寒除湿。主治阳痿滑精、腰膝冷痛、男子精冷等症。

【**注意**】此酒阴虚火旺者忌服。

23 一味淫羊藿酒

【**原料处方**】淫羊藿250克,米酒2500毫升。

【**制用方法**】将淫羊藿研为粗末,和米酒一同置于洁净容器中,密封,浸泡。15日后过滤去渣取液,备用。口服。每日3次,每次5～10毫升。

【**功效主治**】补肾壮阳,强筋壮骨。主治肾阳虚衰、阳痿不举等症。

【**注意**】阴虚火旺、外感发热者忌服。

24 鹿茸山药酒

【**原料处方**】鹿茸5克,山药30克,白酒500毫升。

【**制用方法**】将鹿茸、山药切片,和白酒一同置于洁净容器中,密封,浸泡。

7 日后取上清液即可饮用。每日 3 次，每次 15 ～ 20 毫升。

【功效主治】养血益阳，强筋壮骨。主治性欲减退、阳痿、早泄等症。

【注意】阴虚火旺者忌服。

【附记】本方源于《普济方》。

25 三石温肾酒

【原料处方】白石英 15 克，阳起石 10 克，磁石 12 克，白酒 500 毫升。

【制用方法】将白石英、阳起石、磁石分别用水淘洗干净，捣成碎粒，装入药袋，和白酒一同置于洁净容器中，密封，浸泡。每日摇动数次，7 日后过滤去渣取液。每日 3 次，每次 10 ～ 30 毫升，温服。

【功效主治】温肾壮阳。主治阳痿早泄、精神委靡等症。

【注意】阴虚火旺者忌服。

【附记】本方源于《药酒汇编》。

26 锁阳韭子酒

【原料处方】锁阳、韭菜子各 80 克，白酒 1000 毫升。

【制用方法】将锁阳切碎与韭菜子和白酒共同装入干净瓶中，加盖密封，置于阴凉干燥处。常摇动几次，经 7 ～ 10 日后即可开封取饮。每日早、晚各 1 次，每次温服 15 ～ 20 毫升。

【功效主治】补肾壮阳。主治肾阳亏虚所致的阳痿不举，或举而不坚、腰膝酸软、滑精早泄等。

27 锁阳苁蓉酒

【原料处方】锁阳、肉苁蓉各 60 克，龙骨 30 克，桑螵蛸 40 克，茯苓 20 克，白酒 2500 毫升。

【制用方法】将前 5 味粗碎，和白酒一同置于洁净容器中，密封，浸泡。每日振摇 1 ～ 2 次，14 日后过滤去渣留液。口服。每日 2 次，每次 10 ～ 20 毫升。

【功致主治】补肾壮阳，固精。主治肾阳虚损、阳痿、早泄、便溏、腰酸。

28 补益精志酒

【原料处方】熟地黄 120 克，全当归 150 克，川芎、杜仲、白茯苓各 45 克，甘草、金樱子、淫羊藿各 30 克，金石斛 90 克，白酒 1250 毫升。

【制用方法】将前 9 味加工成粗末，以纱布包，和白酒一同置于洁净容器中，密封，浸泡。放置 15 日后，过滤去渣取液，贮瓶备用。口服。每日早、晚各服 1 次，每次空腹服 15 ～ 20 毫升。

【功致主治】滋阴壮阳，活血通络。主治肾虚阳痿、腰膝酸软、形体消瘦、饮食欠佳等。

29 五子固精酒

【原料处方】覆盆子、菟丝子、金樱子、楮实子、枸杞子、桑螵蛸各 12 克，白酒 500 毫升。

【制用方法】将前 6 味加工成粗末，用医用纱布包好，和白酒一同置于洁净容器中，密封，浸泡。每日摇匀 1 次，放置 14 日后，过滤去渣取液，贮瓶备用。口服。每日 2 次，每次服 15 ～ 20 毫升。

【功致主治】补肝肾，益精髓，固精缩尿，明目。主治腰膝冷痛、阳痿、滑精、小便频数、视物模糊、白带过多等症。

30 二子助阳酒

【原料处方】覆盆子、韭菜子各 30 克，黄酒 500 毫升。

【制用方法】将覆盆子、韭菜子炒熟，研细，混匀，和黄酒一同置于洁净容器中，密封，浸泡。每日摇匀 1 次，7 日后过滤去渣取液即可。口服。每日服 2 次，每次 60 毫升。

【功致主治】益肾助阳。主治阳痿、精冷、精少。

31 虫草雪莲酒

【原料处方】冬虫夏草 50 克，雪莲花 30 克，白酒 1000 毫升。

【制用方法】将冬虫夏草、雪莲花和白酒一同置于洁净容器中，密封，浸泡。

每日摇匀1次，15日后即成。口服。每日2次，每次5～10毫升。虫草与雪莲花待酒尽后可服食。

【功效主治】补肾益精。主治阳痿、遗精。

32 红参海马酒

【原料处方】红参、淫羊藿、菟丝子、肉苁蓉各30克，海马15克，鹿茸9克，海狗肾（炙）1对，韭菜子60克，白酒1000毫升。

【制用方法】将以上8味药加工成粗末，用纱布包，和白酒一同置于洁净容器中，密封，浸泡。放置14日后，过滤去渣取液，贮瓶备用。每晚临睡前服30毫升。

【功效主治】补肾壮阳。主治阳痿不举、腰膝酸软、精神倦怠等症。

33 三草酒

【原料处方】老虎须草240克，香花草60克，木贼草、过江龙各45克，白酒1500毫升。

【制用方法】将以上诸药洗净，切碎，和白酒一同置于洁净容器中，密封，浸泡。约7日后，过滤去渣，即可取用。每日服2次，每次服30～50毫升。随制随用，不宜久置。如临卧前加服1次至微醉，效果尤佳。

【功效主治】清利湿热。主治阳痿日久、完全不举者尤宜。

34 海马参茸酒

【原料处方】海马15克，鹿茸9克，海狗肾1对，高丽参、淫羊藿、菟丝子、肉苁蓉各30克，韭菜子60克，白酒1000毫升。

【制用方法】将前8味药蒸软、切碎，和白酒一同置于洁净容器中，密封，浸泡。每日摇匀1次，14日后即可过滤去渣取液。睡前口服。每日1次，每次15～30毫升。

【功效主治】补肾壮阳，养血填精。主治阳痿不举、精神倦怠等症。

【附记】本方源于《药酒汇编》。

35 红参海狗肾酒

【原料处方】红参1根，海狗肾1具，高粱酒500毫升。

【制用方法】将海狗肾洗净，切碎，装入药袋，与红参和高粱酒一同置于洁净容器中，密封，浸泡。每日摇匀1次，15日后过滤去渣取液。口服。每日2次，每次10～15毫升。

【功效主治】补肾壮阳，益精添髓。主治元气不足、肾阳虚衰所致的阳痿精少、腰膝酸软等症。

【注意】阴虚火旺者已经外感发热者忌服。

36 木瓜壮阳酒

【原料处方】木瓜250克，米酒或低度白酒1000毫升。

【制用方法】将木瓜切片，和米酒或低度白酒一同置于洁净容器中，密封，浸泡。14日后即可。每日2次，每次15毫升。连服15日为1个疗程。

【功效主治】温肾壮阳。主治肾虚、阳痿不举、早泄等症。

早泄

早泄是指性交时间极短，甚至性交前即泄精的病症，也是一种男子常见的性功能障碍。早泄可与遗精、阳痿并见，亦可单独出现。

中医学认为，精液的藏泄，与心、肝、肾三脏功能失调有关。倘若心火过旺，肝内相火炽烈，二火相交、扰动精关，致使精关不固，因而发生早泄或滑精；或者情志不遂，肝郁气滞，疏泄失常，约束无能，因而造成过早泄精；或纵欲精竭，阴亏火旺，精室受灼，致使固守无权；或者少年误犯手淫，过早婚育，戕伐太过，以致肾气虚衰，封藏失固，以致精泄过早。

临床可分为以下三种证型：①心脾两虚型，证见早泄，伴见身倦乏力，心悸怔忡，失眠多梦，面色不华，自汗健忘，大便溏泄，食纳减少，舌质淡嫩，脉细无力。治宜补益心脾，益气固精。②肾气虚损型，证见早泄，滑精，听力减退，头晕耳鸣，腰脊酸软，头发脱落，牙齿摇动，夜间多尿，小便频数，尿后余沥，面色淡白，舌淡苔白，脉细弱。治宜温肾平补，清心固涩。③肝经湿热型，证见早泄，口苦胁痛，烦闷不舒，食欲不振，小便黄赤，淋浊尿痛，舌苔黄，脉弦有力，治宜清理肝胆湿热。

1 温肾固精酒

【原料处方】肉苁蓉、锁阳各60克，桑螵蛸40克，龙骨30克，茯苓20克，白酒2500毫升。

【制用方法】将以上诸药共制粗末，装入药袋，和白酒一同置于洁净容器中，密封，贮存。每日摇匀1次，15日后即可过滤去渣取液。口服。每日2次，每次服10～20毫升。

【功效主治】温阳补肾，固精。主治肾阳虚衰所致的阳痿、早泄、便溏、腰酸等。

2 巴戟熟地黄酒

【原料处方】巴戟天（去心）、甘菊花各60克，熟地黄45克，枸杞子、川椒各30克，制附子20克，白酒1500毫升。

【制用方法】将以上诸药捣碎，和白酒一同置于洁净容器中，密封，浸泡。约7日后，过滤去渣取液，即可饮用。口服。每日早、晚各1次，每次空腹温服15～30毫升。

【功效主治】补肾壮阳。主治肾阳久虚、早泄、阳痿、腰膝酸软等症。

3 公鸡殖助阳酒

【原料处方】公鸡殖（鲜品）200克，淫羊藿、夜交藤、仙茅、路路通、龙眼肉各100克，白酒2500毫升。

【制用方法】将淫羊藿、夜交藤、仙茅、路路通、龙眼肉制成粗粒，和白酒一同置于洁净容器中，最后加入公鸡殖，密封，浸泡。每日摇匀1次，10日后过滤去榨取液，备用。口服。每日2次，每次10～20毫升。

【功效主治】温肾助阳，益精添髓。主治早泄。

4　沙苑莲须酒

【原料处方】沙苑子90克，莲子须、龙骨各30克，芡实20克，白酒500毫升。

【制用方法】将4味药捣碎，装入药袋，和白酒一同置于洁净容器中，密封，浸泡。每日摇匀数次，14日后过滤去渣取液，备用。口服。每日1次，每次10～20毫升。

【功效主治】补肾养肝，固精。主治早泄、遗精等症。

5　地黄固精酒

【原料处方】熟地黄30克，枸杞子15克，当归7克，白酒500毫升。

【制用方法】将以上药研制为粗末，装入药袋，和白酒一同置于坛中，加盖，隔水蒸2小时，取下冷却，密封好后埋入土中以除火气。7日后过滤去渣取液，备用。口服。每日早、晚各1次，每次15～30毫升。

【功效主治】养血益精，温肾补阳。主治遗精早泄、腰膝酸软等症。

【注意】脾胃虚弱、气滞痰多、脘腹胀满、食少便溏者忌服。

【附记】本方源于《惠志堂经验方》。

6　金樱早泄酒

【原料处方】金樱子500克，人参、续断、淫羊藿、蛇床子各50克，白酒2500毫升。

【制用方法】将上药研成粗末和白酒一同置于洁净容器中，密封，浸泡。15日后即可过滤去渣取液饮用。每日早、晚各1次，每次25毫升。10日为1个疗程，可服至病愈为止。

【功效主治】益肾固精。主治肾虚精关不固之早泄。

7　二子内金酒

【原料处方】菟丝子、韭菜子各100克，鸡内金、益智仁各50克，白酒750毫升。

【制用方法】将4味药粗碎，和白酒一同置于洁净容器中，密封，浸泡。7日后，过滤去渣取液，备用。口服。每日3次，每次15～30毫升。

【功致主治】补肾壮阳，固精。主治早泄。

8 蛤蚧补肾酒

【原料处方】蛤蚧 1 对，菟丝子、淫羊藿各 30 克，龙骨、金樱子各 20 克，沉香 3 克，白酒 2000 毫升。

【制用方法】先将蛤蚧去掉头足，粗碎。再将其余 5 味药加工粉碎，和蛤蚧一同装入药袋中，与白酒共置于洁净容器中，密封，浸泡。每日摇匀数次，20 日后过滤去渣取液，备用。口服。每日 2 次，每次 15～30 毫升。

【功致主治】补肾固精。主治阳痿、早泄。

9 三鞭双地酒

【原料处方】狗鞭、海狗鞭、黄牛鞭各 60 克，生地黄、熟地黄各 30 克，白酒 1500 毫升。

【制用方法】将 5 味药粗碎，和白酒一同置于洁净容器中，密封，浸泡。每日振摇 1 次或 2 次，30 日后过滤去渣留液。睡前口服，每日 1 次，每次 10～30 毫升。

【功致主治】补肾壮阳。主治肾阳虚损、阳痿、早泄、遗精、畏寒肢冷。

10 鹿茸首乌酒

【原料处方】鹿茸片 10 克，制首乌 50 克，生地黄 40 克，白酒 1500 毫升。

【制用方法】将首乌洗净焖软，切成约 1 厘米见方的块；生地黄淘洗后切成薄片，待晾干水分后与首乌、鹿茸片和白酒一同置于洁净容器中，密封，浸泡。隔 3 日搅拌 1 次，15～20 日之后即可开坛滤去药渣饮用。每日晚临睡前服 1～2 盅。

【功致主治】益肾填精，双补阴阳。主治阴阳俱虚之早泄等。

11 女贞子补肾酒

【原料处方】女贞子（干品）250 克，米酒 500 毫升。

【制用方法】将女贞子洗净后泡入米酒中，装瓷瓶中密封，浸泡。30 日后启封饮用。每日可饮用 1 次或 2 次，每次 10～20 毫升，也可按个人酒量酌饮。

【功致主治】补肾益肝，乌发明目。主治肝肾阴虚之早泄等。

12　蛤蚧狗鞭酒

【原料处方】蛤蚧1对，狗鞭1具，沉香4克，巴戟天、肉苁蓉、枸杞子各30克，山茱萸120克，白酒2500毫升，蜂蜜100克。

【制用方法】将蛤蚧去掉头足，碎为粗末。狗鞭酥炙，碎为粗末。余5味研为粗末，与研好的蛤蚧、狗鞭一同用医用纱布包好，和白酒共置于洁净容器中，密封，浸泡。每日摇晃数下，放置21日后，过滤去渣。加入蜂蜜搅拌混匀即可。

【功致主治】补肾壮阳。主治早泄、阳痿、精神委靡等。

13　细辛丁香酒

【原料处方】细辛、丁香各20克，95％乙醇100毫升。

【制用方法】将2味药一同置于乙醇内，密封，浸泡。30日后即可。外用，使用时，以此浸液涂搽阴茎的龟头部位，经2～3分钟后即可行房事。

【功致主治】凉血。主治因心理因素所致的早泄者。

遗　精

遗精是指不因性交而精液自行外泄的一种男性性功能障碍性疾病，如果有梦而遗精者称为"梦遗"；无梦而遗精者，甚至清醒的时候精液自行流出称为"滑精"。但是如果发育成熟的男子，每月偶有1次或2次遗精，且次日无任何不适者，属生理现象，不是病态，不需任何治疗，假若遗精比较频繁，每周达2次以上，且影响学习和工作者，则需治疗，才不致影响身体健康。中医认为，肾藏精，宜封固不宜外泄。凡劳心太过，郁怒伤肝，恣情纵欲，嗜食醇酒厚味，均可影响肾的封藏而遗精。

1　鸡肝肉桂酒

【原料处方】雄鸡肝60克，肉桂30克，白酒750毫升。

【制用方法】将前2味切碎，和白酒一同置于洁净容器中，密封，浸泡。经常摇动，7日后，过滤去渣取液，即成。残渣暴晒干研细末，随酒送服。口服。每次服15～25毫升，每晚临睡前服1次，并送服药末3～5克。

【功致主治】补肝肾，温阳止遗。主治遗精、遗尿。

【附记】本方源于《药酒汇编》。

2　宁神固精酒

【原料处方】桑螵蛸、茯神、石菖蒲各40克，麦冬25克，莲子24克，枣仁、远志、龟板各30克，龙骨4克，黄连10克，白酒1000毫升。

【制用方法】将上药和白酒一同置于洁净容器中，密封，浸泡。每日摇匀1次，2月后即可过滤去渣取液饮用。每日睡前饮1杯。

【功致主治】宁神益智，强肾固精。主治肝血不足而致遗精频繁、神经衰弱、梦多纷杂等症。

3　六神酒

【原料处方】人参、白茯苓、麦冬各60克，杏仁80克，生地黄、枸杞子各150克，白酒1500毫升。

【制用方法】先将麦冬、生地黄、枸杞子加工切碎，加水2600毫升煎成1000毫升，取药汁与白酒混匀，置瓷锅中煮至1000毫升，待冷后置容器中，加入人参末和杏仁末、茯苓末，密封，浸泡。每日摇晃1次，7日后即可过滤去渣取液。口服。每日服2次，每次服20毫升。

【功致主治】补精髓，益气血。主治遗精、腰膝软弱、头昏神倦、便秘、面色无华等。

4　一味止遗酒

【原料处方】山茱萸50克，白酒500毫升。

【制用方法】将山茱萸切碎，装入药袋，和白酒一同置于洁净容器中，密封，浸泡。每日摇匀1次，7日后过滤去渣取液，备用。口服。每日2次，每次10～20毫升。

【功致主治】补肝益肾，收敛固涩。主治肾虚、遗精、体虚多汗等症。

【注意】凡命门火炽、素有湿热、小便淋涩者忌服。

165

5　沙苑蒺藜酒

【原料处方】沙苑蒺藜 150 克，锁阳 50 克，菟丝子 55 克，怀牛膝 40 克，白酒 1000 毫升。

【制用方法】将上药和白酒一同置于洁净容器中，密封，浸泡。30 日后即可。口服。每日早、晚各 1 次，每次 10 ～ 20 毫升。

【功效主治】补肝益肾，壮腰健身。主治肾精亏虚而致的遗精、疲乏、浑身无力等症。

6　滋阴止遗酒

【原料处方】刺猬皮 60 克，莲子 40 克，墨旱莲、女贞子、金樱子各 20 克，韭菜子 30 克，山茱萸 24 克，白酒 500 毫升。

【制用方法】将上药粗碎，装入药袋，和白酒一同置于洁净容器中，密封，浸泡。30 日后过滤去榨取液，备用。口服。每日早、晚各 1 次，每次 10 ～ 30 毫升。

【功效主治】滋阴养肾，固精止遗。主治遗精日久、头晕失眠等症。

7　钟乳补益酒

【原料处方】胡麻仁 100 克，熟地黄 120 克，淮牛膝、五加皮各 60 克，淫羊藿 45 克，肉桂、防风各 30 克，钟乳 75 克，白酒 7500 毫升。

【制用方法】先将胡麻仁置容器中，加水适量，煮至水将尽时取出捣烂，备用；再将钟乳用甘草汤浸泡 3 日，取出后浸入牛奶中 2 小时，再蒸约 2 小时后取出，用温水淘洗干净，研碎备用。其余 6 味加工成粗末，与胡麻仁、钟乳同入布袋，置容器中，加入白酒，密封，浸泡。放置 14 日后，过滤去渣取液，贮瓶备用。口服。每日 2 次，每次空腹温服 10 ～ 15 毫升。

【功效主治】补肝肾，添骨髓，益气力，逐寒湿。主治头昏遗精、关节疼痛、畏寒肢冷等。

8　巴戟二子酒

【原料处方】巴戟天、菟丝子、覆盆子各 30 克，米酒 1000 毫升。

【制用方法】将 3 味药捣碎，和米酒一同置于洁净容器中，密封，浸泡。

约 7 日后，过滤去渣取液，即可饮用。口服。每日 2 次或 3 次，每次服 10 ～ 15 毫升。

【功致主治】补肾涩精。主治精液异常、滑精、小便频数、腰膝冷痛等。

【注意】凡阴虚火旺者忌服。

【附记】本方源于《药酒汇编》。

9　地黄首乌酒
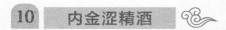

【原料处方】生地黄 400 克，何首乌 500 克，酒曲 100 克，黄米 2500 克。

【制用方法】将上药煮取浓汁，同酒曲、黄米如常法酿酒，密封。春夏 5 日，秋冬 7 日即可。如果发现有绿汁，此为精华，宜先饮之，再过滤去渣取液，备用。口服。每日 3 次，每次 10 ～ 20 毫升。

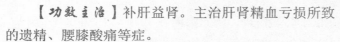

【功致主治】补肝益肾。主治肝肾精血亏损所致的遗精、腰膝酸痛等症。

10　内金涩精酒

【原料处方】生鸡内金 350 克，白酒 1500 毫升。

【制用方法】将鸡内金洗刷干净，置洁净的瓦片上，用文火焙约 30 分钟。候成焦黄色取出，研细。备用。口服。每次服本散 3.5 克，用热蒸白酒 15 毫升调和均匀后，用温开水送服。每日清晨及睡前各服 1 次，服至痊愈为止。

【功致主治】消食健脾、除烦涩精。主治结核病患者遗精。

11　地黄枸杞酒

【原料处方】熟地黄 125 克，枸杞子 60 克，高粱酒 1800 毫升。

【制用方法】将前 2 味粗碎，和高粱酒一同置于洁净容器中，密封，浸泡。每日振摇 1 ～ 2 次，10 日后去渣留液。睡前口服。每日 1 次，每次 20 ～ 30 毫升。

【功致主治】补肾壮腰，乌发明目。主治肾虚遗精、腰膝酸软、须发早白、牙齿动摇等症。

男子不育

凡到达生育年龄的男子，结婚2年以上，未采取任何避孕措施，并且排除女方不孕因素，而不能生育者称为男子不育症。

男性生殖生理活动主要包括精子的产生、成熟、排出、精卵会合等几个过程，凡以上过程中任何一个环节受干扰，均可影响生育能力，包括：①因睾丸、前列腺或中枢病变导致精子发生障碍，精液成分异常，如各种先天性睾丸疾病、睾丸萎缩、睾丸发育不全、垂体功能减退、慢性前列腺炎、精囊炎等。②因精道及附性腺病变导致精道阻塞，精子排出不畅，如附睾炎、附睾结核、先天性输精管缺如等。另外，因外生殖器畸形、性功能障碍，如阳痿早泄、不射精等也可使精液不能进入女性生殖道，引起不育。此外，环境改变、精神紧张也不可忽视。

中医认为引起不育症的原因诸多，主要因肾虚精少、气血不和所致。

1 双肉生育酒

【原料处方】莲子肉、松子仁、白果仁、龙眼肉各10克，白酒500毫升。

【制用方法】将前4味药切碎，和白酒一同置于洁净容器中，密封，浸泡。15日后过滤去渣取液即成。口服。每日服2次，每次30～50毫升，或随量饮之。

【功效主治】滋阴壮阳。主治男子不育、身体羸弱、心悸怔忡、神疲乏力等症。

2 归神枸杞酒

【原料处方】全当归、茯神、枸杞子、葡萄干、核桃仁、龙眼肉、杜仲、川牛膝各30克，白酒2500毫升。

【制用方法】将以上药共制粗末，装入药袋，和白酒一同置于洁净容器中，密封，储存。每日摇动1次，10日后过滤去渣取液即成。口服。每日2次，每次10～15毫升。

【功效主治】补肾填精，养心安神。主治肝肾亏虚、精血不足所致的男子不育等症。

3 青松龄药酒

【原料处方】红参须60克，红花125克，淫羊藿250克，熟地黄500克，鞭胶 50 克，枸杞子 250 克，芦丁粗品 10 克，鹿茸粉 17 克，睾丸粗粉 225 克（牛羊睾丸），蔗糖 1000 克，白酒 15 升。

【制用方法】将前 9 味切成薄片，和白酒一同置于洁净容器中，加入蔗糖搅匀，密封，浸泡。7 日后，过滤去渣，备用。口服。每日早、晚各服 1 次，饭前服 20 毫升。

【功效主治】益气养血，生精壮阳。用于阳痿不育、阴虚盗汗。

【注意】妇女忌服。

4　鸡睾酒

【原料处方】鲜鸡睾丸 40 克，淫羊藿、夜交藤、仙茅、路路通、桂圆肉各 20 克，白酒 500 毫升。

【制用方法】将前 6 味切碎，和白酒一同置于洁净容器中，密封，浸泡。30 日后，过滤去渣取液，即成。口服。每日服 3 次，每次空腹服 40 毫升。

【功效主治】补肾强精。主治不育症等。

【附记】本方源于《药酒汇编》。

5　枸杞多子酒

【原料处方】枸杞子、桂圆肉、核桃肉、白米糖各 250 克，烧酒 7000 毫升，糯米酒 500 毫升。

【制用方法】将前 3 味捣碎，装入布袋，和烧酒一同置于洁净容器中。再将糯米酒和白米糖（击碎）加入，密封，浸泡。21 日后过滤去渣取液，即成。口服。每日 2 次，每次服 30 ～ 50 毫升。

【功效主治】补肾健脾，养血脉，抗衰老。主治脾肾两虚、面色萎黄、精神委靡、腰膝酸软、阳痿早泄、精少不育等症。

【附记】本方源于《奇方类编》。

6　参药助阳酒

【原料处方】生晒参 15 克，山药 30 克，海狗肾 1 具，白酒 1000 毫升。

【制用方法】将前 3 味粗碎或切片，装入药袋，和白酒一同置于洁净容器中，密封，浸泡。7 日后，过滤去渣取液，备用。口服。每日 2 次，每次 10 ～ 20 毫升。

【功效主治】补肾壮阳。主治不育症、阳痿滑精等症。

7 鹿茸生精酒

【原料处方】鹿茸 10 克，鹿鞭 15 克，海狗肾 1 对，熟地黄 60 克，韭菜子、巴戟天、淫羊藿、五味子各 30 克，白酒 2500 毫升。

【制用方法】将前 8 味切碎，和白酒一同置于洁净容器中，密封，浸泡。每日振摇 1～2 次，10 日后过滤去渣留液，备用。口服。每日 3 次，每次 10～15 毫升。

【功效主治】补肾壮阳，养血填精。主治不育症（肾精亏虚型）。

【注意】阴虚火旺、大便溏泄者忌服。

8 人参嗣子酒

【原料处方】人参 15 克，鹿茸 5 克，淫羊藿、三七、枸杞子各 10 克，白酒 1000 毫升。

【制用方法】将前 5 味捣碎，和白酒一同置于洁净容器中，密封，浸泡。每日振摇 1～2 次，20 日后过滤去渣留液，备用。口服。每日 2 次，每次 10～15 毫升。

【功效主治】益气生津，壮阳活血。主治肾虚型不育症、性功能减退。

9 五味种子酒

【原料处方】淫羊藿 125 克，桃仁、生地黄各 60 克，枸杞子、五加皮各 30 克，白酒 2000 毫升。

【制用方法】将以上诸药共粗碎，装入药袋，和白酒一同置于洁净容器中，密封，浸泡。每日摇匀 1 次，7 日以后过滤去渣取液，备用。口服。每日 2 次，每次 30 毫升。

【功效主治】补肝益精。主治肾阳虚衰、肾阳不足之不育症。

10 种子延龄酒

【原料处方】人参 24 克，枸杞子、熟地黄各 15 克，远志、母丁香、沙苑蒺藜、淫羊藿各 9 克，荔枝肉 7 枚，沉香 3 克，白酒 1000 毫升。

【制用方法】将以上诸药共制粗末，装入药袋，和白酒一同置于洁净容器中，密封，贮存。每日摇匀 1 次，30 日后过滤去渣取液，备用。口服。每日 1 次或 2

次，每次服 30 毫升，徐徐咽下。

【功效主治】养血生精，益气宁神，广嗣延年。主治肝肾不足及气血虚弱所致的男子不育、疲乏无力等症。

11 续嗣降生酒

【原料处方】制附子、肉桂、杜仲各 35 克，龙齿 30 克，茯苓、川牛膝各 25 克，益智仁 20 克，制雄黄 2 克，白酒 1500 毫升。

【制用方法】将前 8 味粗碎，装入药袋，和白酒一同置于洁净容器中，密封，浸泡。每日振摇 1 次或 2 次，15 日后过滤去渣留液，备用。温饮。每日 3 次，每次 10～15 毫升。

【功效主治】温肾益精。主治肾虚不育。

【注意】附子、雄黄有毒，均须炮制。本药酒不宜多服、久服，孕妇忌服。

12 参七还春酒

【原料处方】红参、淫羊藿、汉三七、枸杞子各 15 克，鹿茸 5 克，白酒 500 毫升。

【制用方法】将前 5 味捣（切）碎，和白酒一同置于洁净容器中，密封，浸泡。15 日后过滤去渣，取上清液，备用。口服。每日 2 次，每次服 10 毫升。

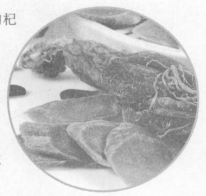

【功效主治】益气生津，壮阳，活血。主治肾虚型男性不育症，性功能减退等。

【附记】本方源于《中国当代中医名人志》。

13 雄蚕蛾益精酒

【原料处方】活雄蚕蛾 20 只，白酒适量。

【制用方法】取雄蚕蛾，在热锅上焙干，研细末，备用。每日服 2 次，每次服药末 3 克，空腹时用白酒 20 毫升冲服。连服 15 日为 1 个疗程。

【功效主治】益阳助性，益精液，活精虫。主治不育症、精液量少、精虫活者少等。

【附记】本方源于《民间百病良方》。

14 鹿鞭黄芪酒

【原料处方】鹿鞭 1 条，黄芪 50 克，白酒 1000 毫升。

【制用方法】将鹿鞭洗净，温水浸润，剖开，去掉内膜，切成细片，与黄芪共同加入白酒，密封，浸泡 1 个月。每日早、晚各 1 次，每次饮服 15 ～ 20 毫升。

【功效主治】壮阳益精，健体抗衰。主治精少不育。

15 香虫雄蚕蛾酒

【原料处方】雄蚕蛾、九香虫各 20 克，白酒适量。

【制用方法】将雄蚕蛾、九香虫在瓦上焙干，研成细末，备用。每日服 2 次，每次取 3 克药末，空腹用白酒冲饮。

【功效主治】兴阳助性，益精。主治早泄滑精、不育、肾虚阳痿等症。

16 羊肾嗣子酒

【原料处方】生羊肾 1 对，沙苑子（隔纸微炒）、龙眼肉、淫羊藿、仙茅、薏苡仁各 60 克，白酒 5000 毫升。

【制用方法】将羊肾洗净切碎和后 5 味药加工成粗末用纱布包，和白酒一同置于洁净容器中，密封，浸泡。放置 10 日后，过滤去渣取液，贮瓶备用。口服。每日 2 次，每次服 10 ～ 15 毫升。或随时随量饮之，勿醉为度。

【功效主治】补肾壮阳。主治阳虚体弱、阳痿、婚后无嗣等症。

17 四子生精酒

【原料处方】锁阳、淫羊藿各 60 克，巴戟天、菟丝子、肉苁蓉各 30 克，王不留行、甘草各 15 克，黄芪 50 克，制附子、车前子、女贞子、蛇床子各 20 克，海狗肾 5 具，山茱萸、熟地黄、枸杞子各 40 克，白酒 2000 毫升。

【制用方法】将上药研为粗末，装入药袋，和白酒一同置于洁净容器中，密封，浸泡。10 日后，取出药袋，压榨取液。口服。每日 2 次，每次 15 ～ 30 毫升。

【功效主治】益气生精。主治男子精子异常不育。

18 广嗣延年酒

【原料处方】人参 24 克，枸杞子、熟地黄各 15 克，远志、母丁香、沙苑蒺藜、淫羊藿各 9 克，荔枝肉 7 枚，沉香 3 克，白酒 1000 毫升。

【制用方法】将上药共研制为粗末，装入药袋，和白酒一同置于洁净容器中，密封，浸泡。每日摇匀 1 次，30 日后过滤去渣取液，备用。口服。每日 1 次或 2 次，每次 10 ～ 30 毫升。

【功效主治】益血生精。主治男子不育等症。

前列腺炎

前列腺炎是中青年男性的常见病之一，可分为急性和慢性两种。急性前列腺炎是由细菌或其毒素所致的前列腺体和腺管的急性炎症；慢性前列腺炎可继发于急性前列腺炎或慢性后尿道炎，也可继发于全身其他部位的感染。诱发因素可以是过度饮酒、会阴部损伤、前列腺增生、房事过度等引起的前列腺长期充血。

急性前列腺炎是男子特有的常见症。急性期表现为全身不适与酸痛，怕冷与发热，体温会很快升高到 39 ～ 40℃。最常见的是局部疼痛症状，不仅前列腺部位的会阴部会感到下坠样疼痛，有时连阴茎部、腰骶部、大腿上端、下腹部以及腹股沟区域，都会出现不明原因的隐痛。细菌性前列腺炎容易引起尿道、膀胱的炎症，往往还会出现尿频、尿急、尿痛以及尿道部位有灼热样感觉等症状，严重时还伴有血尿。

慢性前列腺炎（有细菌性和非细菌性之分）多由急性前列腺炎治疗不当或失治所致。突出表现为病程长，局部症状为排尿不适，有轻度尿频、尿急现象；排尿时尿道与阴茎部位有灼热的感觉，或尿末滴沥不尽；大便时或排尿终末常有白色混浊的前列腺分泌物自尿道口滴出；会阴、肛门、腰骶部、耻骨联合上及外生殖器时有间歇性胀痛与酸胀不适，并可向腹股沟、大腿根部内侧放射。

1 两山芡实酒

【原料处方】山萸肉、怀山药、熟地黄、生芡实各 30 克，菟丝子 40 克，莲子肉 20 克，白酒 600 毫升。

【制用方法】将前 6 味加工成粗末，装入药袋，和白酒一同置于洁净容器中，密封，浸泡。放置 7 日后，过滤去渣取液，贮瓶备用。口服。每日 2 次或 3 次，每次服 20 ～ 30 毫升。

【功效主治】补肾固摄。主治慢性前列腺炎。

2 益肾固涩酒

【原料处方】川萆薢 100 克，龙胆草、车前子各 50 克，芡实 30 克，黄酒 500 毫升。

【制用方法】将以上 4 味药加工成粗末，和黄酒一同置于洁净容器中，隔水煮沸，离火，密封。放置 1 夜，过滤去渣取液，贮瓶备用。口服。每日 2 ～ 3 次，每次服 40 ～ 50 毫升。

【功效主治】清利湿热，益肾固涩。主治急性前列腺炎、前列腺肥大。

3 荠菜清热酒

【原料处方】荠菜 250 克，川萆薢 50 克，黄酒 500 毫升。

【制用方法】将以上 2 味药切碎，和黄酒一同置于洁净容器中，隔水煮沸后，离火，密封，浸泡 1 夜，过滤去渣，即可。口服。每日 2 次，每次服 30 ～ 50 毫升。

【功效主治】清利湿热，分清泌浊。主治前列腺炎。

4 山枝根酒

【原料处方】山枝根皮 250 克，白酒 2500 毫升。

【制用方法】将上药洗净、切碎，和白酒一同置于容器中，密封，浸泡。10 日后过滤去渣，即成。口服。每日 2 次，每次服 30 毫升。

【功效主治】补肺肾，祛风湿，活血通络。主治前列腺炎，肾虚遗精。

【附记】本方源于《药酒汇编》。

5　杜仲当归酒

【**原料处方**】杜仲、当归、独活、益智子各8克，枸杞子10克，海金沙、黄精、鹿角霜各15克，生地黄7克，石连子12克，花椒5克，白酒1000毫升。

【**制用方法**】将以上诸药共研末，装入药袋，和白酒一同置于洁净容器中，密封，浸泡。每日摇匀1次，10～30日后，过滤去渣取液，备用。口服。每日2次，每次10～30毫升。

【**功致主治**】补肾固精。主治前列腺炎。

6　小茴香理中酒

【**原料处方**】小茴香（炒黄）30克，黄酒250毫升。

【**制用方法**】将小茴香研为粗末，装入药袋，加入黄酒武火煎沸，再用小火再煮约10分钟；过滤去渣，即可服用。每日服2～3次，每次服30～50毫升。

【**功致主治**】温中理气，逐寒。主治前列腺炎。

斑秃

斑秃是一种突然发生的界限性的圆形或椭圆形的头发脱落，秃区头皮及周围头发光泽均正常，无炎症反应及自觉症状。初起常为一片面积较小，然后逐渐扩大增多，严重者头发全部脱落，甚至周身毛发全部脱落。本病属于中医学"油风""油风毒""鬼舔头"等范畴，俗称"圆秃""鬼剃头"。

1　复方藜芦酊

【**原料处方**】藜芦、蛇床子、黄柏、百部、五倍子各4.5克，斑蝥3克，95%乙醇100毫升。

【**制用方法**】将上述前6味捣碎，和乙醇一同置于洁净容器中，密封，浸泡。7日后，即可过滤去渣取液，备用。外用。用棉签蘸此酊涂搽皮损处，可先试搽1片，如反应不严重，可搽较大范围，如皮损较广泛，则宜先剃发，每日涂搽1次或2次。一般在涂后出现红斑、水疱。如见水疱，先停用。见新皮后，再行应用。水疱干后结痂，痂脱后，毳毛逐渐长出。

【功效主治】杀菌生发。主治斑秃。

【注意】药后出现水疱不要为虑，待水疱消失后，大多会结痂，痂落后新发长，故而以出现水疱为佳兆。

【附记】本方源于《浙江中医杂志》。

2　生发酊

【原料处方】闹羊花60克，补骨脂30克，生姜50克，75%乙醇适量。

【制用方法】先将闹羊花、补骨脂捣碎，和乙醇一同置于洁净容器中，密封，浸泡。将容器放蒸汽锅内，保持微温，浸泡9小时后，过滤去渣取液。滤液中再加入切碎的生姜，盖严，放置浸泡2昼夜，再次过滤；制成400毫升酊剂，分装，备用。外用。外涂患处，每日涂3次。

【功效主治】润肤生肌。主治斑秃、脂溢性皮炎。

【注意】忌口服。

【附记】本方源于《北京市中草药制剂选编》。

3　侧柏酒

【原料处方】侧柏叶90克，白酒250毫升。

【制用方法】将侧柏叶和白酒一同置于洁净容器中，密封，浸泡。10日后过滤去渣取药液，装瓶备用。外用。每天用干净棉球蘸药酒涂搽脱发区3～5次，每次擦10分钟，以局部发红为度。

【功效主治】生发。主治斑秃、神经性脱发等。

4　双花二乌酊

【原料处方】芫花、红花、制川乌、制草乌、细辛、川椒各3克，75%乙醇（或高度白酒）100毫升。

【制用方法】将上述前6味捣碎，和乙醇一同置于洁净容器中，密封，浸泡。1周后，即可过滤去渣取液备用。外用。涂搽患处，搽至头皮发热，发红为度，每日1次，30次为1个疗程。

【功效主治】辛散通络，活血化瘀。主治斑秃。

【附记】本方源于《四川中医》。

5　一味白芷酒

【原料处方】白芷 15 克，75％乙醇 100 毫升。

【制用方法】将白芷碾成粗末，和乙醇一同置于洁净容器内，密封。浸泡。7 日后过滤弃渣取酒液，备用。外用。每日早、中、晚各 1 次，每次蘸取适量酒液外涂患处。

【功效主治】温通气血，调和营卫。主治斑秃、白癜风。

6　骨碎补酒

【原料处方】鲜骨碎补 30 克，洋金花、侧柏叶各 9 克，丹参 20 克，优质白酒 500 毫升。

【制用方法】将鲜骨碎补、洋金花、侧柏叶、丹参碾碎，和白酒一同置于洁净的容器内，密封，浸泡。7 日后过滤弃渣取酒，备用。外用。外涂患处，每日 4 次或 5 次，16 日为 1 个疗程。

【功效主治】补肾通络，和血生发。主治斑秃等症。

7　生发酒

【原料处方】白参 25 克，红花、川芎各 30 克，毛姜、尖干红辣椒各 50 克，生姜 100 克，墨旱莲、制首乌各 150 克，鲜侧柏叶 400 克，95％乙醇 1000 毫升。

【制用方法】将白参、制首乌、墨旱莲、红花、尖干辣椒、川芎等粉碎成粗末，用乙醇浸泡装瓶，密封 15 日，每日摇动 1 ～ 2 次。毛姜、生姜切薄片，鲜侧柏叶切成 3 厘米长，亦用乙醇浸泡装瓶密封 15 日，每日摇动 1 次或 2 次。后将 2 瓶浸泡之药汁合并过滤，兑乙醇总量成 1000 毫升，混匀过滤，分装即可。外用。每日用棉签蘸药液，局部外涂 2 次或 3 次，并轻轻按摩 3 ～ 5 分钟，3 个月为 1 个疗程。

【功效主治】生发。主治斑秃。

8　外敷斑秃酒

【原料处方】骨碎补、何首乌各 30 克，丹参 20 克，洋金花、侧柏叶各 9 克，65 度白酒 250 毫升。

【制用方法】将上述前 5 味加工成粗末，装入纱布包内，和白酒一同置于洁净容器中，密封，浸泡。每日振摇数次，放置 14 ～ 21 日后，过滤去渣，取其滤汁，贮瓶备用。外用。每次取此药酒适量，取医用棉签蘸之涂搽患部，每日涂搽 3 次或 4 次。

【功效主治】补肾通络，和血生发。主治斑秃、脱发等。

9　金银花酒

【原料处方】金银花 100 克，白酒 500 毫升。

【制用方法】将金银花粗碎，和白酒一同置于洁净容器中，密封，浸泡。每日振摇 1 次或 2 次，7 日后至酒呈棕黄色，过滤去渣留液。外用。每日 2 次，每次用消毒棉球蘸本酒涂搽患处至该处皮肤发红。

【功效主治】清热解毒，活络生发。主治斑秃。

10　斑蝥酊

【原料处方】斑蝥（去头足翅）15 只，白酒 200 毫升。

【制用方法】将斑蝥粗碎，和白酒一同置于洁净容器中，密封，浸泡。5 日后即可过滤去渣取用。外用。用脱脂棉球，浸药酒适量，轻涂搽患处，每日 2 次。

【功效主治】生发。主治斑秃。

【注意】斑蝥有毒，切勿内服。

11　斑秃外搽酒

【原料处方】羊踯躅花（即闹羊花）、骨碎补各 15 克，川花椒 30 克，高粱酒 150 毫升。

【制用方法】将前 3 味共研粗末，和高粱酒一同置于洁净容器中，密封，浸泡。7 日后，即可开始取用。外用。先用老生姜切片，用截面搽患处，待搽至皮肤有刺痛感时，再用羊毫笔蘸药酒涂搽患处，则收效尤速。每日早、中、晚各 1 次。用药前，先摇动药瓶，使之酒液均匀。

【功效主治】祛毒，杀虫，生发。主治斑秃。证见呈圆形脱落，肤色红光亮，痒如虫行。

【附记】本方源于《百病中医熏洗熨擦疗法》。

12 冬虫夏草酒

【**原料处方**】冬虫夏草 100 克，白酒 400 毫升。

【**制用方法**】将冬虫夏草和白酒一同置于洁净容器中，密封，浸泡。7 日后即可取上清液使用。外用。用牙刷蘸此药酒外搽 1 ～ 3 分钟，每日早、晚各 1 次。

【**功效主治**】补气血，助生发，乌须发。主治圆形脱发、脂溢性脱发、神经性脱发、小儿头发生长迟缓。

第二节

保肾护肝药酒

肝病在我国发病率很高。肝病患者常常因为某些原因又导致肾功能恶化，而增加病情的复杂性。肝脏病患者并发急性肾衰竭的原因，有过度使用利尿剂、肠胃道流失、抽腹水、低白蛋白血症、黄疸过高、败血症、药物、感染如乙型肝炎、丙型肝炎、钩端螺旋体，以及肝肾综合征等。中医认为肾属水，肝属木，肾脏是肝脏之母，提供水分降肝火，避免肝火过盛，引起肝功能失调。肝肾为全身阴阳气血调节中心，长期肝肾失调必将导致全身阴阳气血调节紊乱，痰浊、瘀血、内风由是而生，于是发生各种严重并发症，如高血压、肝炎、尿毒症等疾病。

通过平时的饮食调整，可达到未病先防的功效。

1 红参高粱强肾酒

【**原料处方**】红参 1 根，海狗肾 1 具，高粱酒 1500 毫升。

【**制用方法**】先将海狗肾治理干净，切碎，放入布袋中，与红参一起同置容器中，加入高粱酒，密封，浸泡 10 ～ 15 日后即可过滤去渣取液服用。口服。每日 2 次，每次 10 毫升。酒尽添酒，直至味薄为止。

【**功致主治**】强肾壮阳，益精添髓。主治中老年人元气不足，肾阳虚衰所导致的精冷、神疲乏力等。

2 枸杞子肉苁蓉酒

【**原料处方**】枸杞子 403 克，制首乌 197 克，肉苁蓉、牛膝、茯苓、当归、补骨脂各 72 克，红花 45 克，麦冬、栀子各 10 克，红曲 9 克，白酒 9000 毫升。

【**制用方法**】将肉苁蓉、首乌分别加水煎煮 3 次（依次为 2 小时、1 小时、1 小时）。合并煎液，过滤，浓缩至比重 1∶15 ～ 1∶20 的清膏。加入白酒 966 毫升，搅匀，静置，滤过备用。余药除红花、枸杞子、红曲外，均研成粗粉，再与红花等 3 味混匀，用白酒 8 升渗漉。将煎液与渗漉液混合，静置，滤过，分装。每日服 2 次，每次 10 ～ 16 毫升。

【**功致主治**】补肝益肾，养血明目。主治肝肾两虚，头晕目花，腰膝酸痛。

3 防衰延寿酒

【**原料处方**】茯神、黄芪、芡实、党参、黄精、制首乌各 15 克，枸杞子、黑豆、紫河车、白术、菟丝子、丹参、山药、熟地黄、莲子、柏子仁各 10 克，葡萄干、龙眼干各 20 克，山萸肉、炙甘草、乌梅、五味子各 5 克，白酒 2000 毫升。

【**制用方法**】将以上诸药共研为粗末，用纱布袋装，扎口，置于洁净容器中，加入白酒，密封，浸泡。14 日。开封后取出药袋，压榨取液，将榨取药与药酒混合，静置，过滤后即得。口服。每日 2 次，每次服 10 ～ 20 毫升。

【**功致主治**】补益精气，通调脉络，抗老防衰。主治肝肾不足、气血渐衰、体倦乏力、腰膝酸软、头晕健忘、失眠多梦、食欲减退、神疲心悸等。

4 龟甲胶补肾酒

【**原料处方**】龟甲胶 50 克，金樱子、党参、女贞子、枸杞子、当归、熟地黄各 30 克，白酒 2500 毫升。

【制用方法】将以上诸药共研为粗末，装入布袋，然后扎紧口，置于洁净容器中，加入白酒，密封，浸泡。15～30日后过滤去渣取液即成。口服。每日2次，每次饭后服20～30毫升。

【功效主治】滋补肝肾，益气养血。主治头晕耳鸣、疲乏健忘、腰膝酸软等。

5　首乌地黄酒

【原料处方】何首乌24克，生地黄16克，芝麻、当归各12克，白酒500毫升。

【制用方法】将何首乌、生地黄、芝麻、当归共捣碎，用纱布袋包好，放入锅内，加入白酒，隔水炖沸1～2分钟，候冷，装入酒坛内密封，贮存。7～10日即成。口服。每日2次，每服20毫升。

【功效主治】补肝肾，养精血，清热生津，乌发。主治阴虚血枯、腰膝酸痛、遗精带下、须发早白等。

6　苁蓉强壮酒

【原料处方】肉苁蓉50克，川牛膝40克，菟丝子、制附子、肉豆蔻各20克，补骨脂（炒）、楮实各25克，椒红、巴戟天（炒）、木香、蛇床子各15克，鹿茸（炙）10克，白酒1500毫升。

【制用方法】将前14味共捣碎或切成薄片，装入布袋，和白酒一同置于洁净容器中，密封，浸泡。7日（春夏5日）后过滤去渣取液，即成。口服。每日2次，每次空腹温服10毫升。

【功效主治】补益肝肾，强壮筋骨。主治肝肾虚损、腹胁疼痛、下身虚冷等。

7　熟地黄枸杞酒

【原料处方】熟地黄44克，枸杞子40克，山药36克，茯苓32克，山茱萸20克，甘草24克，黄酒1000毫升。

【制用方法】将前6味粗碎，置于洁净容器中，添加清水200毫升及黄酒，文火煮30分钟，候冷。每日振摇1～2次，密封，浸泡，3～5日后过滤去渣留液。睡前口服，每日1次，每次15～30毫升。

【功效主治】补益肝肾，养血填精。主治阴虚阳盛、胃阴不足、腰酸遗精、口燥咽干等症。

8　制首乌滋补酒

【原料处方】制首乌 100 克，菟丝子、桑椹子各 36 克，墨旱莲、金樱子、熟地黄、透骨草各 50 克，牛膝、黄芪、肉桂、豨莶草、女贞子、桑叶各 25 克，白糖 500 克，白酒 5000 毫升。

【制用方法】将首乌、熟地黄、牛膝、黄芪、肉桂 5 味药与白酒一起置入洁净容器中，密封，浸泡。每日搅拌 1 次，7 日后再将余下药用水煎煮 2 次，每次煮沸 2 小时，含药液滤过，浓缩成膏状，与白糖同置入上容器中，调匀后便可服用。每瓶装 500 毫升，待用。口服。每日 2 次，每次服 10 ～ 20 毫升。

【功致主治】滋补肝肾，填精益髓。主治腰膝酸软，筋骨无力等症。

【附记】凡阴虚火旺或外感实邪者忌服。

9　牛膝杜仲酒

【原料处方】牛膝、杜仲、金银花、五加皮各 45 克，枸杞子、桂圆肉、大生地黄、当归身各 60 克，大枣 250 克，红花、甘草各 15 克，蜂蜜、白糖各 500 克，低度白酒 4000 毫升。

【制用方法】将上述诸药（除白糖、蜂蜜外）加工粉碎，成粗粉状装入布袋，和白酒、白糖、蜂蜜一同置于洁净容器中，密封。隔水加热后，取出待凉，浸泡约 15 日后，即可过滤去渣取液饮用。适量饮用。

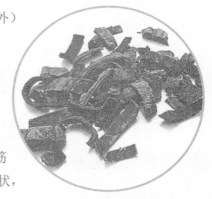

【功致主治】补肝肾，益精血，壮筋骨，定神志。主治肝肾精血不足、腰膝乏力，或筋骨不利、头晕目眩、心悸失眠等症，无明显症状，体质偏于肝肾虚弱者亦可饮服。

10　松鹤补酒

【原料处方】怀山药，玉竹各 200 克，灵芝 25 克，茯苓、麦冬、泽泻（盐制）各 150 克，五味子 5 克，人参 70 克，山茱萸 10 克，熟地黄、红曲各 50 克，丹皮 15 克，白酒 20 升，蔗糖 2.4 千克。

【**制用方法**】将上述诸药研成粗粉，用白酒作溶剂，浸渍约 15 日后，过滤去渣取滤液。另取蔗糖制成糖浆，加入滤液内，搅匀，静置，过滤后即可服用。口服。每日 2～3 次，每次服 15～20 毫升。

【**功效主治**】滋补肝肾，益气安神。主治头晕目眩、精神疲倦、心悸气短、自汗盗汗、失眠健忘、腰膝无力、舌红苔薄、脉细数等症。

11 万年青酒

【**原料处方**】万年青 150 克，熟地黄 100 克，山药 200 克，桑椹子 120 克，黑芝麻 60 克，花椒、南烛子各 30 克，白果 15 克，白酒 2000 毫升。

【**制用方法**】将上述药切碎，装入药袋，和白酒一同置于洁净容器中，密封，浸泡。每日振摇 1 次，30 日后即可过滤去渣取液饮服。空腹饮服。每日 2 次，每次 20～30 毫升。

【**功效主治**】滋补肝肾，养血益精。主治肝肾虚亏、精血不足所致的头晕目糊、耳聋耳鸣、腰膝酸软等症。

12 桑叶滋养酒

【**原料处方**】桑叶 250 克，糯米 1500，酒曲适量。

【**制用方法**】取春桑叶（农历 4 月桑叶茂盛时采集）和冬桑叶（农历 10 月采集）各半，洗净，切碎，加水煎煮 30 分钟，去渣；以煎好的桑叶汁拌糯米蒸熟，加入酒曲，拌匀，放于温暖处发酵 20 日，至酒潮足，榨取酒液，装瓶备用。口服。每日 2 次，每次 15 毫升，或随量饮服，勿令醉。

【**功效主治**】滋养肝肾，清利头目。主治肝肾不足、头目昏花等症。

13 双冬定风酒

【**原料处方**】天冬 50 克，麦冬、生地黄、熟地黄、川芎、牛膝、秦艽、五加皮、川桂枝各 25 克，白蜂蜜、红糖各 500 克，陈米醋 500 毫升，白酒 10 千克。

【**制用方法**】将前 9 味捣碎，装入布袋，待用。先把白蜂蜜、红糖和陈米醋放入白酒内，搅匀，然后放入药袋，用豆腐皮封口，密闭，隔水蒸煮 3 小时后，取出，待温，埋入土中，7 日后取出即可。口服。每次服 20～30 毫升，每日早、晚各服 1 次。

【功致主治】滋补肝肾，祛风除湿，温经通络。主治肝肾阴虚所致的肢体麻木、筋骨疼痛、上重下轻、下肢软弱无力等症。

【附记】本方源于《随息居饮食谱》。

14 虎龟补益酒

【原料处方】虎胫骨1对，当归、龟板各90克，破故纸、牛膝、生地黄、骨碎补、枸杞子各45克，羌活、川续断、桑寄生、海风藤、红花、白茯苓、杜仲各、独活各30克，川芎、丹参各21克，乳香、没药、赤何首乌、小茴香、狗脊各18克。

【制用方法】将上药切成饮片，装入绢袋，悬于酒坛中，注以陈年白酒10升封固，隔水煮1.5小时，然后取出埋土中2日后，即可服用。饮后的药渣可再注白酒6升按上法制。适量饮服。

【功致主治】补肝肾，强筋骨，行血脉，祛风湿。主治筋骨无力、肌肉萎软，步履艰难。

【注意】阴虚火旺者不宜饮服。

15 复方天麻益阴酒

【原料处方】天麻、枸杞子、茯苓5克，钩藤、制何首乌7.5克，麦冬2.5克，白术6克，当归、五味子、人参各1.5克，蔗糖80克。

【制用方法】将以上10味药材，粉碎成粗粉，用含乙醇量为50%～54%的白酒作溶剂，浸渍10～15日后，按每分钟3～5毫升的速度缓缓渗漉，收集漉液；另取蔗糖，制成糖浆加入漉液内，搅匀，滤过，即得。口服。每日2次，每次15～30毫升，或遵医嘱。

【功致主治】滋养肝肾，益气和血。主治肝肾不足、气血亏虚引起的肢体麻木、腰膝酸软、精神倦怠。

16 地胡酒

【原料处方】大熟地黄250克，胡麻仁100克，薏苡仁30克，白酒1500毫升。

【制用方法】将胡麻仁蒸熟捣烂，薏苡仁捣碎，熟地黄切碎，装入药袋，和白酒一同置于洁净容器中，密封，浸泡。每日振摇数次，放置15～20日后，开封，过滤去渣，取其滤汁，贮瓶备用。口服。每日早、晚各服1次，每次空腹温服 10 ~ 20 毫升。

【功致主治】养阴血，补肝肾，通血脉，祛风湿，强筋骨。适用于精血亏损、肝肾不足之腰膝软弱、筋脉拘挛、屈伸不利等症。

第三节
减压抗疲劳药酒

适当的压力对人体有唤醒作用，肾上腺素会在短期承受高度压力时分泌大量皮质醇，刺激身体释放能量对抗外来压力。但是由于现代人普遍工作忙碌，长期承受过重的压力，肾上腺工作过度而导致疲乏，皮质醇分泌不足，就会导致人们无法有效对抗压力，并造成中枢神经系统、内分泌系统和免疫系统的相互反应，免疫力降低，进而表现出各种身心方面的症状，如：反复发作的抑郁症、失眠、头痛、经常感冒、消化不良等。

1 松竹提神酒

【原料处方】松叶 150 克，竹叶 75 克，蜂蜜 90 克，白酒 1500 毫升。

【制用方法】将前 2 味洗净切碎，晾干，和白酒、蜂蜜一同置于洁净容器中，搅匀，密封，浸泡。30 日后过滤去渣取液即成。口服。每日 2 次，每次服 20 毫升。

【功致主治】提神醒脑，消除疲劳。主治神疲乏力等症。

【附记】本方源于《药酒汇编》。

2 金佛养血酒

【原料处方】佛手 200 克，黄精、白术、丹参各 100 克，白酒适量。

【制用方法】将以上 4 味，粉碎成粗粉，用白酒作溶剂，浸渍 48 小时后，加蔗糖，用适量白酒溶解后加入渗漉液中，搅匀，滤过，即得。口服。每日 1 次或 2 次，每次 20 ～ 40 毫升。

【功效主治】理气解郁，宽胸活血，养血健胃。主治睡眠不佳，脘闷肋胀，食欲减退等症。

3　长生固本酒

【原料处方】人参、枸杞子、怀山药、五味子、天冬、麦冬、生地黄、熟地黄各 60 克，白酒 1500 毫升。

【制用方法】将前 8 味切碎，装入布袋，和白酒一同置于洁净容器中。密封，置入锅中，隔水加热约 30 分钟，取出，埋入土中数日以出火毒，取出，静置后，即可取用。口服。每日早、晚各服 1 次，每次服 10 毫升。

【功效主治】益气滋阴。主治气阴两虚所致的四肢无力、易于疲劳、腰酸腿软、心烦口干、心悸多梦、头眩、须发早白等症。

【附记】本方源于《寿世保元》。

4　双参黄精酒

【原料处方】手掌参、党参各 15 克，黄精 30 克，白酒 500 毫升。

【制用方法】将前 3 味切碎，和白酒一同置于洁净容器中，密封，浸泡。30 日后即可过滤去渣取液服用。口服。每日服 2 次，每次服 10 ～ 20 毫升。

【功效主治】益气，壮阳，安神。主治身体虚弱、神经衰弱、阳痿、久泻等症。

5　人参天麻酒

【原料处方】天麻 3 克，人参 15 克，三七 10 克，杜仲 20 克，白酒 1000 毫升。

【制用方法】将前 4 味研末，和白酒一同置于洁净容器中，密封，浸泡。每日振摇 1 次或 2 次，7 日后即可过滤去渣留液。口服。每日 1 次或 2 次，每次 10 ～ 15 毫升。

【功效主治】补肾益气，祛风活血。主治神经衰弱、身体虚弱、神倦乏力、头晕目眩或肢体麻木、筋骨挛痛。

6　虫草黑枣酒

【原料处方】冬虫夏草、黑枣各 30 克，白酒 500 毫升。

【制用方法】将前 2 味捣（切）碎，和白酒一同置于洁净容器中，密封，浸泡。60 日后即可过滤去渣取液。口服。每日 2 次，每次服 20 毫升。

【功效主治】补虚益精，强身健体。主治贫血、身体虚弱、虚喘、吐血、食欲缺乏等症。

7　九仙酒

【原料处方】枸杞子 24 克，当归身、川芎、白芍、熟地黄、人参、白术、白茯苓各 30 克，大枣 10 枚，生姜 60 克，炙甘草 30 克，白酒 2500 毫升。

【制用方法】将前 11 味捣碎，和白酒一同置于洁净容器中，密封，浸泡。14 日后即可过滤去渣取液。冬季制备时，可采用热浸法，即密封后，隔水加热 30 分钟，取出，静置数日后，过滤去渣，即可服用。口服。每日 2 次或 3 次，每次服 15～30 毫升，或适量饮之。

【功效主治】大补气血，保健强身。主治凡气血不足引起的诸虚损证，体质素属气怯血弱，而无明显症状者，亦可用之。

【附记】本方源于《百病中医药酒疗法》。

8　养荣酒

【原料处方】白茯苓、甘菊花、石菖蒲、天冬、白术、生黄精、生地黄各 50 克，人参、肉桂、牛膝各 30 克，白酒 1500 毫升。

【制用方法】将前 10 味捣碎，装入布袋，和白酒一同于洁净容器中，密封，浸泡。5～7 日后，过滤去渣取液，即成。口服。每日早、晚各服 1 次，每次空腹温服 30～50 毫升。

【功效主治】补脾肾，益气血，养荣润肤。主治体质衰弱、身倦乏力、形容憔悴。

【附记】本方源于《百病中医药酒疗法》。

9 还少酒

【原料处方】山茱萸50克，茯苓、肉苁蓉各40克，杜仲45克，巴戟天25克，枸杞子30克，白酒1000毫升。

【制用方法】将以上诸药和白酒一同置于洁净容器中，密封，浸泡。每日摇匀1次或2次，30日后即可过滤去渣取液饮用。每日早、晚各1次，每次10～15毫升。

【功效主治】温补脾肾，振奋元阳。主治身体虚弱、健忘怔仲、早泄、阳痿等症。

10 双参益气酒

【原料处方】党参40克，人参10克，白酒500毫升。

【制用方法】将前2味切段，和白酒一同置于洁净容器中，密封，浸泡。每日振摇1次或2次，7日后即可过滤去渣留液。空腹口服。每日2次，每次10～15毫升。

【功效主治】健脾益气。主治脾胃虚弱、食欲不振、体倦乏力、肺虚气喘、血虚萎黄、津液不足、慢性贫血、白血病、佝偻病、年老体虚等症。

11 神仙延寿酒

【原料处方】生地黄、熟地黄、天冬、麦冬、
当归、川牛膝、川芎、白芍、茯苓、知母、杜仲、
小茴香、巴戟天、枸杞子、肉苁蓉各60克，
破故纸、砂仁、白术、远志各30克，人参、
木香、石菖蒲、柏子仁各15克，黄柏90克，
白酒3000毫升。

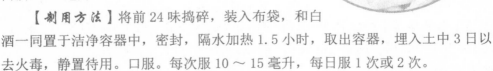

【制用方法】将前24味捣碎，装入布袋，和白酒一同置于洁净容器中，密封，隔水加热1.5小时，取出容器，埋入土中3日以去火毒，静置待用。口服。每次服10～15毫升，每日服1次或2次。

【功效主治】滋阴助阳，益气活血，清虚热，安神志。主治气血虚弱、阴阳两亏，夹有虚热而出现的腰酸腿软、乏力、气短、头眩目暗、食少消瘦、心悸失眠等症。

【附记】本方源于《万病回春》。

12　松子菊花酒

【原料处方】松子仁 600 克，甘菊花 300 克，白酒 1000 毫升。

【制用方法】将松子仁研碎，与甘菊花、白酒一同置于洁净容器中，密封，浸泡。7 日后，过滤去渣取液，即成。口服。每日 3 次，每次空腹服 10～20 毫升。

【功效主治】益精补脑，清肝明目。主治虚羸少气、体弱无力等。

13　黄精延寿酒

【原料处方】黄精、天冬各 30 克，松叶 15 克，枸杞子 20 克，苍术 12 克，白酒 1000 毫升。

【制用方法】将黄精、天冬、苍术切成约 0.8 厘米的小块，松叶切成半节，同枸杞子一起置容器中，加入白酒，摇匀，密封，浸泡。10 日后，即可过滤去渣取用。口服。每日 2 次或 3 次，每次服 10～20 毫升。

【功效主治】滋养肺肾，补精填髓，强身益寿。主治体虚食少、乏力、脚软、眩晕、视物昏花、须发早白、风湿痹症、四肢麻木等症。无病少量服用，有强身益寿之功。

【附记】本方源于《中国药膳学》。

14　益肾健脾酒

【原料处方】甘菊花、麦冬、枸杞子、焦白术、石菖蒲、远志、熟地黄各 60 克，白茯苓 70 克，人参 30 克，肉桂 25 克，何首乌 50 克，白酒 2000 毫升。

【制用方法】将前 11 味加工成粗末，或切成小薄片，装入药袋，和白酒一同置于洁净容器中，密封，浸泡。每日振摇 1 次或 2 次，14～21 日后即可过滤去渣，取其滤汁，贮瓶备用。口服。每日服 1 次或 2 次，每次空腹温服 10～15 毫升。

【功效主治】益肾健脾，养血驻颜。主治精血不足、身体衰弱、容颜无华、毛发憔悴等。

15　清宫长寿酒

【原料处方】天冬、麦冬、山药、山茱萸、茯苓、石菖蒲、远志各 10 克，熟地黄、柏子仁、巴戟天、泽泻、菟丝子、覆盆子、地骨皮各 15 克，牛膝、杜仲各 20 克，人参、五味子、木香各 5 克，花椒 3 克，肉苁蓉、枸杞子各 30 克，白酒 2000 毫升。

【制用方法】将前 22 味粗碎，和白酒一同置于洁净容器中，密封，浸泡。每日振摇 1～2 次，30 日后即可过滤去渣留液。睡前口服，每日 7 次，每次 5～15 毫升。

【功效主治】补虚损，调阴阳，强筋骨，乌须发。主治肾阴肾阳俱损、神衰体倦、肢酸腰困、健忘失眠、须发早白等症。

16　三味杜仲酒

【原料处方】杜仲、丹参各 60 克，川芎 30 克，50 度白酒 2000 毫升。

【制用方法】将前 3 味加工成粗末，装入药袋，和白酒一同置于洁净容器中，密封，浸泡。每日振摇 1 次或 2 次。放置 30 日后，过滤去渣，取其滤汁，贮瓶备用。口服。每日早、晚各服 1 次，每次空腹温服 10～15 毫升。

【功效主治】补肝肾，强筋骨，活血通络。主治筋骨疼痛、足膝萎弱、小便余沥、腰脊酸困等。

17　合和酒

【原料处方】甜杏仁、蜂蜜各 60 克，花生油 40 毫升，地黄汁 150 毫升，大枣 30 克，生姜汁 40 毫升，白酒 1500 毫升。

【制用方法】将生姜汁同白酒、花生油共同倒入一容器中，搅拌均匀。再将蜂蜜用铜锅炼制，将捣烂成泥的杏仁、去核的大枣，一同加入到铜锅中炼制，然后趁热一同加入到前面容器中，密封，隔水加热 1 小时后，将容器取出，待冷后，开封，加入地黄汁 150 毫升。再密封，置于阴凉干燥处。7 日后，再开封，过滤去渣，取其滤汁，贮瓶备用。口服。每日早、中、晚适量温饮，以不醉为度。

【功效主治】补脾益气，调中和胃，养阴生津，强身益寿。主治脾胃不和、气机不舒、食欲不振、肺燥干咳、肠燥便秘等症。

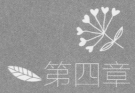

第四章

女性养生药酒精选

◎ 女性常见病药酒 ◎ 美容养颜药酒
◎ 减肥瘦身药酒 ◎ 更年期保健药酒

MEDICINAL
LIQUOR

第一节

女性常见病药酒

痛经

痛经是指女性经期内或经期前后发生下腹部疼痛，严重者可伴有恶心呕吐、脸色苍白、出冷汗、四肢厥冷甚至昏厥等全身症状，痛经可分原发性和继发性两种。

原发性痛经常发生于月经初潮后不久的未婚或未孕的年轻妇女，生殖器官无器质性病变；继发性痛经是由于生殖器官器质性病变所致，常见于子宫内膜异位症、急慢性盆腔炎、肿瘤、子宫狭窄或阻塞等。

痛经的程度因为个体差异而有所不同。引发痛经的原因主要是精神紧张、子宫发育不全、子宫颈口狭窄以及内分泌失调等。特别是初次月经时，由于子宫发育未成熟，子宫颈狭小，所以在排血时感觉很痛。减轻痛经的妙方是保持身体温暖，促进血液循环。不过，继发性痛经者应去医院进行诊断，不能延误。

1 红花苏木饮

【原料处方】红花、苏木、当归各10克，白酒50毫升，红糖适量。

【制用方法】先煎红花、苏木20分钟，再加入当归、白酒，煎20分钟，去渣取汁，兑入红糖搅拌均匀，分为3份。每日3次，每次1份，饭前温服，连服3～4周。

【功致主治】活血，止痛。主治妇女痛经。

2 鹿角巴戟天酒

【原料处方】鹿角片50克，巴戟天100克，黄芪、当归、熟地黄、益母草各 30 克，白酒 1000 毫升。

【制用方法】将上述药物拣洗干净，和白酒一同置于洁净容器中，加盖，密封。每 5 日摇动 1 次，浸泡 30 日，滤取上清液饮服。每日 2 次或 3 次，每次 15 ～ 20 毫升。

【功效主治】温阳散寒，益气理血。主治因阳虚引起的小腹冷痛、痛经等症。

3 红枣归芪酒

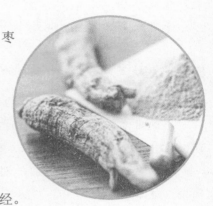

【原料处方】当归、黄芪各 150 克，红枣 100 克，白酒 500 毫升。

【制用方法】将当归、黄芪洗净，切片，加红枣，装入纱布袋扎好，和白酒一同置于洁净容器中，密封，浸泡。30 日后即可过滤去渣取液饮用。每日服 3 次，每次 10 毫升。7 日为 1 个疗程，行经前 5 日开始饮用。

【功效主治】补气养血。主治妇女血虚痛经。

4 香附根酒

【原料处方】香附根 120 克，50 度白酒 500 毫升。

【制用方法】将香附根洗净，切碎，装入纱布包，和白酒一同置于洁净容器中，密封，浸泡。放置 7 日后，过滤取汁即可。口服。每次服 5 ～ 10 毫升，不拘时候，频频饮之，常令酒气相续为佳。

【功效主治】理气解郁，调经止痛。主治痛经。

5 姜糖散寒酒

【原料处方】生姜、砂糖（红糖）各 100 克，黄酒 1000 毫升。

【制用方法】将生姜切碎，装入药袋，置于洁净容器中，加入红糖和黄酒，密封，浸泡。7 日后过滤去渣即可。口服。每日 2 次，每次服 20 ～ 30 毫升。

【功效主治】益脾温经，发表散寒。主治妇女痛经等症。

【注意】凡阴虚内热（潮热，夜热盗汗，口干舌红者）忌服。

6　菖麻酒

【原料处方】石菖蒲根、八爪龙各30克，活麻根、金鸡尾（凤毛草）各60克，黄酒2000毫升。

【制用方法】将上药共研细末，备用。加入黄酒，密封，浸泡。10日后，过滤去渣取液，即成。每日服3次，每次兑黄酒吞服3克，或取6克用黄酒30毫升煎服。

【功效主治】活血，调经，止痛。主治痛经。

7　山楂止痛酒

【原料处方】山楂（切片晒干去核）100克，60度白酒300毫升。

【制用方法】将山楂片和白酒一同置于洁净容器中，密封，浸泡。放置7日后，即可取用。每日服2次或3次，每次服5～10毫升。

【功效主治】健脾活血，消除疲劳。主治妇女痛经、身体疼痛等。

8　益母草酒

【原料处方】益母草100克，丹参30克，延胡索、小茴香各50克，白酒700毫升。

【制用方法】将前4味研为粗末，装入药袋，和白酒一同置于洁净容器中，密封，浸泡。7～14日后过滤去渣，即成。于月经来潮前5日开始服用。每日服2次，每次服15～30毫升，或兑白开水等量服，或加红糖适量矫味服之。

【功效主治】活血化瘀，行气止痛。主治各型痛经。

【注意】寒凝痛经小茴香用量加倍；气血虚损增加丹参量，加黄芪30～50克。

9　归芪补血酒

【原料处方】当归、黄芪各150克，白酒500毫升。

【制用方法】将前2味切碎，装入药袋，和白酒一同置于洁净容器中，密封，浸泡。1日后即可过滤去渣取用。于行经前5日开始服用，每日服2次，每次服10毫升，7日为1个疗程。

【功效主治】补中益气，补血和血，调经止痛。主治痛经、月经不调、崩漏等症。

【注意】阴虚火旺者忌服。

【附记】本方源于《药酒汇编》。

10 凤仙调经酒

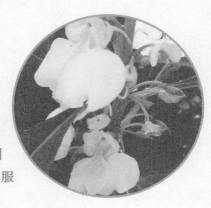

【原料处方】白凤仙花120克，黑豆60克，白酒500毫升。

【制用方法】将黑豆炒香，与白凤仙花和白酒一同置于洁净容器中，密封，浸泡。放置7日后，过滤去渣，贮瓶备用。于月经来潮前7日开始服用。每日早、晚各服1次，每次服20毫升。

【功效主治】和血调经。主治痛经、月经不调等症。

11 月月红酒

【原料处方】月月红30克，当归、丹参各20克，黄酒1000毫升。

【制用方法】将上述药碾碎，和黄酒一同置于洁净容器中，密封，浸泡。经常摇动，7日后即可过滤去渣取液，备用。温服。每日服2次，每次服20～30毫升。

【功效主治】活血通经。主治妇女痛经、闭经。

12 归芎郁金酒

【原料处方】当归、川芎、熟地黄、白芍各9克，木香、郁金、延胡索各6克，黄酒500毫升。

【制用方法】将上述各药粗加工至碎，置于砂锅中，倒入黄酒，文火煎至300毫升左右，待凉，过滤，去渣，贮瓶备用。每日服2次，每次服30～50毫升。

【功效主治】活血行气，化瘀止痛。主治妇女月经将来时脐腹疼痛。

13 没药止痛酒

【原料处方】没药 45 克，黄酒 300 毫升。

【制用方法】将没药研为细末，和黄酒一同置于砂锅中，文火煎至 150 毫升，过滤去渣取液，装瓶备用。口服。每日 3 次，每次 20～30 毫升。

【功效主治】活血化瘀，调经止痛。主治痛经。

【注意】孕妇及月经量过多者忌服。

14 当归延胡索酒

【原料处方】当归、延胡索、制没药、红花各 15 克，白酒 1000 毫升。

【制用方法】将以上 4 味药加工成粗末，装入药袋，和白酒一同置于洁净容器中，密封，浸泡。放置 7 日后，过滤，去渣，贮瓶备用。口服。每日 2 次或 3 次，每次空腹服 10～15 毫升。

【功效主治】活血行瘀，调经止痛。主治痛经（属经前型即月经来之前腹痛者）。

15 益母当归酒

【原料处方】益母草 100 克，当归 50 克，白酒 500 毫升。

【制用方法】将益母草切碎，当归切片，装入药袋，和白酒一同置于洁净容器中，密封，浸泡。30 日后过滤去渣取液，装瓶备用。口服。每日 1 次，晚上温服 10～20 毫升。

【功效主治】活血调经，止痛。主治痛经。

【注意】湿盛中满及大便溏泻者、孕妇忌服。

【附记】本方源于《普济方》。

16 山楂玫瑰酒

【原料处方】山楂 30 克，玫瑰花 15 克，红砂糖 20 克，冰糖 10 克，黄酒 500 毫升。

【制用方法】将前 2 味粗碎，和黄酒一同置于洁净容器中，密封，浸泡。每日振摇 1 次或 2 次，7 日后去渣留液，加入红砂糖、冰糖拌匀。睡前口服。月经前 3 日开始，每日 1 次，每次 15～20 毫升。

【功效主治】行气活血，化瘀止痛。主治气滞血瘀型痛经。

17 川芎止痛酒

【原料处方】川芎 5 克，艾叶 6 克，鸡蛋 2 个，黄酒适量。

【制用方法】将前 2 味粗碎，加水煮鸡蛋至熟，去壳，置容器中，添加黄酒，文火煮 3～5 分钟，去渣留液。温饮。经前 3 日开始，每日 2 次，每次 1/2 剂。

【功效主治】活血化瘀。主治痛经，证见月经量少、下血不畅、小腹作痛。

18 香附酒

【原料处方】香附 10 克，佩兰 15 克，胡椒 3 克，白酒 500 毫升。

【制用方法】将上药共洗净，晒干，捣碎，装入药袋，和白酒一同置于洁净容器中，密封，浸泡。每日摇荡 1 次，7 日后过滤去渣取液，装瓶备用。口服。每日 3 次，每次服 10 毫升。

【功效主治】行气活血，散瘀止痛。主治痛经。

19 延胡索酒

【原料处方】延胡索 31 克，黄酒 500 毫升。

【制用方法】将延胡索炒香，研为细末，趁热放入黄酒中，密封，浸泡。数日后，过滤去渣取液，装瓶备用。口服。每日 2 次，每次适量温饮即可。

【功效主治】活血散瘀，理气止痛。主治痛经、产后恶露不尽等症。

20 三草双花酒

【原料处方】金钱草、益母草、月季花、红花、紫苏梗、水菖蒲各 24 克，茜草 12 克，白酒 2000 毫升。

【制用方法】将以上诸药制为粗末，装入药袋，和白酒一同置于洁净容器中，密封，浸泡。每日摇荡 1 次，30 日后过滤去渣取液即成。口服。每日 2 次，每次服 10～15 毫升。于月经来潮前 5～7 日开始服用，一直服至本次月经结束。

连服 3 个月经周期。

【功效主治】活血调经，止痛。主治气血瘀滞所致的痛经、月经不调等。

21 一味止痛酒

【原料处方】白胡椒 1 克，低度白酒 30 毫升。

【制用方法】将白胡椒研为细末备用。口服。把白酒烫热，将白胡椒细末 1 克，撒入白酒中，1 次顿服。每日服 1 次或 2 次。

【功效主治】温中止痛。主治痛经、脾胃虚寒的腹痛、吐清水等。

【注意】阴虚火旺者忌服。

22 红花酒

【原料处方】红花 150 克，红糖 100 克，白酒 750 毫升。

【制用方法】将红花除杂后放白酒中，密封，浸泡。每日摇匀 1 次，30 日后过滤去渣，加入红糖拌匀即可。口服。每日 2 次，每次 15 ～ 20 毫升。从月经前 3 ～ 5 日开始服用，直至月经结束为止。下次月经仍按此法服用。

【功效主治】活血祛瘀，缓急止痛。主治妇女因气滞血瘀引起的痛经、经闭、月经量少等症。

23 二子生地黄止痛酒

【原料处方】枸杞子、女贞子、生地黄各 30 克，龟甲、川楝子、延胡索各 20 克，黄酒 1000 毫升。

【制用方法】将前 6 味粗碎，装入药袋，和黄酒一同置于洁净容器中，密封，浸泡。2 小时后，再隔水加热 20 ～ 30 分钟，去渣留液，静置 1 日即可。口服。每日 3 次，每次 20 ～ 30 毫升。月经前 3 ～ 5 日开始服用。

【功效主治】滋阴养血，行气止痛。主治肝肾亏虚型痛经。

【注意】川楝子有小毒。本酒不宜多服、久服，孕妇忌服。

月经不调

月经不调是泛指各种原因引起的月经改变，包括初潮年龄的提前、延后，周期、经期与经量的变化，是妇女病最常见的症状之一。

引起月经不调的原因有两大类：

神经内分泌功能失调主要是下丘脑—垂体—卵巢轴的功能不稳定或有缺陷，即本书所谈的月经病。

器质性病变或药物等包括生殖器官局部的炎症、肿瘤及发育异常、营养不良、颅内疾患、其他内分泌功能失调，如甲状腺、肾上腺皮质功能异常，糖尿病，席汉综合征以及肝脏疾患、血液疾患等。使用治疗精神病的药物，内分泌制剂或采取宫内节育器避孕者均可能发生月经不调。某些职业如长跑运动员容易出现闭经。此外，某些妊娠期异常出血也往往被误认为是月经不调。

临床上诊断神经内分泌功能失调性月经病，必须要排除上述的各种器质性原因。

1 香附调经酒

【原料处方】制香附、红花、小茴香各 12 克，当归、炒茜草、鸡血藤各 18 克，益母草 36 克，米酒 1500 毫升。

【制用方法】将前 7 味加工成粗末，装入药袋，和米酒一同置于洁净容器中，密封。隔水蒸煮 1 个小时，取出放置 5 日后，过滤去渣取液，贮瓶备用。口服。每日 2 次或 3 次，每次服 20～30 毫升。

【功效主治】活血调经。主治气滞血瘀所致的月经不调、痛经等。

2 一味活血酒

【原料处方】丹参 60 克，白酒 500～1000 毫升。

【制用方法】将丹参切薄片，装入布袋，和白酒一同置于洁净容器中，密封，浸泡。15 日后，去药袋即成。口服。每日 2 次，每次服 15～20 毫升。

【功效主治】调经顺脉。主治妇女月经不调、血栓性脉管炎等症。

【附记】本方源于《药酒汇编》。

3 当归鸡血藤酒

【原料处方】当归 100 克，鸡血藤 50 克，川红花 5 克，白酒 1500 毫升。

【制用方法】再煮沸，将前 2 味切碎，与红花同置洁净容器中，加入白酒，密封，浸泡。10～14 日后，过滤去渣取液，即成。口服。每日 2 次，每次服 15～25 毫升。

【功效主治】活血通络。主治妇女月经不调。

4 熟地黄归芪酒

【原料处方】熟地黄、当归、黄芪、白术各 30 克，川芎、白芍各 20 克，香附 15 克，白酒 1500 毫升。

【制用方法】将上述各药加工成碎末，装入药袋，和白酒同置于洁净容器中，密封，浸泡。每日摇动 1 次，15 日后开封，去药袋，过滤装瓶备用。每日 2 次，早、晚各服 15～20 毫升。

【功效主治】补益气血，理气解郁。主治血虚气弱、气郁不舒所致的妇女月经不调、痛经等症。

5 当归调经酒

【原料处方】当归、川芎、吴茱萸各 13 克，炒白芍、白茯苓、陈皮、延胡索、丹皮各 10 克，熟地黄、香附（醋炒）各 20 克，小茴香（盐炒）、砂仁各 6 克，白酒 2500 毫升。

【制用方法】将前 12 味药粗碎，装入药袋，和白酒一同置于洁净容器中，密封，浸泡。隔水蒸煮 2 小时，停火，再浸泡 1 日后，即可饮用。每日服 2 次，每次 20 毫升，或适量而饮。

【功效主治】活血调经，开郁行气。主治月经不调、腹内疼痛或小腹内有结块，伴有胀、满、痛等症。

6 归芍阿胶酒

【原料处方】生地黄、当归、白芍、黄柏、知母、香附、艾叶、黄芩、阿胶各 30 克，甘草、黄连各 18 克，川芎 15 克，白酒 2500 毫升。

【**制用方法**】除阿胶外，其余各药加工成粗颗粒状，用布袋装，扎口，置于酒坛中；倒入白酒，加盖密封，置阴凉处，经常摇动；14日后启封，取出药袋，将阿胶加水加热溶化后倒入白酒内，搅拌匀，静置过滤，装瓶备用。每日3次，每次20～30毫升。

【**功效主治**】凉血，固经。主治妇女月经先期。

7 当归红花酒

【**原料处方**】当归10克，红花6克，丹参、月季花各5克，米酒500毫升。

【**制用方法**】将上述药研成细末，装入药袋，和米酒一同置于洁净容器中，密封，浸泡。7日后过滤去渣取液，装瓶备用。每日2次，每次15～30毫升，温热空腹饮用。

【**功效主治**】通经止痛，活血调经。主治月经不调、痛经等症。

【**注意**】孕妇及月经过多者忌服。

【**附记**】本方源于《本草纲目》。

8 橘红调经酒

【**原料处方**】橘红、当归、元胡各10克，黄酒500毫升。

【**制用方法**】将前3味药粗碎，装入药袋，和黄酒一同置于洁净容器中，密封，浸泡。7日后过滤去渣取液，装瓶备用。口服。每日2次，每次30～50毫升。或随酒量饮服，以不醉为度。

【**功效主治**】调经止痛。主治妇女月经不调、痛经等症。

【**注意**】月经量多或经期延长者忌服。

【**附记**】本方源于《本草纲目》。

9 茅莓活血酒

【**原料处方**】茅莓根500克，红泽兰、刘寄奴根各120克，白酒1000毫升。

【**制用方法**】将前3味切碎，装入布袋，和白酒一同置于洁净容器中，密封，浸泡。15日后过滤去渣取液，即成。口服。每日2次，每次服10毫升。

【功致主治】清热解毒，活血调经。主治月经不调。

10 桑椹红花酒

【原料处方】桑椹 50 克，红花 10 克，鸡血藤 24 克，白酒 250 毫升，黄酒 400 毫升。

【制用方法】将鸡血藤研成粗末后，与其他药材一同置纱布袋内，扎口，先以白酒浸泡，7 日后加黄酒，再密闭浸泡 7 日。取出药袋后，压榨取液与药酒合并，过滤后装瓶备用。口服。每日 2 次，每次服 20 ～ 25 毫升。

【功致主治】养血活血，调经通络。主治妇女月经不调、痛经、闭经等症。

11 舒郁调经酒

【原料处方】西洋参、红花各 3 克，白芍、鸡血藤各 20 克，白术、黄芩、三七各 5 克，当归、熟地黄各 15 克，鹿茸 2 克，川芎、香附各 8 克，枸杞子 30 克，白酒 1000 毫升。

【制用方法】前 13 味粗碎，和白酒一同置于洁净容器中，密封，浸泡。每日振摇 1 ～ 2 次，30 日后过滤去渣留液。口服。每日 2 次，每次 10 ～ 20 毫升。

【功致主治】益气养血，舒郁调经。主治气血亏损、脾肾虚寒、白带过多稀薄、月经量少、先后无定期。

12 香附红花酒

【原料处方】香附、红花、小茴香各 12 克，当归、茜草、鸡血藤各 18 克，月季花、益母草各 36 克，米酒 1200 毫升。

【制用方法】将前 8 味捣成末，和米酒一同置于洁净容器中，密封，浸泡。每日振摇 1 ～ 2 次，10 日后过滤去渣留液，备用。口服。每日 3 次，每次 20 ～ 30 毫升。

【功致主治】活血调经，理气消胀。主治月经不调、痛经等症。

13 调经补血药酒

【原料处方】熟地黄、白芍、黄芪各 50 克，当归 75 克，川芎 40 克，白酒 1000 毫升。

【制用方法】将上药粗碎，装入药袋，和白酒一同置于洁净容器中，密封，浸泡。30日后过滤去渣取液。口服。每日2次，每次10～30毫升。

【功效主治】调经补血。主治月经不调。

14 双黄白芍酒

【原料处方】生地黄、黄芪、白芍各150克，艾叶60克，白酒1000毫升。

【制用方法】将上药研为粗末，装入药袋，和白酒一同置于洁净容器中，密封，浸泡。每日摇匀1次，7日后过滤去渣取液。口服。每日2次，每次15～20毫升。

【功效主治】温气温经。主治气血两亏所致的月经量多，证见经血色淡质薄，清稀如水，小腹空坠，肢软无力，心悸怔忡，气短懒言，舌淡红，苔薄白，脉软弱无力。

15 调经七味酒

【原料处方】当归5克，五加皮12克，白术4克，甘草2.4克，川芎2克，核桃仁、红枣各6克，糯米酒1000毫升。

【制用方法】将上药切片，装入布袋，和糯米酒一同置于洁净容器中，密封，隔水蒸煮30分钟，取出待冷，埋入地下，5日后取出，静置21日，过滤去渣，即成。每日服3次，每次温服15毫升。

【功效主治】补益气血，活血化瘀。主治月经不调、量少色淡，伴食少乏力、面黄肌瘦、劳累倦怠、头眩气短、腰膝酸软等症。

【附记】本方源于《药酒汇编》。

16 调经八珍酒

【原料处方】当归、白术各9克，白芍6克，生地黄、胡桃仁各12克，人参3克，炙甘草5克，五加皮24克，糯米甜酒1000毫升。

【制用方法】将前8味粗碎，装入药袋，和甜酒一同置于洁净容器中，密封。隔水文火蒸1.5小时，埋入土中，5日后取出，每日振摇数次，浸泡21日后，过滤去渣取液。口服。每日2次，每次15～20毫升。

【功效主治】益气养血，调经止痛。主治月经先后无定期、量少色淡，痛经等症。

17　茴桂酒

【**原料处方**】小茴香 30 克，桂枝 15 克，白酒 250 毫升。

【**制用方法**】将上药装入白酒中，密封，浸泡。3～6 日后即可过滤去渣饮用。口服。每日 2 次，每次饮服 15～20 毫升。

【**功效主治**】温经散寒。主治经期延后、色暗红、量少、小腹冷痛、得热稍减，遇寒面色青白、苔薄白、脉沉迟而紧。

18　大黄散瘀酒

【**原料处方**】大黄 60 克，白酒适量。

【**制用方法**】将大黄研为细末，调入白酒适量。温饮。每日 2 次，每次 3 克。

【**功效主治**】活血散瘀。主治月经不调。

19　玫瑰根酒

【**原料处方**】玫瑰花根 10 克，红糖、黄酒各适量。

【**制用方法**】将玫瑰花根水煎后，冲入红糖和黄酒适量，使红糖溶化即可饮用。口服。每日 2 次，每次 20～30 毫升。

【**功效主治**】活血化瘀。主治月经不调。

20　当归肉桂酒

【**原料处方**】当归 30 克，肉桂 6 克，糯米甜酒 500 毫升。

【**制用方法**】将当归、肉桂粗碎，装入药袋，和糯米甜酒一同置于洁净容器中，密封，浸泡。15 日后过滤去渣取液，备用。口服。每日 2 次，每次 15～30 毫升。

【**功效主治**】温经活血。主治月经延后。

21　砂仁佛手酒

【**原料处方**】砂仁、佛手、山楂各 30 克，黄酒 500 毫升。

【**制用方法**】将佛手、山楂洗净，切片；山楂去核；砂仁捣碎。将上述 3 味药共盛于纱布袋中，和黄酒一同置于洁净容器中，密封，浸泡。7 日后去药袋即可。

每日2次，每次15～30毫升。

【功效主治】理气活血。主治肝气郁结、血脉不和所致的经期延后、量少色暗有块，经来小腹或胸胁、乳房胀闷不适等。

22 月季花蒲黄酒

【原料处方】月季花30克（鲜品60克），蒲黄12克，米酒300毫升。

【制用方法】将月季花、蒲黄和米酒一同放入砂锅内，加入适量清水，文火煎沸30分钟，滤取药液，即可。每日1剂，2次分服，于月经来潮前连服3日。

【功效主治】疏肝解郁，芳香醒脾，调经。主治肝郁，或肝气犯脾，以致脾运失常所致的月经先后不定期。

23 桃仁温经酒

【原料处方】桃仁500克，黄酒1000毫升。

【制用方法】将桃仁粗碎，装入药袋，和黄酒一同置于洁净容器中，密封，浸泡。21日后过滤去渣取液，备用。每日2次，每次20毫升。平时每日服用，经行则停。

【功效主治】温补肝肾，温经调经。主治月经不调。

24 当归党参酒

【原料处方】当归30克，党参20克，糯米酒500毫升。

【制用方法】将当归、党参粗碎，装入药袋，和糯米酒一同置于洁净容器中，密封，浸泡。7日后过滤去渣取液，备用。口服。于月经后服用，每日2次，每次30～50毫升，连服6～7日。

【功效主治】补血活血，调经止痛。主治血虚型月经错后。

25 茴香青皮酒

【原料处方】小茴香、青皮各30克，黄酒500毫升。

【制用方法】将上2味药进入黄酒内，密封，浸泡。每日摇匀1次，5日后过滤去渣取液，备用。口服。每日2次，每次15～30毫升。

【功效主治】疏肝理气，调经。主治肝郁所致的月经先后不定期。

闭 经

女性年满 18 岁以后，月经仍未来潮，或者曾来潮后又中断 3 个月以上者，即为闭经。闭经主要有虚、实两种。虚者，多因肝肾不足，精血两亏而导致；实者，多因气滞血瘀，经血不下而形成。如果因为生活环境改变，精神因素等引起停经，又无其他症状，时间不超过 3 个月，不属于闭经，在机体适应后，月经自然恢复。

一般来说，虚证多于实证。虚证主要表现为头晕肢软，食欲不振，心悸失眠，精神委靡等。实证主要表现为胸胁胀满、小腹胀痛等。

闭经应与妊娠无月经区别开来。有些妇女妊娠后无任何早孕反应，应通过妊娠诊断化验、B 超等检查，以便作出正确诊断。

1 益母草当归酒

【原料处方】益母草 100 克，当归 50 克，白酒 500 毫升。

【制用方法】将益母草、当归和白酒一同置于洁净容器中，密封，浸泡。每日振动 1 次，7 日后过滤去渣取液，即可饮用。每日服 1 次，每次 20 毫升。

【功致主治】养血调经。主治妇女血虚闭经等症。

2 常春酒

【原料处方】常春果、枸杞子各 100 克，黄酒 1000 毫升。

【制用方法】将上述 2 味药捣碎，装入药袋，和黄酒一同置于洁净容器中，密封，浸泡。7 日后过滤去渣取液，即可。口服。每日 3 次，每次空腹饮 1 杯或 2 杯。

【功致主治】温通补虚。主治女性经闭、羸瘦虚弱、腹部冷痛等。

3 月季调经止痛酒

【原料处方】月季花 30 克，当归、丹参各 20 克，米酒 500 毫升。

【制用方法】将前 3 味粗碎，装入药袋，和米酒一同置于洁净容器中，密封，浸泡。每日摇匀 1 次，10 日后过滤去渣取液，备用。口服。每日 2 次，每次 15 ～ 30 毫升。

【功致主治】理气活血，调经止痛。主治月经量少，闭经等症。

【附记】本方源于《药酒汇编》。

4 ｜ **寄奴甘草酒** ✿

【原料处方】刘寄奴、甘草各 50 克，白酒 500 毫升。

【制用方法】将前 2 味粗碎，放入砂锅，加水 1000 毫升，煎至 500 毫升，再把白酒加入，继续煎至剩 500 毫升，过滤去渣取液，备用。口服。每日 1 次，每次温服 20 毫升。

【功效主治】散瘀止痛，破血通经。主治血滞闭经。

【注意】孕妇、脾虚作泻者忌服。

【附记】本方源于《简易效方》。

5 ｜ **双藤调经酒** ✿

【原料处方】大血藤 12 克，小血藤 9 克，水伤药 15 克，月季花根 6 克，白酒 600 毫升。

【制用方法】将前 4 味洗净，切碎，装入布袋，和白酒一同置于洁净容器中，密封，浸泡。7～10 日后，过滤去渣取液，即成。口服，每日 2 次，每次服 10～15 毫升。如缺水伤药，可加青皮、川红花各 9 克，效果甚佳。

【功效主治】行气破血，消肿解毒。主治闭经。

【注意】血枯经闭者忌服。

6 ｜ **牛膝参归酒** ✿

【原料处方】牛膝、党参各 60 克，当归、香附各 30 克，红花、肉桂各 18 克，白酒 1000 毫升。

【制用方法】将前 6 味药加工成粗末，装入药袋，和白酒一同置于洁净容器中，密封，浸泡。放置 7 日后，过滤去渣，贮瓶备用。口服。每日早、晚各服 1 次，每次早上服 5～10 毫升，晚上服 10～20 毫升，服至月经来潮为止。如果体壮善饮，每次增服至 20～30 毫升，有利于缩短疗程。

【功效主治】疏肝理气，温经活血。主治闭经、小腹胀痛或冷痛、面色晦暗、腰酸痛等。

【注意】凡孕妇及心脏病、支气管哮喘、白带过多的患者不宜服用此酒。

7 **益母草活血酒**

【原料处方】益母草 30 克，红糖 60 克，黄酒 60 毫升。

【制用方法】将益母草去杂，洗净后放入砂锅内，加适量清水煎煮成浓汁，下红糖、黄酒调匀，温饮。每日 1 剂，每晚睡前服。

【功效主治】活血化瘀。主治经闭。

8 **凌霄花酒**

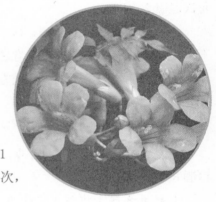

【原料处方】凌霄花 100 克，黄酒 1000 毫升。

【制用方法】将凌霄花粗碎，和黄酒一同置于洁净容器中，密封，浸泡。每日振摇 1 次或 2 次，7 日后过滤去渣留液。口服。每日 2 次，每次 20～30 毫升。

【功效主治】凉血祛瘀。主治血瘀闭经、癥瘕、血热风痒、酒糟鼻。

【注意】气血虚弱者及孕妇忌服。

9 **马鞭草酒**

【原料处方】马鞭草 18 克，黄酒 60 毫升。

【制用方法】将马鞭草粗碎，放入砂锅内，添加适量清水和黄酒，文火煮沸，去渣留液。空腹口服，每日 1 次，每次 1 剂。

【功效主治】活血化瘀，通脉调经。主治瘀血阻滞、闭经。

10 **参茸补血露**

【原料处方】丹参 30 克，鹿茸 6 克，枸杞子、五味子、白豆蔻各 9 克，当归、焦白术、莲子肉、远志、石菖蒲、生地黄各 15 克，川芎、甘草、茯神、首乌各 12 克，白酒 2500 毫升，白糖适量。

【制用方法】将以上诸药粗碎，盛入绢袋，用白酒、白糖同置罐中，密封，放锅中隔水煮 3 小时，取出晾冷。埋土中 3 日出火毒，5 日后即可过滤取酒液服用。每日 3 次，每次饮服 15～30 毫升。

【功致主治】益肾养血。主治肾阳虚、精血不足、瘀血停滞所致的经闭、月经过多、带下诸症。

乳腺炎

乳腺炎以初产妇为多见，常因乳头皲裂、畸形、内陷和乳汁郁积而诱发。致病菌主要为金黄色葡萄球菌或链球菌。如果炎症得不到及时治疗或控制，易形成乳房脓肿。中医学称之为"乳痈"。

急性乳腺炎在临床上主要表现为：畏寒、发热等全身性症状；乳腺肿胀疼痛，肿块界限不清，触痛明显。皮肤表面发红，肿胀明显时，腋下可扪及肿大淋巴结，如脓肿形成时，乳头可排出脓液。

中医学认为，本病多因情志影响，急怒忧郁，肝气不舒，以致乳汁排泌不畅，气滞血瘀，壅聚肿硬。或因产后饮食不节，过食腥荤厚味，胃肠热盛，复感毒热之邪，毒热壅阻而成痈，热盛肉腐而成脓。

肝郁、胃热是乳腺炎发病的内在根据。由于肝郁和胃热，再感受毒热外邪，毒热壅盛，瘀滞的乳汁被腐，逐渐扩散而发病。

1 橘核酒

【原料处方】橘核30克，黄酒适量。

【制用方法】取新鲜橘核，和黄酒一同入锅炒干，再加1000毫升水煎煮，煮取600～700毫升煎液即可。口服。每日2次，每次200～300毫升。

【功致主治】疏肝，理气，止痛。主治乳腺炎初起。

2 忍冬甘草酒

【原料处方】忍冬藤150克，甘草30克，黄酒300毫升。

【制用方法】先将忍冬藤、甘草入锅，加水600毫升，煎煮至300毫升，再加入黄酒，煎数沸，候温，过滤去渣取液，即成。口服。每剂分2次服；外用，以药渣敷患处。每日换药1次。

【功致主治】清热解毒，消肿止痛。主治女性乳痈初起。

【附记】本方源于《医部全书》。

3 蒲公英银花酒

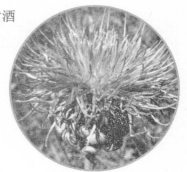

【原料处方】蒲公英、金银花各 15 克，黄酒 2 杯。

【制用方法】将蒲公英、金银花入锅，加入黄酒同煎，约煎至药液剩一半，候温，过滤去渣取液，分 2 份备用。口服。每日早、晚饭后服 1 份。

【功效主治】清热，解毒，消肿。主治乳腺炎，结块肿胀疼痛。

4 紫花地丁酒

【原料处方】紫花地丁 50 克，黄酒 15 毫升。

【制用方法】前紫花地丁晒干，研成细末。口服。每日 3 次，每次用黄酒冲服药末 15 克。

【功效主治】清热解毒，消肿排脓。主治热毒内结型急性乳腺炎。

5 漏通酒

【原料处方】漏芦、木通、川贝母各 10 克，甘草 6 克，黄酒 250 毫升。

【制用方法】将上述前 4 味用黄酒 250 毫升、水 250 毫升煎至减半，候温，过滤，去渣取汁，备用。口服。每日 1 剂，每日晚饭后顿服。

【功效主治】通络散结。主治乳腺炎、乳腺小叶增生。

6 银花大黄酒

【原料处方】金银花 120 克，大黄 30 克，黄酒适量。

【制用方法】将上述 2 味晒干，研末。口服。每日 3 次，每次用黄酒冲服药末 10 克。

【功效主治】清热解毒，活血消肿。主治热毒内结型急性乳腺炎。

7 天冬黄酒方

【原料处方】新鲜天冬 50 克，黄酒适量。

【制用方法】取新鲜天冬洗净，用榨汁机绞榨取汁，加适量黄酒冲服。口服。

每日 1 次或 2 次。

【功效主治】滋阴清热，行血祛痰。主治乳腺结节或乳腺癌属痰瘀热结者（症状为乳腺结节或肿块，乳头回缩，咽干口渴，咳嗽咳痰，大便干结，舌质红等）。

8　栝楼酒

【原料处方】全栝楼 30 克，黄酒 100 毫升。

【制用方法】将全栝楼加工成粗末，放入瓷杯中，冲入黄酒 100 毫升，再将瓷杯放在有水蒸锅中以小火蒸炖 20 分钟后，候温，过滤去渣取汁，即成。口服。每日服 2 次或 3 次，每次温服 20 毫升。

【功效主治】清热化痰，消肿止痛。主治乳腺炎初起，红肿热痛者宜用之。

9　蒲楼酒

【原料处方】全栝楼、蒲公英、夏枯草各 30 克，黄酒 250 毫升。

【制用方法】将前 3 味切碎，置砂锅内，冲入黄酒和水 250 毫升，置火上煎至减半，候温，过滤去渣取液备用。口服。每日服 3 次，每次服 80 ～ 100 毫升。并以药渣外敷患处，每日换药 1 次。

【功效主治】清热解毒，消肿散结。主治急性乳腺炎。

产后恶露不尽

产后恶露不尽是指产妇分娩后恶露持续 20 日以上仍淋沥不断者，称为"恶露不尽"。本病的发生原因较多，如胎盘、胎膜残留，子宫黏膜下或肌壁间肿瘤，子宫内膜炎，盆腔感染，子宫过度后倾、后屈，子宫肌力减弱复旧不全等。临床一般可见阴道出血量或多或少，色呈淡红或深红或紫暗，或夹有血块，常伴有腰酸痛、下腹坠胀疼痛等症。

中医亦称本病为"恶露不绝""恶露不止"。其发生与气虚不能收摄，瘀血不尽，新血难安；或血热扰冲，迫血下行等有关，治宜固冲止血，有补气摄血、化瘀摄血、化瘀止血、凉血止血等法。

1　红花党参酒

【原料处方】红花、党参各 15 克，米酒 500 毫升。

【制用方法】将红花、党参、米酒一同置于砂锅内煎煮，煎汁至 250 毫升即可过滤去渣取液，备用。每日温饮 2 次，每次 50 毫升。

【功效主治】祛瘀除寒，益气养血。主治产后腹痛属瘀滞胞宫者，证见产后小腹疼痛，恶露量少，涩滞不畅，色紫黯有块，块下痛减，舌质紫黯等。

2　地黄元胡酒

【原料处方】生地黄 50 克，赤芍、元胡各 10 克，黄酒 300 毫升。

【制用方法】将前 3 味捣碎，用黄酒煎至 150 毫升，过滤去渣，备用。口服。每日 1 剂，分 2 次服。

【功效主治】清热凉血，理气散瘀，止痛。主治产后恶露不绝（血热型）。

【附记】本方源于《药酒汇编》。

3　十全大补酒

【原料处方】当归、熟地黄各 120 克，党参、白术、茯苓、白芍、黄芪各 80 克，甘草、川芎各 40 克，肉桂 20 克，白酒 1720 毫升，蔗糖 172 克。

【制用方法】前 10 味粗碎，和白酒一同置于洁净容器中，密封，浸泡。每日振摇 1 次或 2 次，2 日后以每分钟 1～3 毫升的速度渗滤，加糖搅匀，去渣留液。每日 2 次，每次饮服 15～30 毫升。

【功效主治】益气养血，温肾散寒。主治产后恶露不绝、月经量多、痛经、崩漏等症。

【注意】外感风寒、风热及阴虚阳亢者不宜。

4　地黄姜汁酒

【原料处方】生地黄汁 100 克，生姜汁 10 克，白酒 200 毫升。

【制用方法】将地黄汁加入砂锅先煎 3～5 沸，再倒入生姜汁，并加入白酒再煎 1～2 沸，离火候温。每日 3 次，每次温服 15～20 毫升。

【功效主治】活血调中。主治产后恶露不净。

【附记】本方源于《普济方》，原名"地黄酒"。

5 黑豆羌活酒

【原料处方】黑豆 500 克，羌活 30 克，黄酒 2500 毫升。

【制用方法】将黑豆炒熟，用黄酒浇淋，再加入羌活，密封，浸泡。15 日后即可过滤去渣取液，备用。适量饮服。

【功致主治】祛风邪，养阴血，去恶露。主治产后恶露不净。

6 地榆石菖蒲酒

【原料处方】石菖蒲 20 克，地榆 50 克，当归 40 克，黄酒 500 毫升。

【制用方法】将上 3 味药捣为细末，加入砂锅内和黄酒同煎，取一杯去药渣。饭前分 3 次温服。

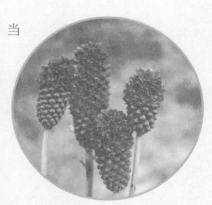

【功致主治】去瘀生新。主治产后血崩。

【附记】本方源于《药酒验方选》。

7 红花益母酒

【原料处方】红花 15 克，益母草 30 克，白酒 60 毫升。

【制用方法】将红花、益母草和白酒加入砂锅同煎，取其煎液，候温，分次饮服。

【功致主治】辛温通瘀。主治产后恶露不净。

【附记】本方源于《四川中医》。

8 驱风药酒

【原料处方】虎杖 99 克，当归、川芎、续断、防风、陈皮各 37 克，羌活、木香、甘草各 28 克，葡萄干 19 克，白酒、蔗糖各适量。

【制用方法】将以上 10 味，切片或粉碎成粗粉，置容器内，分两次加 50 度白酒共密闭加热，浸泡，保持在 70 ～ 75℃。合并 2 次提取液，加蔗糖适量，搅拌，澄清后滤过，滤液密封，静置半年以上，取上清液，即得。口服。每日 1 次或 2 次，每次 30 ～ 50 毫升。

【功效主治】舒筋活络,祛瘀生新。主治筋骨疼痛、寒结肚痛,产后瘀血不净。

9　山楂祛瘀酒

【原料处方】山楂、龙眼肉各250克,红糖、红枣各30克,米酒1000毫升。

【制用方法】将前2味粗碎,和红糖、红枣、米酒一同置于洁净容器中,密封,浸泡。15日后过滤去渣取液,备用。口服。每日2次,每次温服10～15毫升。

【功效主治】活血散瘀。主治产后恶露不净、小腹疼痛等症。

10　鱼腥草酒

【原料处方】鱼腥草20克,黄酒100毫升。

【制用方法】将鱼腥草切碎,和黄酒一同置于砂锅中,用文火煎煮5分钟,过滤去渣取液。口服。每日2次,每次1剂。

【功效主治】活血祛瘀。主治产后血瘀,小腹疼痛,按之恶露极少。

产后腹痛

产后分娩后出现的下腹疼痛或脘腹疼痛,称为产后腹痛。一般情况下,经产妇症状较为初产妇为重,3～4天后疼痛可逐渐消失。如果疼痛严重,则需治疗。临床所见,本病患者或腹部疼痛剧烈,拒按,有结块,恶露不下等,此为瘀血阻在子宫所致;或腹痛并伴有冷感,得热则痛感减轻,恶露量少、色紫、有块等,此为寒气入宫,气血阻塞所致。根据中医"不通则痛"的原则,可以认为本病的原因在于气血运行不畅,治疗原则以调畅气血为主,虚者益气补气,实者活血散寒。

1　一味泽兰酒

【原料处方】泽兰30克,米酒300毫升。

【制用方法】将泽兰与米酒同入锅内,以文火煎煮,煮至7成,候温,去药渣,过滤备用。口服。不拘时,随酒量饮服。

【功效主治】活血通瘀。主治妇女产后腹痛、恶露滞少、有紫黑瘀块。

2 　蟹壳酒

【原料处方】生蟹壳数十枚，白酒适量。

【制用方法】先将上药煅烧存性，研成细末，备用。口服。每次取药末 6 克，加白酒 60 毫升，微煎候温服之，每日服 2 次。

【功效主治】散血瘀、消积聚。主治妇女产后败血不散、结聚成块，产后子宫复旧不全、血崩腹痛、乳中生硬块等症。

【附记】本方源于《民间百病良方》。

3 　大补当归酒

【原料处方】当归、续断、肉桂、川芎、干姜、麦冬各 40 克，芍药 60 克，吴茱萸、干地黄各 100 克，甘草、白芷各 30 克，黄芪 40 克，大枣 20 个，酒 2000 毫升。

【制用方法】将以上诸药共碎细，装入纱布袋内，和白酒一同置于洁净容器中密封，浸泡。经 1 夜，再加水 1000 毫升，煮取 1500 毫升，备用。口服。每日 3 次，每饭前温饮服 15 ～ 20 毫升。

【功效主治】补虚损，和血脉，缓急止痛。主治产后虚损、小腹疼痛。

【附记】本方源于《千金方》。

4 　玄胡酒

【原料处方】玄胡 10 克，白酒 300 毫升。

【制用方法】将玄胡和白酒一同置于洁净容器中，密封，浸泡。3 日后，即可取上清液饮用。口服。每次饮用 15 ～ 30 毫升。视酒量大小服用。

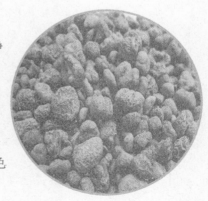

【功效主治】散瘀止痛。主治产后小腹疼痛，拒按，恶露量少滞涩，有紫黑瘀血块，面色青紫，舌有紫点，或瘀斑，脉弦涩。

【注意】有肝病史者忌服。

5　翅卫茅酒

【**原料处方**】翅卫茅 15～30 克，白酒 500 毫升。

【**制用方法**】将翅卫矛切碎，和白酒一同置于洁净容器中，密封，浸泡。7 日后，过滤去渣取液，即成。口服。每日服 2 次，每次服 10 毫升。

【**功效主治**】活血散瘀，调经镇痛。主治产后腹痛、崩中下血、风湿疼痛等。

【**附记**】本方源于《民间百病良方》。

产后缺乳

产妇产后乳汁甚少或完全无乳，称为产后缺乳，又称乳汁不足。中医认为，乳汁为脾胃气血化生，其正常分泌还需依赖于肝气的疏泄功能。

此病主要是由于产妇脾胃虚损、消化吸收功能差、分娩失血过多造成的。但乳汁的分泌与乳母的情绪也息息相关。任何精神上的刺激如忧虑、惊恐、烦恼、悲伤，都会减少乳汁分泌。

此病主要分为气血虚弱、肝郁气滞、痰气壅阻三种类型：

气血虚弱：产后乳少，甚或全无，乳汁清稀，乳房柔软，面色少华，食少倦怠，脉虚细。

肝郁气滞：产后乳少，甚或全无，胸胁胀闷，情志抑郁不乐，食少呃逆，舌质暗红，脉弱细而数。

痰气壅阻：乳汁稀少或无，乳房丰满，柔软，形体肥胖，胸闷泛恶，大便溏泻，舌质淡胖，苔白腻，脉沉细。

1　大枣糯米甜酒

【**原料处方**】大枣 500 克，糯米甜酒 800 毫升。

【**制用方法**】将大枣去核切碎，和糯米甜酒一同置于洁净置容器中，密封，浸泡。每日振摇 1 次或 2 次，1 日后即可过滤去渣留液。口服。每日 2 次或 3 次，每次 40～50 毫升。

【**功效主治**】益气养血，通经增乳。主治气血虚弱型产后缺乳。

2 海虾酒

【**原料处方**】海虾米、菟丝子各6克，核桃仁、棉子仁、杜仲、巴戟天、朱砂、骨碎补、枸杞子、川续断、牛膝各3克，白酒500毫升。

【**制用方法**】将上述前11味药中朱砂研细末，余为粗末，装入纱布袋内，和白酒一同置于洁净容器中，密封，浸泡。15日后，过滤去渣取液，即成。口服。每日服1次，每次服10～15毫升。

【**功效主治**】补肾壮阳。主治妇人产后缺乳。

【**附记**】本方源于《药酒汇编》。

3 催乳酒

【**原料处方**】王不留行10克，天花粉10克，当归7克，穿山甲5克，甘草10克，黄酒适量。

【**制用方法**】将穿山甲炙黄，同以上4味药，共研为细末，备用。口服。每次取药末7克，同黄酒2杯煎取1杯，温服，每日2次。

【**功效主治**】和血，通经，下乳。适用于产后乳汁不下。

【**附记**】本方引自《验方新编》。

4 通草钟乳酒

【**原料处方**】通草30克，石钟乳60克，米酒400毫升。

【**制用方法**】将上述前2味加工成粗末，装入纱布袋内，和米酒一同置于洁净容器中，密封，浸泡。隔水煮1小时，取出放置24小时后，过滤去渣取液，贮瓶备用。口服。每次服30毫升，夏季冷服，冬季温服，每日服2次。

【**功效主治**】通乳。主治产后乳汁不下等。

5 奶浆参酒

【**原料处方**】奶浆参100克，白酒1000毫升。

【**制用方法**】将奶浆参洗净，切片，和白酒一同置于洁净容器中，密封，浸泡。每日振摇3次，15日后，过滤去渣取液，即成。口服。每日服2次，每次服10～15毫升。

【**功效主治**】益脾增乳，补肝益肾。主治产后缺乳及跌打损伤等。

6 鱼灰酒

【原料处方】鲤鱼头（瓦上烧灰）5枚，黄酒500毫升。

【制用方法】将鲤鱼头研末，和黄酒一同置于洁净容器中，用文火煎5～7沸，候温，过滤去渣留液。口服，温饮。每日3次，每次15～20毫升。

【功效主治】通乳。主治产后乳汁不下。

7 猪七星酒

【原料处方】猪七星7个，黑芝麻30克，黄酒500毫升。

【制用方法】将猪七星洗净，用黄酒煎至300毫升，去渣，加入黑芝麻（先炒香、捣细），搅拌均匀，即可。口服。每日服2次，每次服30～50毫升。

【功效主治】滋养生乳。主治产后乳汁不下。

【附记】本方源于《药酒汇编》。

产后体虚

产后体虚乃由于妇女平素体虚，或孕后营养不良，产时出血过多，产后过早操劳以及哺乳等因素所致。本病患者除注意合理饮食，增加营养之外，应保持情志舒畅，避免过度刺激。中医学认为，本症的治疗原则以调理机体、补益为主。本病又有气虚、血虚、阴虚、阳虚及脾胃虚弱、肝肾不足之别，应根据病症的不同辨证施治。

1 灵芝桂圆酒

【原料处方】灵芝、制何首乌、黄精各100克，桂圆肉、党参、枸杞子、黄芪、当归、熟地黄各50克，茯苓、陈皮、大枣、山药各25克，白酒、冰糖适量。

【制用方法】将以上13味，粉碎成细粉，用白酒作溶剂，进行渗漉，收集漉液，加冰糖溶解，静置，滤过，即得。口服。每日2次，每次15～25毫升。

【功效主治】滋补强壮，温补气血，健脾益肺，保肝护肾。主治产后虚弱、身体瘦弱、贫血、须发早白等症的辅助治疗。

2 独活肉桂酒

【原料处方】独活 120 克，肉桂 18 克，秦艽 28 克，白酒 800 毫升。

【制用方法】将上述前 3 味捣碎，装入纱布袋内，和白酒一同置于洁净容器中，密封，浸泡。10 日后，过滤去渣取液，即成。口服。每日服 3 次，每次服 15 ～ 30 毫升。

【功效主治】祛风胜湿，通络止痛。主治产后体虚，复感风湿之邪所致的自汗、关节疼痛、肢酸重等症。

【附记】本方源于《药酒汇编》。

3 金银花藤酒

【原料处方】金银花藤 60 克，生甘草 30 克，白酒 250 毫升。

【制用方法】将上述前 2 味切碎，置于洁净容器中，添加清水 500 毫升，文火煎至减半，入白酒煎十数沸，候温，过滤去渣留液。口服。每日 2 次或 3 次，每次 1 剂。

【功效主治】清热解毒，益气通络。主治病后及产后体虚、气短乏力。

4 当归独活酒

【原料处方】独活 60 克，大豆 500 克，当归 10 克，白酒 1000 毫升。

【制用方法】将独活去芦头后，上 3 味药中，先将独活、当归捣碎细，和白酒一同置于洁净容器中，密封，浸泡。1 宿后，将大豆炒至青烟出，投入酒中密封，候冷，过滤去渣备用。口服。每日 3 次，每次温饮 1 杯。

【功效主治】祛风补血。主治产后血虚，痛风口噤。

5 杜仲酒

【原料处方】杜仲（炙微黄）60 克，桂心、丹参、当归、茵芋、川芎、牛膝、桑寄生、制附子、熟地黄各 30 克，川椒 15 克，白酒 1500 毫升。

【制用方法】将上述前 11 味捣碎，装入纱布袋内，和白酒一同置于洁净容器中，密封，浸泡。7 日后，过滤去渣取液，即成。口服。每日服 2 次或 3 次，每次空腹温服 10 毫升。

【功效主治】益肾壮腰，活血通络。主治产后脏虚、腰部疼痛、肢节不利。

【附记】本方源于《普济方》。

6　风鸡当归酒

【原料处方】风干毛鸡 1 只，当归 150 克，炮姜、羌活各 75 克，益母草 100 克，红花、防风各 25 克，钩藤 60 克，白糖 200 克，白酒 5000 毫升。

【制用方法】将风鸡去毛及内脏，洗净，切成小块，加调料及清水烹饪至熟，倒入酒坛；上述各药切碎，装入纱布袋内，与鸡块、白酒一同置于洁净容器中，密封，浸泡。经常摇动，21 日后可以启封，去药袋、鸡块，过滤去渣取液，贮存备用。口服。每日服 2 次，每次饮酒 20 ～ 30 毫升。鸡块加热食用。

【功效主治】活血祛风，祛瘀生新。主治产后体虚、手足麻痹。

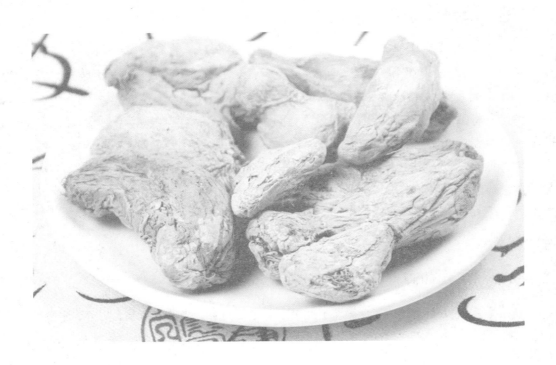

子宫脱垂

子宫脱垂是指子宫偏离正常位置沿着阴道下降，低于子宫颈外阴道口到坐骨棘水平以下甚至完全脱出阴道口外的症状。中医称"阴挺""阴颓""阴疝"等。多发于产后体质虚弱，气血受损，分娩时用力太大，或产后过早参加重体力劳动，致使气弱下陷，脉络胎宫松弛，不能稳固胞体，因而形成下坠。由于胞宫经络与肾相连，所以肾气衰虚，或产育多，内耗肾气，也可使胞宫脉络松弛导致子宫脱垂。妇女在过劳、排便时用力太过、剧咳等情况下，都可能反复发作。

1　丝瓜络酒

【原料处方】丝瓜络50克，白酒140毫升。

【制用方法】将丝瓜络烧存性，研末，分14等份，备用。口服。每日早、晚各1次，每次取丝瓜络炭末1份，用白酒10毫升冲服。连服1周，5～7日后，再服第2剂，连服2～3个疗程。

【功效主治】通筋活络。主治子宫脱垂症。

2　小金樱酒

【原料处方】小金樱100克，50度白酒500毫升。

【制用方法】将小金樱捣碎，装入纱布袋内，和白酒一同置于洁净容器中，密封，浸泡。放置7～10日后，过滤去渣取汁，即可取用。口服。每日服2次或3次，每次服10毫升。

【功效主治】散瘀活血。主治子宫脱垂、月经不调、妇女血虚等。

【附记】本方源于《民间百病良方》。

3　归芪酒

【原料处方】当归10克，黄芪50克，升麻6克，50度白酒300毫升。

【制用方法】将上述前3味加工成粗末，装入纱布袋内，和白酒一同置于洁净容器中，密封，浸泡。放置7～10日后，过滤去渣取液，贮瓶备用。口服。每日服2次，每次服15～20毫升。

【功效主治】益气活血，升提固脱。主治子宫脱垂。

4 双味滋阴酒

【原料处方】淫羊藿、肉苁蓉各100克，白酒1500毫升。

【制用方法】将上述前2味切碎，和白酒一同置于洁净容器中，密封，浸泡。10～14日后，过滤去渣取液，即成。口服。每日服3次，每次空腹服10毫升。

【功效主治】补肾壮阳、滋阴润燥。主治肾阳亏虚所致的阳痿精冷，宫寒不孕、腰膝酸痛、畏寒肢冷等症，同时也有助于治疗子宫脱垂。

【附记】本方源于《药酒汇编》。

5 大补元酒

【原料处方】当归、熟地黄、芡实、补骨脂、枸杞子各30克，杜仲、甘草、金樱子各20克，山茱萸、肉桂各15克，山药60克，50度白酒1500毫升。

【制用方法】将以上11味药加工成粗末，装入纱布袋内，和白酒一同置于洁净容器中，密封，浸泡。浸泡期间每日摇晃数次。放置21日后，过滤去渣取液，贮瓶备用。口服。每日服2次或3次，每次温服10～15毫升。

【功效主治】补肾固脱。主治子宫脱垂。

女性不孕症

　　夫妻同居3年以上，性生活正常，未避孕而不受孕者，称为不孕症。有原发不孕和继发不孕两种，前者指婚后从未受孕；后者为曾生育、流产或有宫外孕后，未避孕而连续2年以上不再受孕。不孕因素包括：下丘脑—垂体—卵巢轴功能紊乱导致无排卵；输卵管阻塞影响精卵结合；子宫发育不良或内膜病变影响受精卵着床；外阴、阴道或宫颈因素影响精子穿过。根据不孕的原因又分为相对不孕和绝对不孕，前者指引起不孕的因素可以得到纠正，仍有受孕可能者；后者指有先天或后天解剖生理方面的缺陷，无法纠正而不能受孕者。对于原发性不孕，中医称之为"全不产""无子"等，而继发性不孕则多谓为"断绪"，其基本病机以肾中精气不足为本，痰、湿、瘀血、寒邪等外侵为标。

1　淫羊藿酒

【原料处方】淫羊藿 60 克，白酒 500 毫升。

【制用方法】将淫羊藿洗净，沥干，装入干净纱布袋中，扎紧袋口，投进盛白酒的瓶中，加盖密封，浸泡 10 日，取酒饮服。晚睡前饮 30 毫升。

【功效主治】补肝肾，强筋骨。可治疗女子不孕、肾虚、命门火衰引起的腰脊疼痛无力、男子阳痿、四肢麻木不仁等症。

2　一味仙茅酒

【原料处方】仙茅 120 克，白酒 500 毫升。

【制用方法】将仙茅九蒸九晒后，放入干净的器皿中；再倒入白酒浸泡，密封；经 7 日后开启，过滤去渣，装瓶备用。每日早、晚各 1 次，每次 15 ～ 20 毫升，空腹服用。

【功效主治】温肾壮阳，祛寒除湿。主治女子宫寒不孕、阳痿滑精、腰膝冷痛、男子精冷等症。

【注意】此酒阴虚火旺者忌服。

3　当归种玉酒

【原料处方】当归、远志各 150 克，甜酒 1500 毫升。

【制用方法】先将当归切碎，同远志和匀，装入药袋，和甜酒一同于洁净容器中，密封。隔水蒸煮 30 分钟。取出放置 5 日后，过滤去渣，贮瓶备用。口服。每晚随量温服之，不可间断。每次 20 ～ 40 毫升，服完后依法再制再服之。

【功效主治】活血通经，调和气血。主治妇人经水不调，或气血不足、不能受孕。

4　种子药酒

【原料处方】淫羊藿 20 克，生地黄、胡桃肉各 10 克，枸杞子、五加皮各 5 克，白酒 500 毫升。

【制用方法】将淫羊藿、生地黄、五加皮切片，和胡桃肉、枸杞子、白酒一同置于洁净容器中，密封。隔水蒸煮 10 分钟后，取出静置放凉，再浸泡数日。

每日 2 次，适量温饮。

【功效主治】振奋肾阳。主治肾阳虚衰所致的不孕症使用。

【注意】阴虚火旺者忌服。

【附记】本方源于《冯氏锦囊秘录》。

5 苍术调经酒

【原料处方】苍术 50 克，半夏、陈皮各 20 克，茯苓 30 克，砂仁、枳壳各 15 克，白酒 1500 毫升。

【制用方法】将上药切碎，装入药袋，和白酒一同置于洁净容器中，密封，浸泡。春夏 3 日，秋冬 5 日。日满后即可过滤去渣取液，备用。口服。每日 2 次，每次 15 ～ 20 毫升。

【功效主治】行气调经。主治女子不孕症属痰湿内阻者，证见带下量多，色白质黏无臭，头晕心悸，胸闷烦恶等。

6 仙苁酒

【原料处方】淫羊藿、肉苁蓉各 100 克，白酒 1500 毫升。

【制用方法】将前 2 味切碎，和白酒一同置于洁净容器中，密封，浸泡。10 ～ 14 日后即可过滤去渣取液，备用。口服。每日服 3 次，每次空腹服 10 毫升。

【功效主治】补肾壮阳，滋阴润燥。主治肾阳亏虚所致的阳痿精冷、宫寒不孕、腰膝酸痛、畏寒肢冷等症。

【附记】本方源于《药酒汇编》。

7 巴戟天酒

【原料处方】巴戟天 100 克，当归、黄芪、熟地黄、鹿角、益母草各 30 克，白酒 1000 毫升。

【制用方法】将前 6 味捣碎，装入布袋，和白酒一同置于洁净容器中，密封，浸泡。经常振摇，7 日后即可过滤去渣取液，备用。口服。每日 2 次，每次服 20 毫升。

【功效主治】温肾调经。主治肾元虚寒所致的不孕症。

【附记】本方源于《药酒汇编》。

8　宜男酒

【原料处方】全当归、茯神、枸杞子、川牛膝、杜仲、桂圆肉、核桃肉、葡萄干各30克，白酒2500毫升。

【制用方法】将前8味捣碎，装入药袋，和白酒一同置于洁净容器中，密封，隔水加热30分钟后，取出埋入地下7日后取出，过滤去渣取液，即成。口服。每日2次，每次服10毫升。

【功效主治】补肝肾，益精血。主治肝肾亏虚、精血不足的月经不调，婚后不孕之症。

【附记】本方源于《同寿录》。

9　调经排卵酒

【原料处方】柴胡6克，赤芍、白芍、鸡血藤、坤草、泽兰、苏木、刘寄奴、牛膝、生蒲黄、女贞子、覆盆子、菟丝子、枸杞子各10克，黄酒1000毫升。

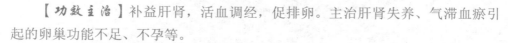

【制用方法】将前14味加工成粗末，装入药袋，和黄酒一同置于洁净容器中，密封。隔水蒸煮1个小时后取出，放置10日后，过滤去渣，贮瓶备用。浸泡期间要经常摇动。口服。每次服30毫升，每日服2次或3次。

【功效主治】补益肝肾，活血调经，促排卵。主治肝肾失养、气滞血瘀引起的卵巢功能不足、不孕等。

【注意】凡胃肠道内有溃疡出血者忌服。

10　桃仁红花酒

【原料处方】桃仁50克，红花、白芍、丹皮、乌药各30克，川芎20克，炮姜15克，米酒1500毫升。

【制用方法】将以上诸药粗碎，装入药袋，和米酒一同置于洁净容器中，密封，浸泡。春夏3日，秋冬5日。日满后即可过滤去渣取液，备用。每日随量温饮，常令酒力相续，勿醉。

【功效主治】活血祛瘀，通经。主治瘀阻胞宫者不孕症。

11 延寿获嗣酒

【原料处方】生地黄45克，鹿茸25克，龙眼肉、胡桃仁各10克，覆盆子、山药、芡实、茯神、柏子仁、沙苑子、山茱萸、肉苁蓉、麦冬、牛膝各15克，白酒3000毫升。

【制用方法】前14味粗碎，和白酒一同置于洁净容器中，密封。隔水文火煮7小时，再埋入土中3日后取出，去渣留液。睡前口服，每日1次，每次15～30毫升。

【功效主治】补精填髓、健身益寿。主治精元虚冷、久而不孕，或容易流产。

【注意】痰火积热、阴虚火旺者及孕妇忌服。

12 白芍种玉酒

【原料处方】白芍、胡桃仁各60克，熟地黄、当归、山茱萸、远志、紫河车各50克，枸杞子、菟丝子各30克，五味子、香附各20克，丹参15克，酸石榴子、炙甘草、酸枣仁、麦芽、谷芽各10克，白酒500毫升。

【制用方法】将前17味研末，和白酒一同置于洁净容器中，密封，浸泡。每日摇匀1次，15日后过滤去渣取液，备用。口服。每日2次，每次10～20毫升。

【功效主治】养血滋阴，补肝益肾。主治妇人身瘦，血虚型不孕症。

【注意】痰火积热、阴虚火旺、大便溏泻者忌服。

【附记】本方源于《中药大辞典》。

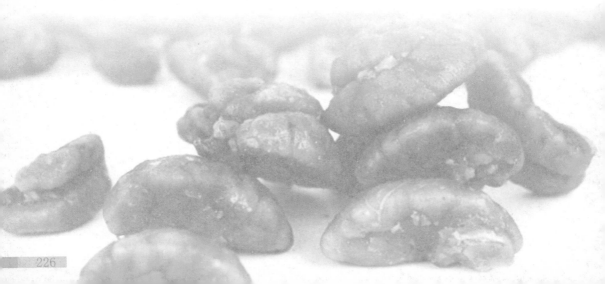

第二节

美容养颜药酒

　　肤色红润肌肤白皙是每一个女性的最大渴求。西方医学认为皮肤变黑主要是由于内分泌代谢功能障碍，因此治疗以调理内分泌代谢功能为主，以减少皮肤色素沉着。中医认为，本病主要与心、肝、肾三脏相关。由于脏腑功能紊乱，气血运行不畅，令面部失去血的荣润，浊气因而局部停滞，以致皮肤燥裂色暗。治疗以疏肝益肾、活血化瘀、理气和胃、健脾祛湿、清热解毒的方法为主。

1　枸杞养颜酒

　　【原料处方】枸杞根皮、大麻仁（炒令香熟）、乌麻仁（炒令香）、甘菊花各 30 克，桃仁（去皮尖）10 克，生地黄 50 克，白酒 1000 毫升。

　　【制用方法】将以上 6 味药和白酒一同置于洁净容器中，密封，浸泡。每日摇晃数次，放置 14～21 日后，过滤去渣，取其滤汁，贮瓶备用。空腹温服，每日 1 次或 2 次，每次 10～20 毫升。

　　【功效主治】润肤养颜。主治皮肤粗糙、面色无华等。

2　姜桂润肤酒

　　【原料处方】干姜、桂枝各 10 克，甘草 9 克，生鸡蛋 1 枚，黄酒 500 毫升。

　　【制用方法】将以上 3 味药置一砂锅中，加入黄酒，文火煎煮至 250 毫升时，离火去渣，取煎煮液置于一碗中，将生鸡蛋打破，去蛋清，取蛋黄加入煎煮液中，搅拌均匀后备用。趁温 1 次顿服，每日 1 剂。

　　【功效主治】润肤养颜。主治皮肤粗糙、萎黄、面色无华等。

3　人参美容酒

　　【原料处方】人参、当归、玉竹、黄精、制首乌、枸杞子各 10 克，黄酒 500 毫升。

【**制用方法**】将前 5 味药切片，和枸杞子、黄酒一同置于洁净容器中，密封，浸泡。7 日后即可过滤去渣取液。口服。每日早、晚各 1 次，每次 15～20 毫升。

【**功效主治**】润泽肌肤，乌发明目。主治容颜憔悴、面色不华、皮肤毛发干燥者等症。

【**注意**】高热、邪气等盛实证者忌服。

【**附记**】本方源于《药酒汇编》。

4 参术枣姜酒

【**原料处方**】人参、炙甘草、大枣各 15 克，生姜 10 克，炒白术、茯苓各 20 克，黄酒 500 毫升。

【**制用方法**】将前 6 味捣碎，和黄酒一同置于洁净容器中，密封，浸泡。每日振摇 1 次或 2 次，5～7 日后即可过滤去渣留液。空腹温饮。每日 2 次，每次 15～25 毫升。

【**功效主治**】健脾益气。主治脾胃虚弱、面色萎黄、四肢乏力、语言低微，食少便溏。

【**注意**】阴虚火旺者忌服。

5 四味悦颜酒

【**原料处方**】柏子仁、何首乌、肉苁蓉、牛膝各 15 克，白酒 500 毫升。

【**制用方法**】将前 4 味药捣碎，和白酒一同置于洁净容器中，密封，浸泡。每日振摇 1 次，20 日后，过滤去渣取液即成。每日服 2 次，每次服 10～20 毫升。

【**功效主治**】益气血，补五脏，悦颜色。主治气血不足、面色无华、心慌气短等。

6 双仁红颜酒

【**原料处方**】核桃仁、红枣肉各 120 克，甜杏仁 30 克，白蜜 100 克，酥油 70 毫升，白酒 1000 毫升。

【**制用方法**】先将白蜜、酥油和白酒一同置于洁净容器中，搅拌均匀。再将以上 3 味药捣碎，装入药袋，浸入白酒中浸泡。7 日后取出药袋，压榨取液，合并榨取液与药酒，静置，过滤即可。口服。每日早、晚各 1 次，每次 10 ～ 15 毫升。

【功效主治】补肺肾，健脾胃，驻颜延年。主治容颜憔悴、肌肤粗糙、大便干燥。

7 三圣补益酒

【原料处方】人参、山药、白术各 20 克，白酒 500 毫升。

【制用方法】将前 3 味粗碎，和白酒一同置于洁净容器中，封口。文火煮百沸，候冷，密封，浸泡。每日摇匀 1 次或 2 次，5 ～ 7 日后即可过滤去渣取液，备用。空腹温饮。每日 3 次，每次 10 毫升。

【功效主治】补元气，健脾胃。主治久病体虚、脾胃虚弱、面黄肌瘦倦怠乏力等症。

【注意】阴虚火旺者忌服。

【附记】本方源于《圣济总录》。

8 参归补虚酒

【原料处方】全当归、白术各 26 克，川芎 10 克，人参、生地黄各 15 克，炒白芍 18 克，炙甘草、茯苓各 20 克，五加皮 25 克，红枣、核桃仁各 36 克，白酒 1500 毫升。

【制用方法】将前 11 味药共研细粒，装入布袋，和白酒一同置于洁净容器中，浸泡。盖严，隔水加热煮 1 小时后取下，待冷，密封，埋入土中 5 日以出火毒，取出静置 7 日，过滤去渣即成。每日 3 次，每次温服 10 ～ 15 毫升。

【功效主治】补气和血，调脾胃，悦颜色。主治气血两虚、面黄肌瘦、食欲缺乏、精神委靡等。

9 龙眼和气酒

【原料处方】龙眼肉 250 克，枸杞子 120 克，当归、菊花各 30 克，白酒 3500 毫升。

【制用方法】将前 4 味和白酒一同置于洁净容器中，密封，浸泡。每日振摇数次，放置 30 日后，过滤去渣，取其滤汁，贮瓶备用。口服。每日服 1 次或 2 次，每次空腹温服 10 ～ 15 毫升。

【功效主治】养血润肤，滋补肝肾。主治身体虚弱，皮肤粗糙、老化等。

【注意】身体强壮、内热者忌服。

【附记】本方源于《药酒汇编》。

10 酸枣仁五加皮酒

【原料处方】酸枣仁、五加皮、黄芪、天冬、赤茯苓各 30 克，防风、独活、肉桂各 20 克，大麻仁 60 克，葡萄干、牛膝各 50 克，羚羊角粉 10 克，白酒 2500 毫升。

【制用方法】将前 12 味研成粗末，装入药袋，和白酒一同置于洁净容器中，密封，浸泡。每日振摇数次。放置 21 ～ 30 日后，过滤去渣，取其滤汁，贮瓶备用。口服。每日服 1 次或 2 次，每次空腹温服 10 ～ 20 毫升。

【功效主治】养肺润肤。主治皮肤粗糙、脚气等。

11 当归驻颜酒

【原料处方】当归、白芍、熟地黄各 30 克，蜂蜜 100 克，柚子 120 克，白酒 1500 毫升。

【制用方法】先将柚子连皮洗净，拭干，切成小块，和其他药一同粉碎，装入药袋，再和白酒共浸入洁净容器中，密封，浸泡。90 日后取出药袋压榨取液。将榨得的药汁与药酒混合，加入蜂蜜，搅拌均匀，静置，过滤，即成。每日 1 次，饮服 20 ～ 30 毫升。

【功效主治】养血驻颜。主治气血不足、面色苍白、发枯不荣等。

12 地黄桂心酒

【原料处方】干地黄 30 克，肉桂、干姜、商陆根、泽泻、蜀椒各 20 克，50 度白酒 600 毫升。

【制用方法】将以上 6 味药加工成粗末，装入药袋，和白酒一同置于洁净容器中，密封，浸泡。每日摇晃数次，30 日后，过滤去渣，取其滤汁，贮瓶备用。每日服 1 次或 2 次，每次空腹温服 10 ～ 20 毫升。

【功效主治】美容养颜，祛瘢。主治皮肤粗糙、有瘢痕、面色无华等。

13 当归黄芪酒

【原料处方】当归 20 克，黄芪、白芍各 10 克，白术 6 克，冰糖 15 克，白酒 500 毫升。

【制用方法】将前 4 味药粗碎，装入药袋，和白酒一同置于洁净容器中，密封，浸泡。21 日后，取出药袋，压榨过滤，加入捣碎的冰糖，搅拌均匀即可饮用。空腹温饮，每日 2 次，每次 15～20 毫升。

【功效主治】补血养气，生津。主治食欲不振，面色不华，精神委靡等。

【注意】虚寒腹痛、泄泻者忌服。

【附记】本方源于《药酒汇编》。

14 养身驻容酒

【原料处方】枸杞子 90 克，黄精 65 克，黄芪 32 克，当归 28 克，冬虫夏草 38 克，龙眼肉 60 克，人参 25 克，米酒 1500 毫升。

【制用方法】将以上诸药和米酒一同置于洁净容器中，密封，浸泡。每日摇匀 1 次或 2 次，30 日后即可过滤去渣取液，装瓶备用。口服。每日 2 次，早、晚各 1 次，每次 10～15 毫升。

【功效主治】补气益血，养身益寿。主治面色无华，气血不足等，常服可使人面色红润。

【注意】高血压患者忌服。

15 牛膝大豆酒

【原料处方】牛膝根、生地黄各 150 克，大豆 250 克，白酒 1000 毫升。

【制用方法】先将大豆炒香，与牛膝根、生地黄加工成粗末，装入药袋，和白酒一同置于洁净容器中，密封，浸泡。每日摇晃数次，放置 10～15 日后，过滤去渣，取其滤汁，贮瓶备用。空腹温服，每日服 1 次或 2 次，每次 10～20 毫升。

【功效主治】滋阴，凉血，活血。主治皮肤粗糙、面色无华等。

16 菖蒲白术酒

【原料处方】菖蒲 100 克，白术 150 克，50 度白酒 1000 毫升。

【**制用方法**】将以上 2 味药加工成粗末，装入药袋，和白酒一同置于洁净容器中，密封，浸泡。每日摇晃数次，放置 14～21 日后，过滤去渣，取其滤汁，贮瓶备用。空腹温服，每日服 1 次或 2 次，每次 10～20 毫升。

【**功效主治**】强健身体，防止衰老，润泽肌肤。主治身体虚弱、食欲不振、皮肤粗糙等。

17　桃花养颜酒

【**原料处方**】桃花（3 月 3 日采取）40 克，白酒 500 毫升。

【**制用方法**】将桃花和白酒一同置于洁净容器中，密封，浸泡。放置 7 日后，过滤去渣，即可取用。口服。每次空腹温服 10～20 毫升，每日服 1 次或 2 次。

【**功效主治**】活血润肤，益颜色。主治皮肤老化、肤色无华等。

18　熙春酒

【**原料处方**】柿饼 250 克，枸杞子、龙眼肉、女贞子（蒸）、干地黄、淫羊藿、绿豆各 50 克，白酒 2000 毫升。

【**制用方法**】先将柿饼切成小块，除龙眼肉外，余药粉碎成粗粉，装入药袋。将柿饼、龙眼肉、药袋放在干净容器中，加入白酒。容器密封，浸泡。每隔 2 日或 3 日摇动 1 次。30 日后，取出药袋，压榨取液。将榨得的药液与药酒混合，过滤，即可。每日服 1 次或 2 次，每次 15～30 毫升。

【**功效主治**】补肾精，泽肌肤，润毛发，美容颜。主治肌肤枯槁、毛发稀少、容颜憔悴、早老早衰等症。

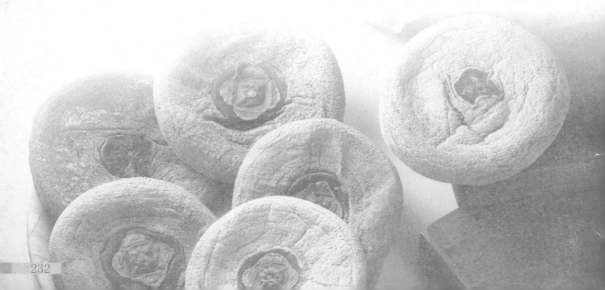

第三节

减肥瘦身药酒

　　肥胖症是指由于人体新陈代谢失调而导至脂肪组织过多所造成的病症。一般认为体重超过正常标准的 20％ 为肥胖。脂肪主要沉积于腹部、臀部、乳房、项颈等处。常见于体力劳动较少而进食过多的中年人。肥胖可分为单纯性肥胖和继发性肥胖。单纯性肥胖常常是家族性的，可能与遗传因素有关。继发性肥胖是继发于某些疾病的，例如皮质醇增多症、胰岛素瘤、甲状腺功能低下症、多囊卵巢综合征等。肥胖症患者一般出汗多、善饥多食、腹胀、便秘、心慌、气短、嗜睡、不爱活动、不能平卧，还伴有下肢轻度水肿；女性患者则多伴有月经失调、闭经、不育等病状。

1 枸杞子银花酒

　　【原料处方】枸杞子 100 克，金银花 60 克，白茯苓 80 克，白酒 1000 毫升。

　　【制用方法】将枸杞子、金银花、白茯苓放入白酒里浸泡 1 个月。每 2 日摇动药酒 1 次，30 日后进行过滤，所得滤液，每取 10 ～ 15 毫升，加水兑饮，每日 1 次或 2 次。

　　【功效主治】甘凉醇味，清热明目，降脂减肥。适宜于单纯性肥胖。

2 大蒜酒

　　【原料处方】大蒜头 800 克，白酒 1500 毫升。

　　【制用方法】将大蒜头去皮、剥瓣、拍裂，放入瓶内；倒入白酒密封浸泡 30 日即成，每日 2 次，每次服酒 10 毫升，食大蒜头 3 瓣或 4 瓣。

　　【功效主治】酒味芳香，温通血脉，降脂减肥。适宜于单纯性肥胖。

3　枸杞酒

【原料处方】 枸杞子 150 克，生地黄 90 克，大麻子 150 克，酒适量。

【制用方法】 先蒸大麻子，摊开散去热气，与枸杞子、生地黄相合，装入绢袋，以酒浸之，密封。春夏 7 日，秋冬 14 日，取出即可服用，量多少不拘，服至稍感头昏微晕最好。

【功效主治】 滋阴，降脂减肥。适宜于肥胖。

4　大黄消脂减肥酒

【原料处方】 大黄 10 克，黄酒（或米酒）800 毫升，白砂糖、蜂蜜各适量。

【制用方法】 将大黄放入黄酒（或米酒）中浸泡 30 日后，再加入白砂糖、蜂蜜适量。每日服 10 毫升。

【功效主治】 芳香清凉，活血化瘀，降脂减肥。适宜于肥胖症。

5　枣皮杜仲酒

【原料处方】 山萸肉、杜仲、胡桃肉、云茯苓各 10 克，白术、菟丝子各 15 克，怀山药 30 克，蜂蜜适量，白酒 500 毫升。

【制用方法】 将上述前 8 味中药和白酒一同置于洁净容器内，密封，浸泡。30 日后即可取上清液饮用。口服。每次取 10 毫升，加少量蜂蜜饮之。

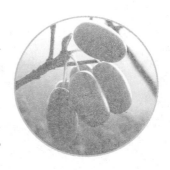

【功效主治】 补益肝肾，健脾利湿，降压消脂，减肥健美。主治肥胖症及其并发症。

6　天麻首乌酒

【原料处方】 天麻 60 克，制首乌 30 克，丹参 36 克，黄芪 15 克，杜仲 16 克，淫羊藿 12 克，白酒 1500 毫升。

【制用方法】 将上述 6 味中药切碎，放入纱布袋里，袋口扎紧，放入洁净容器中，倒入白酒密封，浸泡。每日振摇 1 次，20 日后即成。每次 10 毫升，每日 2 次。

【功效主治】 醇味可口，补益肝肾，消脂降压。适宜于肥胖症。

第四节
更年期保健药酒

　　更年期是指妇女自生育旺盛的性成熟期，逐渐过渡到老年期的一段岁月，是妇女一生中重要的时期，在绝经前后，此时卵巢功能逐渐衰萎，排卵减少，受孕率下降，此主要激素的分泌量降至原来生育年龄期的 1/10，之后月经渐行渐少乃至完全停止。

　　在生活上，患者最痛苦的症状为潮热出汗。急躁易怒、头痛、失眠、焦虑、抑郁、心神不宁等精神障碍和自主神经系统紊乱所引起的不适感。由于卵巢功能逐渐萎缩，减少了女性激素的分泌，所以会引起各种生理方面的病候，如月经不规则、脸部潮红、发热、盗汗、心悸、胸闷、胸痛、冠状动脉脑血管疾病，皮肤失去弹性、没有光泽、显得松弛，皮肤长斑点、头发干燥及掉发、食欲反复不定，造成肥胖或消瘦、消化不良、肠常胀气或直肠痉挛引起便秘、子宫与骨盆肌肉韧带松弛而引起尿失禁、子宫脱垂，而尿道及阴道之上皮细胞萎缩、分泌减少造成尿频、尿道炎、阴部瘙痒、性交不适，另外还有乳房缩小、松弛、下垂及易患骨折之症。精神与神经系统方面，则包括抑郁、兴奋、神经质、注意力不集中、眩晕、怕冷又怕热、性欲减退、易疲倦、头痛、失眠、耳鸣、脑鸣、自主神经系统障碍等症状，而长期的抑郁可导致罹患退缩性抑郁症，有时会出现神经性高血压而头昏眼花。

1　益坤宁酊

　　【原料处方】延胡索 30 克，当归 90 克，熟地黄、白芍、川芎、益母草、香附各 60 克，桂皮、三棱、橙皮各 15 克，45% 乙醇适量。

　　【制用方法】将以上 10 味，粉碎成粗粉，用 45% 乙醇作溶剂，浸渍 48 小时后，渗漉、收集初漉液，继续渗漉至漉液接近无色，浓缩至稠膏状，加适量初漉液混匀，加适量防腐剂、柠檬香精及蔗糖搅匀，慢慢加入初漉液，随加随搅拌，加水混匀、滤过，即得。口服。每次 5 毫升，每日 3 次。

【功效主治】补气养血，调经止痛。主治妇女血虚气滞、月经不调，经前、经后腹痛腰痛，妇女更年期综合征等。

2 黄精益血酒

【原料处方】黄精、苍术各 40 克，枸杞子、柏叶各 50 克，天冬 30 克，糯米酒 1000 毫升。

【制用方法】先用水 1000 毫升煮诸药，煎煮 2 小时后过滤去渣，将药液和在酒中，上锅煮约 30 分钟，再用纱布过滤，装瓶备用。每日早、晚各 1 次，每次 10 ～ 15 毫升。

【功效主治】养血益脾，养心气，减烦躁。主治消化不良、心急烦躁、更年期综合征等。

3 更年乐药酒

【原料处方】淫羊藿、制首乌、熟地黄、首乌藤、核桃仁、川续断、桑椹、补骨脂、当归、白芍、人参、菟丝子、牛膝、车前子、黄柏、知母各 10 克，生牡蛎 20 克，鹿茸 5 克，白酒 1500 毫升。

【制用方法】将以上诸药共研末，装入药袋，和白酒一同置于洁净容器中，密封，浸泡。每日摇匀 1 次或 2 次，14 日后即可过滤去渣取液，装瓶备用。口服。每日早、晚各 1 次，每次 10 ～ 15 毫升。

【功效主治】补益肝肾，宁心安神。主治更年期肝肾亏虚，阴阳失调所致的耳鸣健忘，腰膝酸软，自汗盗汗，失眠多梦，五心烦热，情绪不稳定等，

4 龙桂三仙酒

【原料处方】龙眼肉 250 克，桂花 60 克，白砂糖 120 克，白酒 2.5 升。

【制用方法】将前 2 味粗碎，和白砂糖、白酒一同置于洁净容器中，密封，浸泡。每日振摇 1 次或 2 次，30 日后即可过滤去渣留液。口服。每日 2 次，每次 20 毫升。

【功效主治】健脾养心，益气养血。主治黄褐斑、思虑过度、面色少华、精神委靡、头痛健忘、记忆力减退；更年期失眠多梦、心悸怔忡。

【注意】牙龈肿痛、口渴尿黄及目赤咽痛者忌服，阴虚者少服。

5　益脑安神酒

【原料处方】鹿茸、人参、黄芪、茯苓、柏子仁、酸枣仁、远志各15克，当归、白芍、川芎、桃仁、红花、牛膝各30克，陈皮、半夏、竹茹、枳实各10克，知母、菊花、薄荷、柴胡各9克，石膏50克，冰片5克，甘草6克，白酒1500毫升，白糖200克。

【制用方法】将以上诸药共为粗末，装入布袋，和白酒、白糖一同置于洁净容器中，密封，浸泡。15日后，过滤去渣取液，分装，每瓶250毫升。成人每次服20～25毫升，每日服3次。儿童酌减。

【功致主治】醒脑安神。适用于更年期综合征，头晕头痛、目眩耳鸣、心烦健忘、失眠多梦、心悸不宁、舌质紫暗，苔薄白或白腻，脉沉细或沉涩等。

【注意】此药酒，孕妇忌服；阴虚火旺者慎用。

6　健脑补肾酒

【原料处方】刺五加、黄精、党参、黄芪、桑椹子、枸杞子、熟地黄、淫羊藿、山药、山楂、陈皮各10克，雄蚕蛾10只，蜂蜜100克，白酒1000毫升。

【制用方法】将以上诸药切碎，装入药袋，和白酒一同置入干净容器中，密封，浸泡。14日后启封，取出药袋，压榨取液，将榨取液与药酒混合，静置，加入蜂蜜，搅拌均匀，过滤后装瓶备用。每次服10～20毫升，每日服2次。

【功致主治】益气健脾，补肾健脑。适用于脾肾精气虚衰、神疲乏力、头晕目眩、失眠健忘、食欲缺乏、耳鸣失聪、腰膝酸软、阳痿早泄、心悸气短、舌淡脉弱。老年虚证尤宜。

【注意】阴虚火旺及湿热内盛者忌服。

7　二仙酒

【原料处方】仙茅、淫羊藿、当归各30克，知母、黄柏各20克，白酒1500毫升。

【制用方法】将以上诸药粗碎，装入药袋，和白酒一同置于洁净容器中，密封，浸泡。14日后即可过滤去渣取液，装瓶备用。口服。每日2次，每次15～20毫升。

【功效主治】温肾阳，调冲任。主治更年期综合征、月经不调、头晕耳鸣、肢体乏力等。

8 归脾养心酒

【原料处方】酸枣仁、龙眼肉各 30 克，党参、黄芪、当归、白术、茯苓各 20 克，木香、远志各 10 克，炙甘草 6 克，白酒 1500 毫升。

【制用方法】将前 10 味粗碎，和白酒一同置于洁净容器中，密封，浸泡。每日振摇 1 次或 2 次，14 日后过滤去渣留液。每日 2 次，每次 20 毫升。

【功效主治】健脾养心，益气养血。主治更年期综合征、思虑过度、劳伤心脾、心悸怔忡、健忘失眠、精神抑郁、倦怠乏力等。

9 二仙酒

【原料处方】仙茅、淫羊藿、巴戟天、当归、赤芍、熟地黄、枸杞子各 50 克，冰糖 150 克，米酒 1500 毫升。

【制用方法】将以上诸药一起切成碎块，和冰糖、米酒一同置于洁净容器中，密封，浸泡。每日摇晃 1 次或 2 次。如果在夏日制作此药酒，14 日后即可过滤去渣取液饮用。如果在冬日制作此药酒，应密封 30 日后再饮用。每日早、晚各 1 次，每次饮 15～20 毫升。

【功效主治】补肾添精，补血调肝。主治更年期综合征、月经不调、身乏体倦等。

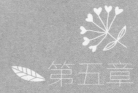

第五章

老年养生药酒精选

◎ 老年常见病药酒 ◎ 聪耳明目药酒
◎ 强身健体药酒 ◎ 益智健脑药酒 ◎ 乌须黑发药酒

MEDICINAL
LIQUOR

第一节

老年常见病药酒

风湿性关节炎

　　风湿性关节炎是一种常见疾病，以关节疼痛（以双膝关节和双肘关节为主）、酸楚、麻木、沉重、活动障碍等为主要临床症状，常因气候变化，寒冷刺激，劳累过度等为诱因而发作。发作时患部疼痛剧烈，有灼热感或自觉烧灼而扪之不热。本病迁延日久，可致关节变形甚至弯腰驼背，渐至足不能行，手不能抬，日常生活不能处理，严重者危及心脏，可引起风湿性心脏瓣膜病，应引起高度重视。本病的发病原因尚未明确，但一般认为，可能与甲型溶血性链球菌感染后引起机体的变态反应有关。

　　中医学认为，风湿性关节炎是由于机体内在正气虚，阳气不足，卫气不能固表，以及外在风、寒、湿三邪相杂作用于人体，侵犯关节所致。临床症状为肢体关节、肌肉、筋骨发生疼痛、酸麻、沉重、屈伸不利，受凉及阴雨日加重，甚至关节红肿、发热等。

1　散寒除湿酒

　　【原料处方】乌头、草乌、金银花、乌梅、甘草、大青盐各6克，白酒500毫升。

　　【制用方法】将上6味药粗碎，装入药袋，和白酒一同置于洁净容器中，密封，浸泡。2日后去渣，即可饮用。每日服3次，每次5～10毫升。

　　【功效主治】散寒除湿。主治风湿性关节炎、类风湿关节炎等症。

　　【注意】高血压、心脏病、风湿热、严重溃疡病患者忌用。

2 关节炎酒

【原料处方】枸杞子、杜仲、乌蛇、牛膝各9克，芡实、红花、火焰子、当归、木瓜、党参各6克，白酒500毫升。

【制用方法】将上药和白酒一同置于洁净容器中，密封，浸泡。7日后即可过滤去渣饮用。每日服2次，每次10毫升。

【功效主治】活血祛风，强壮筋骨。主治风湿性关节炎等症。

3 祛风越痹酒

【原料处方】白术、当归各30克，杜仲、牛膝、防风各20克，苍术、川芎、羌活、红花各10克，威灵仙6克，白酒1500毫升。

【制用方法】将以上10味药加工成粗末或切成小薄片，用纱布包，和白酒一同置于洁净容器中，密封，浸泡。每日摇晃1次或2次。放置30日后，过滤去渣，取其滤汁，贮瓶备用。口服。每日1次或2次，每次空腹温服10～20毫升。

【功效主治】祛风活血除湿。主治风湿关节疼痛、活动不便等。

4 南藤祛风湿酒

【原料处方】石南藤30克，白酒500毫升。

【制用方法】将石南藤洗净切碎，放入白酒中，密封，浸泡。10日后即可去渣，饮用。每日服2次，每次10～15毫升。宜冬季饮用。

【功效主治】祛风湿，通经络，温腰脚，止痛。主治风寒湿痹、筋骨疼痛等症。

5 狗骨酒

【原料处方】狗骨100克，白茄根1000克，虎杖根200克，红花15克，白酒1000毫升。

【制用方法】将红花煎汁；狗骨洗净用文火烤黄，趁热敲碎，拌入红花汁；

将炮制后的狗骨与各药和白酒一同置于洁净容器中，加盖密封，浸泡。隔日摇动酒坛1次；15日后启封，去渣，过滤，贮瓶备用。每日早、晚各服1次，每次20～30毫升。

【功效主治】祛风湿，强筋骨，活血脉，止痹痛。主治风湿痹痛、筋脉拘挛、腰膝酸软等症。

6 青囊药酒

【原料处方】苍术、乌药、杜仲、牛膝各60克、陈皮、厚朴、当归、枳壳、独活、槟榔、木瓜、川芎、桔梗、白芷、茯苓、半夏、麻黄、肉桂、防己、甘草、白芍各30克，白酒5000毫升。

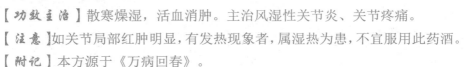

【制用方法】将前21味共研为粗末，装入布袋，和白酒一同置于洁净容器中，密封，隔水加热约2小时，取出待冷。埋地下3日后，过滤去渣取液，即成。每日服2次，每次服20～30毫升，或适量饮之。

【功效主治】散寒燥湿，活血消肿。主治风湿性关节炎、关节疼痛。

【注意】如关节局部红肿明显，有发热现象者，属湿热为患，不宜服用此药酒。

【附记】本方源于《万病回春》。

7 松节酒

【原料处方】松节30克，白酒500毫升。

【制用方法】将松节加工捣碎，装入药袋，和白酒一同置于洁净容器中，封紧口。置阴凉处。每日振摇1次或2次，经7日后过滤即可饮用。每日2次，每次饮服15～20毫升

【功效主治】祛风，燥湿，散寒，活络。主治风寒湿痹，关节疼痛等症。

【附记】本方源于《外台秘要》。

8 活血通络酒

【原料处方】老鹳草100克，白酒1000毫升。

【制用方法】将老鹳草研碎，装入药袋，和白酒一同置于洁净容器中，密封，浸泡。每日摇动 1 次，15 日后即可过滤去渣，饮用。每日服 2 次，每次 20 毫升。

【功效主治】祛风除湿，活血通络。主治风湿痹痛、拘挛麻木等症。

9 补血壮骨酒

【原料处方】淫羊藿、巴戟天、鸡血藤各 50 克，白酒 1000 毫升。

【制用方法】将前 3 味粗碎，装入药袋，和白酒一同置于洁净容器中，密封，浸泡。每日振摇 1 ～ 2 次，20 日后即可去渣留液。口服。每日 2 次，每次口服 10 ～ 15 毫升。

【功效主治】补肾强筋，活血通络。主治风湿痹痛、肢体麻木、拘挛、陈旧性跌打损伤疼痛等症。

10 杜仲加皮酒

【原料处方】杜仲、加皮各 25 克，白酒 500 毫升。

【制用方法】将前 2 味粗碎，装入药袋，和白酒一同置于洁净容器，密封，浸泡。每日摇匀 1 次，10 日后过滤去渣取液，备用。每日服 3 次，每次 15 ～ 20 毫升。

【功效主治】祛风除湿，强筋壮骨。主治风湿寒痹等症。

【注意】阴虚火旺者忌服。

【附记】本方源于《民间百病良方》。

11 祛风除湿酒

【原料处方】五加皮、麻黄、制川乌、木瓜、红花、乌梅、甘草各 20 克，白酒 2500 毫升。

【制用方法】将上药粗碎，装入药袋，和白酒一同置于洁净容器中，密封，浸泡。30 日后即可过滤去渣取液，装瓶备用。口服。每日服 2 次，每次 15 ～ 20 毫升。

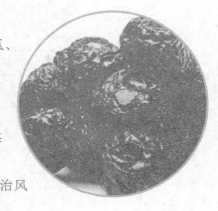

【功效主治】舒筋活血，祛风除湿。主治风湿性关节炎。

12 秦艽除湿药酒

【原料处方】秦艽50克，伸筋草、寻骨风、延胡索、桂枝各30克，制附子20克，制川乌、制草乌各15克，丹参90克，蜈蚣5条，干地龙25克，白酒2000毫升。

【制用方法】将前11味切碎（其中蜈蚣、地龙研细末），装入药袋，和白酒一同置于洁净容器中，密封，浸泡。14～21日后，过滤去渣，即成。或加入赤砂糖500克（矫味），静置24小时，过滤备用。口服。每日服3次，每次服15～30毫升。

【功效主治】祛风除湿，活血舒筋，搜风通络，温经止痛。主治风寒湿邪所致的风湿性、类风湿关节炎、肩周炎、坐骨神经痛、筋骨痛、肌肉疼痛等一切风寒湿痹。

【注意】症重或病程日久者加白花蛇1条。

13 当归活络酒

【原料处方】当归、天麻、何首乌、防风、独活、牛膝、牡蛎、石斛、金银花各9克，川芎、秦艽、千年健各15克，川续断、杜仲、泽泻、桑寄生、油松节各12克，狗脊、川厚朴、桂枝、钻地风、甘草各6克，白酒1000毫升。

【制用方法】将以上诸药与白酒一起置入洁净容器中，密封，浸泡。15日后即可过滤去渣取用。每日服1次或2次，每次服20～30毫升。

【功效主治】祛风除湿，通络止痛，补益肝肾。主治风湿性关节炎、坐骨神经痛、陈旧性损伤疼痛等症。

14 防风茜草酒

【原料处方】防风、茜草、苍术、老鹳草各25克，白酒1000毫升。

【制用方法】将前4味切碎，装入药袋，和白酒一同置于洁净容器中，密封，浸泡。每日振摇1次或2次，7日后即可过滤去渣留液。口服。每日服3次，每次饮服15毫升。

【功效主治】祛风除湿。主治风湿性关节炎。

15 独活南藤酒

【原料处方】独活、石南藤各 30 克，防风 20 克，制附子、制川乌 15 克，米酒 1000 毫升。

【制用方法】将前 5 味洗净，和米酒一同置于洁净容器中，密封，浸泡。每日振摇 1～2 次，7 日后即可过滤去渣留液。每日 2 次，每次饮服 15 毫升。

【功效主治】祛风散寒，除湿止痛。主治风寒湿痹、关节疼痛、屈伸不利等症。

【注意】川乌大毒，附子有毒，均须炮制。本酒不宜多服、久服，孕妇及阴虚火旺者慎服。

16 黑芝麻生姜酒

【原料处方】黑芝麻（炒）50 克，薏苡仁（炒）25 克，生姜、生地黄各 3 克，白酒 1000 毫升。

【制用方法】将前 4 味药加工粉碎，搅拌均匀，装入纱布袋，和白酒一同置于洁净容器中，密封，浸泡。春夏季 5 日，秋冬季 7 日，即可过滤去渣饮用。每日服 1 次，每次服 20 毫升，临睡空腹温饮。

【功效主治】祛风除湿。主治风湿痹痛、脚膝乏力、筋挛急痛等症。

17 木瓜舒筋酒

【原料处方】新鲜木瓜 300 克，冰糖 400 克，白砂糖 80 克，白酒 1500 毫升。

【制用方法】将木瓜洗净连皮切成片，和白酒、冰糖、砂糖一同置于洁净容器中，密封，浸泡。半年后取其上清液服用。每日服 2 次，每次 15～20 毫升。

【功效主治】利湿解痉，舒筋通络。主治风湿痹痛、筋骨酸痛等症。

18 杜仲萆薢酒

【原料处方】萆薢、杜仲各 20 克，枸杞根皮 25 克，白酒 500 毫升。

【制用方法】将萆薢、杜仲（去粗皮，炙）、枸杞根皮（洗净）加工粉碎，和白酒一同置于洁净容器中，密封，隔水文火煮 2 小时许，稍冷后即可饮用。不拘时，温热饮，常至微醉即可。

【功效主治】补肾除湿。主治风湿腰痛、久湿痹不散等症。

19　伸筋草酒

【原料处方】伸筋草 15 克，白酒 500 毫升。

【制用方法】将伸筋草加工捣碎，装入药袋，和白酒一同置于洁净容器中，密封，浸泡。置阴凉处，每日摇晃 1 次或 2 次，7 日后过滤澄清即成。每日 2 次，每次 15 ～ 20 毫升。

【功效主治】散寒除湿，舒筋通络。主治风寒湿痹、关节疼痛、肌肤麻木等症。常饮之有舒通经络、健体强身的作用。

20　风湿外擦酊

【原料处方】制川乌、制草乌各 20 克，细辛 15 克，川芎、木瓜各 30 克，羌活 10 克，80% 乙醇 500 毫升。

【制用方法】前 6 味药粗碎，和乙醇一同置于洁净容器中，隔水加热 30 分钟，去渣留液。外用。每日 1 次或 2 次，每次将药酒温热，用纱布蘸本酒搽洗患处 30 分钟，洗后避风 2 小时。

【功效主治】祛风散寒，除湿通络。主治风寒湿侵型类风湿关节炎，病初起，晨僵，关节走窜肿痛，屈伸不利，得温或活动后减轻；得寒则剧，局部畏寒怕冷。

【注意】乌头大毒，须炮制；细辛小毒。本药酒不宜内服，外用也不宜多用、久用，孕妇忌用。

21　三乌药酒

【原料处方】川乌 5 克，乌梅 15 克，草乌、甘草、金银花、木瓜、威灵仙各 10 克，白糖 60 克，白酒 500 毫升。

【制用方法】将前 7 味切碎，和白酒、白糖一同置于洁净容器，密封，浸泡。7 日后即可过滤去渣，备用。口服。每日早、晚各服 1 次，每次服 20 毫升。

【功效主治】祛风散寒，舒筋通络。主治风寒痹症（风湿性关节炎）。

【附记】本方源于《中国当代中医名人志》。

22 桃仁强筋酒

【**原料处方**】核桃仁、桂圆肉各20克，怀牛膝、杜仲各3克，豨莶草、白术、川芎、茯苓、丹皮各2.5克，枸杞子、熟地黄、首乌各5克，砂仁、乌药各1.5克，白酒1500毫升。

【**制用方法**】将前14味切碎，装入布袋，和白酒750毫升一同置于洁净容器中，隔水蒸2小时，待冷，再加入剩余的白酒，密封，浸泡。7日后，过滤去渣取液，装瓶备用。口服。每日2次，每次服20毫升。

【**功效主治**】补气血，强筋骨。主治风湿性关节炎、筋骨痛、四肢麻木等症。

【**附记**】本方源于《药酒汇编》。

23 药酒外搽方

【**原料处方**】白花蛇、制川乌、制草乌、羌活、独活、川芎、防风、细辛、麻黄、香附、元胡、制乳香、制没药各10克，秦艽、梧桐花各12克，鲜生姜10片，白酒1000～1500毫升。

【**制用方法**】将前16味捣碎，装入药袋，和白酒一同置于洁净容器中，密封，浸泡15日后即可取用。外用：先用本药酒蘸手掌上在局部（患处）拍打（第1个星期每日拍打1次，每次10分钟，以后每日拍打2次，每次15分钟），拍打轻重以舒适为度。拍打完后，再搽药酒1遍。每用1周，将瓶中白酒加满，并使药酒保持一定浓度。

【**功效主治**】散寒祛湿，通络止痛。凡因风寒湿三气杂至引起的肩、背、腰、腿、膝等部关节和肌肉疼痛而无局部器质性病变者，均可适用。

【**注意**】此药酒对于皮肤有过敏，局部皮肤破损或有皮肤病者，不宜使用。同时宜随病位加味：如病在肩关节加片姜黄10克，伸筋草20克，海桐皮12克；在腰背部加川断、杜仲各10克，狗脊12克；在膝关节加牛膝、木瓜各10克。如将方中二乌改用生川乌、生草乌，效果尤佳。

【**附记**】本方源于《百病中医熏洗熨擦疗法》。

24 一味千年健酒

【原料处方】千年健10克，白酒500毫升。

【制用方法】将千年健加工切碎，装入药袋，和白酒一同置于洁净容器中，密封，浸泡。置阴凉处，每日摇晃1次或2次，7日后过滤澄清即成。每日服2次，每次15～20毫升。

【功效主治】祛风湿，壮筋骨。主治风湿痹痛、筋骨无力等症。

【附记】本方源于《临床实用中药学》。

25 国公酒

【原料处方】当归、羌活、乌药、五加皮、苍术、防风、青皮、枳壳、独活、白术、佛手、牡丹皮、川芎、白芷、藿香、木瓜、白芍、槟榔、厚朴、红花、广陈皮、曰南星、枸杞子、牛膝、紫草、栀子、麦冬、破故纸各5克，玉竹15克，红曲25克，冰糖500克，白酒5000毫升。

【制用方法】将前30味（除红花、红曲外）均磨成粗粉，再与红花、红曲和匀，一同置于洁净容器中，加入白酒，密封，浸泡。70日后即可过滤去渣；药渣压榨，将压榨液与浸液合并，加入冰糖搅拌，溶解后滤过，静置3日后再滤过，分装即成。口服。每次服10～15毫升，每日服2次或3次。

【功效主治】祛风除湿，活血通络，行气止痛，强筋壮骨。主治风湿性关节炎（骨节疼痛、四肢麻木、步行无力等）及一切风寒湿痹。

【附记】本方源于《药酒汇编》。

26 寻骨风酒

【原料处方】寻骨风30克，白酒1000毫升。

【制用方法】将寻骨风切碎，再研成粗末，和白酒一同置于洁净容器中，封口密闭，置阴凉处，每日摇动1次，7日后即可去渣备用。每日3次，每次空腹温饮15～20毫升。

【功效主治】祛风通络。主治风湿痹痛、肢体麻木、筋脉拘挛等症。凡筋骨不健者，皆可服之。

【附记】本方源于《南京民间草药》。

27　四乌一子酒

【原料处方】生川乌、生草乌、乌梢蛇、乌梅、草子（肥田草的果实）各15克，白酒500毫升。

【制用方法】将前5味捣碎，和白酒一同置于容器中，密封，浸泡。7日后即可过滤去渣取用。浸泡时间长更好。外用。以布蘸药酒少许，揉搽痛处，搽至痛处有热感为度，每日搽2次或3次。

【功效主治】温经止痛。主治关节炎之关节疼痛。

【附记】本方源于《民间百病良方》。

28　风湿一涂灵

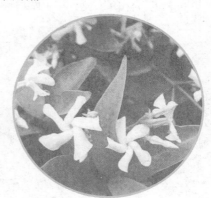

【原料处方】泽兰、莪术、三棱、归尾、桑寄生、乌药、制草乌、制川乌、川续断、络石藤、两面针、红花、防风、白花蛇舌草、五加皮、威灵仙、土牛膝各15克，樟脑30克，白酒2000毫升。

【制用方法】将以上诸药均切片，和白酒一同置于洁净容器中，密封，浸泡。每日振摇1次或2次，30日后过滤去渣取液，备用。外用。将药水涂搽患处，每日2次或3次。

【功效主治】祛风除湿，通筋活络。主治风湿性关节炎。

29　四子除湿酒

【原料处方】苍耳子、牛膝、火麻仁、牛蒡根各80克，牛蒡子180克，干茄根170克，防风、萆薢、蚕沙、枸杞子、龟甲、虎胫骨、羌活、制附子、秦艽各12克，桔梗10克，白酒2000毫升。

【制用方法】将以上诸药粗碎，和白酒一同置于洁净容器中，密封，浸泡。每日振摇1次或2次，7日后，即可过滤去渣取液，备用。空腹温饮。每日3次，每次10～15毫升。

【功效主治】祛风除湿，利关节。主治风湿关节疼痛等症。

【注意】附子有毒，须炮制。苍耳子有小毒。本酒不宜久服、多服，孕妇忌服。

【附记】本方源于《太平圣惠方》。

30 祛风活络酒

【原料处方】白花蛇90克，川芎32克，木瓜20克，羌活、独活各25克，千年健40克，制川乌18克，秦艽28克，牛膝45克，半枫荷50克，冰糖100克，白酒1500毫升。

【制用方法】将以上诸药切片，和白酒一同置于洁净容器中，密封，浸泡。每日振摇1次或2次，30日后即可过滤去渣取液，备用。口服。每日服3次，每次15毫升。

【功效主治】祛风散寒。主治风湿麻痹、伤筋动骨等症。

类风湿关节炎

类风湿关节炎是一种以关节滑膜炎为特征的慢性自身免疫病，其发病与细菌、病毒、遗传及性激素有一定关系。临床以慢性对称性多关节肿痛伴晨僵、晚期关节强直畸形和功能严重受损为特征。中医称本病为"尪痹"，其病机为风寒湿热之邪留滞于筋骨关节，久之损伤肝肾阴血所致。

1 火把花根药酒

【原料处方】火把花根100克，白酒1000毫升。

【制用方法】将火把花根去净泥土，切成小块，和500毫升白酒一同置于洁净容器内，密闭，浸泡。7日后倾出上清液，再加入余下500毫升的白酒，密闭，浸泡。4日后倾出上清液，合并2次倾出液，静置3日，滤过即可。口服。每日3次，每次10～20毫升。

【功效主治】祛风除湿。主治类风湿关节炎。

2 七叶莲酒

【原料处方】七叶莲200克，55度白酒1000毫升。

【制用方法】将上诸药和白酒一同置于洁净容器中，密封，浸泡。7日后服用。服完，换第2剂药再服。口服。每日2次，每次服20～25毫升，3个月为1个疗程。

【功效主治】祛风除湿，活血止痛。主治类风湿关节炎。

3 风湿外擦酊

【原料处方】制川乌、制草乌各20克，细辛15克，川芎、木瓜各30克，羌活10克，80%乙醇500毫升。

【制用方法】前上述前6味粗碎，和乙醇一同置于洁净容器中，隔水加热30分钟，候温，过滤去渣留液。外用。每日1次或2次，每次将药酒温热，用纱布蘸本酒擦洗患处30分钟，洗后避风2小时。

【功效主治】祛风散寒，除湿通络。主治风寒湿侵型类风湿关节炎，病初起，晨僵，关节走窜肿痛，屈伸不利，得温或活动后减轻；得寒则剧，局部畏寒怕冷。

【注意】乌头大毒，须炮制；细辛小毒。本酒不宜内服，外用亦不宜多用、久用，孕妇忌用。

4 追风酒

【原料处方】当归、川芎、白芍、熟地黄、杜仲、川牛膝、香附、羌活、独活、寻骨风、木瓜、桂枝、荜茇、干地龙、云茯苓、红枣各15克，水蛭、土鳖虫、三七参、红花、生川乌、生草乌、全蝎、蝉蜕各9克，枸杞子5克，马钱子（制）4.5克，乌梢蛇30克，蜈蚣16克，白酒1000毫升。

【制用方法】将上述前28味共研为粗末，装入布袋内，和白酒一同置于洁净容器中，密封，浸泡。20日后，过滤去渣取液，即成。口服。每日服3次，每次服15～30毫升。

【功效主治】追风活络，活血止痛。主治类风湿关节炎（顽痹日久，关节变形、肿大，屈伸不利，疼痛不止等症）。

【注意】用治风湿性关节炎，日久不愈者，效果亦佳。但痹症初起或热痹者忌服。

【附记】本方源于《药酒汇编》。

5 全蝎蜈蚣酒

【原料处方】全蝎、蜈蚣各 9 克，乌梢蛇 30 克，白酒 500 毫升。

【制用方法】将上述前 3 味捣碎，和白酒一同置容器中，密封，浸泡。每日振摇 1 次或 2 次，14～30 日，过滤去渣留液。口服。每日 1 次，每次 20 毫升。

【功效主治】祛风除湿，通经活络。主治类风湿关节炎。

【注意】全蝎、蜈蚣有毒。本酒不宜多服、久服，孕妇忌服。

6 复方三蛇酒

【原料处方】白花蛇 25 克，蕲蛇、乌梢蛇、防己、防风、生地黄、羌活、金银花藤、海风藤、金银花根、桑枝、甘草各 30 克，蜈蚣 5 条，全蝎、蜣螂各 10 克，露蜂房 15 克，高粱酒 2500 毫升。

【制用方法】将上述前 16 味捣碎，和高粱酒一同置于洁净容器中，密封，浸泡。每日振摇 1 次或 2 次，14 日后过滤去渣留液。口服。每日 2 次，每次 10～15 毫升。

【功效主治】祛风除湿，透骨通络，除痹止痛。主治类风湿关节炎剧痛，或久痹疼痛顽固者。

【注意】蕲蛇、蜈蚣、全蝎、露蜂房有毒。本酒不宜多服、久服，孕妇忌服。忌食鱼、羊、鹅、面等物。

7 半枫荷酒

【原料处方】半枫荷、五加皮、广陈皮、何首乌、千斤拔、当归各 150 克，橘红、熟川乌、牛膝各 100 克，50 度～60 度糖波酒（榨蔗糖的糖液蒸出的酒）或白酒 5000 毫升。

【制用方法】将上述前 9 味切片，置瓷缸内，加入糖波酒，密盖，浸泡 2～3 周（夏季可减少几天，冬季可增加几天），过滤去渣取液，即得。口服。每日服 2 次，每次服 15～50 毫升。

【功效主治】祛风湿，强筋骨，止疼痛。主治类风湿性脊椎炎、腰肌劳损及关节扭伤等症。

【附记】本方源于《广西卫生》。

8 追黄酒

【原料处方】①追风酒：当归、川芎、白芍、羌活、桂枝、香附、川牛膝、制杜仲、枸杞子、熟地黄、独活、木瓜、地龙、云茯苓、大枣、萆薢各15克，红花、三七、蝉蜕各9克，蜈蚣8条，46度～60度白酒4000毫升；②黄藤酒：黄藤全根（即雷公藤全根）500克，50度～60度白酒4000毫升。

【制用方法】方1将上述前20味捣碎或切成薄片，和白酒一同置于洁净容器中，密封，浸泡。20日后，过滤去渣取液，即成追风酒；方2将上药切成2～3毫米薄片，和白酒一同置于洁净容器中，密封，浸泡。20～30日后过滤去渣取液，即成11%黄藤酒。两酒按1：1混合，即成追黄酒。口服。每日服3次，每次服15～30毫升。

【功效主治】养血化瘀，祛风散寒，理气通络止痛。主治类风湿关节炎，急性、亚急性活动期及慢性迁延期均可用。

【注意】本药酒主要不良反应，多数人服后出现消化道症状（如胃痛、恶心呕吐等）和少数人出现黏膜反应（为口腔黏膜溃疡等）。但一经停药或对症处理后即愈。临床证明，本药酒对类风湿有较好的疗效。

9 抗风湿Ⅰ号酒

【原料处方】雷公藤250克，青风藤150克，当归、防己各40克，制川乌、桂枝、牛膝、海风藤、秦艽各60克，黄芪80克，红花30克，甘草20克，冰糖250克，白酒1000毫升。

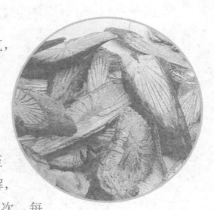

【制用方法】将上述诸药粗碎，置于洁净容器中，添加清水5000毫升，用文火煎至1000毫升，候温，过滤去渣留液，加入冰糖溶解，候冷，最后添加白酒混匀。饭后口服，每日3次，每次20～30毫升。

【功效主治】益气活血，祛风除湿，通络止痛。主治类风湿关节炎（偏寒型）。

【注意】川乌大毒，须炮制；雷公藤大毒。本酒不宜多服、久服，孕妇忌服。上肢疼痛加羌活，腰股疼痛加杜仲、桑寄生、刘寄奴、续断，关节肿大明显加皂角刺、松节，挟湿加苍术、薏苡仁，疼痛顽固不消加穿山甲、蜈蚣。

10 抗风湿Ⅱ号酒

【原料处方】雷公藤 25 克，青风藤 150 克，生地黄 100 克，黄精、秦艽、丹参各 50 克，海风藤、金银花藤、牛膝各 60 克，白木耳、石斛各 40 克，冰糖 250 克，白酒 1000 毫升。

【制用方法】将上述诸药粗碎，置于洁净容器中，添加清水 5000 毫升，用文火煎至 1000 毫升，候温，过滤去渣留液，加入冰糖溶解，候冷，最后添加白酒混匀。饭后口服，每日 3 次，每次 20～30 毫升。

【功效主治】养阴清热，祛风除湿，活血通络。主治类风湿关节炎（偏热型）。

【注意】雷公藤大毒。本酒不宜多服、久服，孕妇忌服。上肢痛加桂枝，下肢痛加木瓜，风湿去石斛，湿热加苍术、黄柏、川木通，疼痛顽固不消加地龙、僵蚕，病情好转后加枸杞子、何首乌、南沙参、伸筋草。

坐骨神经痛

坐骨神经痛多由坐骨神经通路中遭受邻近组织病变引起，如腰椎间盘突出、腰椎部骨质增生、脊椎肿瘤、结核、骨盆内病变及腰部软组织劳损等。其症状是：多为一侧腰腿部阵发性或持续性疼痛，多表现为臀部、大腿后侧、小腿的踝关节后外侧疼痛，以至足部发生酸痛，如弯曲腰腿行走时有不同程度的烧灼样或针刺样疼痛，腰椎旁有压痛及叩击痛，严重者疼痛如刀割。多因行动时疼痛加重，下肢有放射性疼痛，出现水肿等。

1 归芪双乌酒

【原料处方】当归、黄芪各 60 克，制川乌、制草乌、红花各 15 克，伸筋草、地龙、寻骨风各 10 克，米酒 1000 毫升。

【制用方法】将前 8 味研末，和米酒一同置于洁净容器中，密封，浸泡。每日振摇 1 次或 2 次，30 日后即可去渣留液备用。空腹口服，

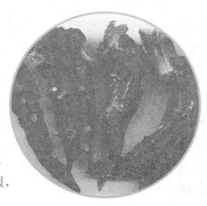

每日早、晚各 1 次，每次 10 ～ 20 毫升。

【功效主治】祛风活血，通络止痛。主治坐骨神经痛。

【注意】乌头大毒，须炮制。本酒不宜多服、久服，孕妇及阴虚火旺者忌服。

2 二乌麻蜜酒

【原料处方】生川乌 100 克，生麻黄 30 克，乌梅 50 克，蜂蜜 200 克，白酒（高粱大曲）500 毫升。

【制用方法】先将生川乌加清水 1000 毫升煎 1 小时，再入麻黄、乌梅，煎30 分钟，滤取头汁；再加水 500 毫升，煎至 250 毫升，然后将 2 次药汁混合，加入蜂蜜再煎 1 小时，入白酒速取下，待凉即成，备用。初服量宜小，如无毒性反应，则日服 3 次，夜服 1 次，每次可根据各人的耐酒量，饮用 10 ～ 30 毫升，10 ～ 15 日为 1 个疗程。

【功效主治】祛风除湿，散寒止痛。主治坐骨神经痛。

3 当归活络酒

【原料处方】当归、天麻、何首乌、防风、独活、牛膝、牡蛎、石斛、金银花各 9 克，川芎、秦艽、千年健各 15 克，川续断、杜仲、泽泻、桑寄生、油松节各 12 克，狗脊、川厚朴、桂枝、钻地风、甘草各 6 克，白酒 1000 毫升。

【制用方法】将以上诸药切片，与白酒一同置于洁净容器中，密封，浸泡。15 日后即可过滤去渣取用。每日服 1 次或 2 次，每次服 20 ～ 30 毫升。

【功效主治】祛风除湿，通络止痛。主治坐骨神经痛、陈旧性损伤疼痛等症。

4 双香陈皮酒

【原料处方】小茴香、木香各 6 克，陈皮 10 克，玄胡 12 克，穿山甲、川牛膝、独活各 5 克，甘草 3 克，白酒 500 毫升。

【制用方法】将以上诸药共为细末或切成薄片，装入药袋，和白酒一同置于洁净容器中，密封，浸泡。7 日后即可过滤去渣取液服用。口服。每日 3 次，每次服 10 ～ 20 毫升，以饭前服为宜。

【功效主治】活血化瘀，通络柔筋，祛痹止痛。主治坐骨神经痛日久痛缓，或巩固疗效之用。

5 三虫散风酒

【原料处方】赤芍、蜈蚣各6克，全蝎、僵蚕各4.5克，穿山甲、当归各9克，麻黄、大黄、芒硝各3克，黄酒500毫升。

【制用方法】将以上诸药加入洁净容器中，添加黄酒煎服。口服。每日1剂，日分2次服。

【功效主治】散风导滞，搜风通络。主治坐骨神经痛。

6 复方鸡血藤酒

【原料处方】鸡血藤120克，川牛膝、桑寄生各60克，白酒1500毫升。

【制用方法】将上药共研为粗末，纱布袋装，和白酒一同置于洁净容器中，14日后取出药袋，压榨取液，并将药液与药酒混合，再静置，过滤，即得。口服。每次服20毫升，每日服2次。

【功效主治】养血活血，舒筋通络。主治坐骨神经痛、筋骨不舒疼痛、腰膝冷痛、跌打损伤等症。

【附记】本方源于《民间百病良方》。

7 双乌通络酒

【原料处方】制川乌、制草乌、寻骨风、伸筋草各20克，红花15克，生黄芪、全当归、五加皮各60克，广地龙50克，米酒1500毫升。

【制用方法】将以上诸药切片，和米酒一同置于洁净容器中，密封，浸泡。每日摇匀1次，7日后即可过滤去渣取液。每日早、晚各1次，每次服15～20毫升。15日为1个疗程，一般可连服1～2个疗程。

【功效主治】通络止痛，温经散寒。主治坐骨神经痛。

【注意】治疗期间注意避风寒。

8 归健追风酒

【原料处方】当归、川牛膝各15克，千年健、追地风、木瓜各10克，白酒1000毫升。

【制用方法】将上药切片，和白酒一起置于洁净容器中，密封，浸泡。

1昼夜后，再隔水煎至沸3次。或浸泡10日后即可。备用。口服。每次服20～30毫升，依酒量可多可少，每日服3次。一般此药酒服至3～4日时疼痛可能加剧，但以后会慢慢减轻，可使疼痛消失。

【功效主治】活血祛风，温经散寒，通络止痛。主治坐骨神经痛。

【附记】本方源于《民间秘方治百病》。

9 双鹿蠲痹酒

【原料处方】鹿筋150克，鹿衔草100克，地龙60克，川牛膝、制杜仲、枸杞各50克，蜂蜜适量，白酒1000毫升。

【制用方法】将上药共研为粗粉合匀，装入布袋，与蜜、酒（取适量蜂蜜溶于白酒中搅匀即可）共入容器内，密封，浸泡。20日后取出压榨过滤，经滤液低温（1～10℃），静置沉淀5日，取清汁，分装，密封，置阴凉处贮存备用。口服。温服，每次10～20毫升，每日3次，7日为1个疗程。

【功效主治】祛风除湿，强筋健骨，活血通络，散瘀止痛。主治坐骨神经痛。

10 温肾除湿酒

【原料处方】秦艽、白茯苓各30克，独活、川牛膝、川芎、防风、杜仲、丹参各15克，低度白酒1000毫升。

【制用方法】将上药研细，和白酒一同置于洁净容器中，密封，浸泡。7～10日即可过滤去渣取液，备用。每日2次，每次空腹饮10～15毫升。

【功效主治】温补肾阳，除湿祛风。主治坐骨神经痛、肾阳不足，感受风湿者。

11 秦艽活血酒

【原料处方】秦艽、羌活、薏苡仁、当归、伸筋草各20克，木瓜、川牛膝各15克，低度白酒800毫升。

【制用方法】将上述诸药研末，装入药袋，和白酒一同置于洁净容器中，密封，浸泡。10 日后即可过滤去渣取液饮用。口服。每日早、晚各 1 次，每次 10 毫升。

【功致主治】舒筋镇痛，活血通络。主治坐骨神经痛，遇寒痛剧者。

12　黄芪天麻酒

【原料处方】黄芪 20 克，天麻 25 克，白芍、当归、甘草、续断各 15 克，白术 10 克，低度白酒适量。

【制用方法】将以上诸药研碎，装入药袋，和适量白酒一同置于洁净容器中（酒量应淹没药包三横指），密封，浸泡。经 7 日后取封，去药包备用。每日 1 次，温饮 10 ～ 15 毫升。

【功致主治】祛风湿，补虚。主治坐骨神经痛，感受风湿之邪兼体虚者。

肩周炎

肩关节随着我们年龄的增加也会逐渐老化，出现各种各样的变化。到了四五十岁，各种老化症状就表现出来了，给肩部活动带来障碍。其中也有一些人在出现了肩周炎症状后才认识到自己已经上了年纪。因为本病发病年龄多在 50 多岁，虽其他年龄也有发病的，但不多见，故亦称"五十肩"。此病与年老体衰、气血不足、筋脉失养有关。此外，本病与肩部负重过度，肩关节活动过频、过剧或过少，牵拉过强或突然扭转以及与外物直接撞击亦有密切关系。损伤后，局部瘀血肿痛，运动受限。若治疗不及时，就会形成组织粘连。有粘连的肩关节，若再做过重劳动就会重复损伤，如此恶性循环，病情逐日加重，形成广泛的粘连。若再感受风寒，就会出现感觉和运动的严重障碍。

肩周炎为慢性疾病，发病过程较长，一般在数月或一二年，其临床症状为肩部疼痛、僵硬、沉重、困倦，严重时，手臂不能活动，生活无法自理。

1　桑独通络酒

【原料处方】桑枝、独活、五加皮各 20 克，白酒 250 毫升。

【制用方法】将前3味粗碎，和白酒一同置于洁净容器中，密封，浸泡。7日后过滤去渣取液，备用。用时取适量药液涂搽患处，每日2次或3次。

【功致主治】温中散寒，祛湿通络。主治肩周炎、风湿痛等症。

2　肩痹药酒

【原料处方】当归、防风各15克，杜仲20克，牛膝、秦艽、独活、续断、川芎、地黄各18克，黄芪、人参、枸杞子、威灵仙、桂枝各12克，细辛6克，白酒2000毫升。

【制用方法】将以上药物切片，和白酒一同置于洁净容器中，密封，浸泡。每5日搅拌1次，20日后取上清液过滤，加适量白糖拌匀。口服。每日早、晚各1次，每次10毫升，连服10日为1个疗程；经络导平每日治疗1次，每次30分钟，10日为1个疗程。

【功致主治】益气补肾，活血祛风。主治肩周炎。

3　鸡蛇红花酒

【原料处方】鸡血藤、桂枝、杜仲各30克，乌梢蛇20克，红花10克，白酒2500毫升。

【制用方法】将以上诸药切片，和白酒一同置于洁净容器中。5月初封坛埋入50厘米深庭院土中，9月中旬起坛开封。口服。依患者酒量，每次20～50毫升，午、晚餐饮用，并可用药酒外敷按摩治疗，7日为1个疗程，一般2个或3个疗程。

【功致主治】祛风散寒，行气活血。主治肩关节周围炎。

4　鸡血藤酒

【原料处方】鸡血藤、路路通、川芎各40克，白酒500毫升。

【制用方法】将前3味粗碎，和白酒一同置于洁净容器中，密封，浸泡。每日摇匀1次，7日后即可过滤去渣取液。口服。每日1次，每次20～30毫升。

【功致主治】温经散寒，活血通络。主治肩周炎、坐骨神经痛等症。

5　肩周疼痛热熨酒

【原料处方】威灵仙、苍术、防风各15克，晚蚕沙30克，黄酒120毫升。

【**制用方法**】将上药研为细末，放入锅中炒热，再把黄酒倒入拌匀，炒几分钟，装入药袋，热敷患处，每日2次，每次30分钟左右。5～7日为1个疗程。

【**功效主治**】温经散寒，通络止痛。主治肩周炎。

【**注意**】如果皮肤有破损的部位勿用。

6　祛风湿药酒

【**原料处方**】生黄芪30克，枸杞子15克，海桐皮、怀牛膝各12克，秦艽、当归、片姜黄、威灵仙、赤芍、桑寄生、茯神、杜仲、桂枝、北沙参各9克，炙甘草、独活、川芎、防风各6克，白酒1000毫升。

【**制用方法**】将以上诸药共捣为粗末，装入药袋，和白酒一同置于洁净容器中，密封，浸泡。10日后即可过滤去渣取液服用。口服。每日早、晚各服1次，每次服10～20毫升。15～30日为1个疗程。

【**功效主治**】祛风湿，通经络。主治中老年人肩痛（肩周炎）、臂痛等症。

7　调中解凝酒

【**原料处方**】黄芪、炒白术、当归各10克，川木瓜、陈皮、川芎、川牛膝各9克，龙眼肉15克，青皮、广木香、丁香、白蔻仁、茯苓、白芍各6克，秦艽8克，羌活5克，白冰糖180克，白酒500毫升。

【**制用方法**】将上药研为粗末或切成薄片，装入药袋，和白酒一同置于洁净容器中，密封，浸泡。夏日5日，冬日10日，滤去渣，取上清液。口服。每次饭后温服10毫升，每日2次，15日为1个疗程，一般服2～3个疗程。

【**功效主治**】活血养血，散寒祛湿。主治肩关节周围炎。

8　枇杷通络酒

【**原料处方**】鲜枇杷叶、大风艾、生姜各100克，米酒1000毫升。

【**制用方法**】将上药捣烂如泥，用米酒调匀，放入锅内炒热，热敷患处。外用，每日换药1次或2次，每次30分钟左右。7～10日为1个疗程。

【功效主治】散风寒，通经络。主治肩周炎。

9 双枝祛湿酒

【原料处方】桑枝、桂枝各 15 克，低度白酒 500 毫升。

【制用方法】将上药切片，和白酒一同置于洁净容器中，密封，浸泡。每日振摇 3 ～ 5 次，7 日后即可过滤去渣取液，装瓶备用。口服。每日 1 次或 2 次，每次 10 ～ 15 毫升。

【功效主治】祛风湿，利关节。主治肩周炎、风湿痹痛等症。

10 丹参活血酒

【原料处方】丹参 30 克，白酒 500 毫升。

【制用方法】将丹参切片，和白酒一同置于洁净容器内，密封，浸泡。7 日后即可过滤去渣取液。每日 2 次，每次服 15 ～ 20 毫升。

【功效主治】活血化瘀。主治血瘀阻络型肩周炎。

11 秦艽双乌酒

【原料处方】秦艽、川乌、草乌各 6 克，广郁金、羌活、川芎各 10 克，木瓜 20 克，全蝎 2 克，红花 8 克，透骨草、鸡血藤各 30 克，白酒 1000 毫升。

【制用方法】将前 11 味捣碎或切片，和白酒一同置于洁净容器中，密封，浸泡。15 日后，过滤去渣，即成。于每晚临卧前服 15 ～ 30 毫升。本方内服，也可配合外用。外用时，用棉签蘸适量药酒涂搽患处，然后局部按摩。

【功效主治】祛风散寒，舒筋通络。主治肩关节周围炎（偏寒、偏瘀型）及风湿性关节疼痛。

【注意】凡糖尿病、冠心病、慢性心功能不全者忌服。此药酒服用不可过量。

12 肩痹药酒

【原料处方】当归、防风各 15 克，杜仲 20 克，牛膝、秦艽、独活、续断、川芎、地黄各 18 克，黄芪、人参各 12 克，枸杞子、威灵仙、桂枝各 12 克，细辛 6 克，白酒 2000 毫升。

【制用方法】将以上药物切片，和白酒一同置于洁净容器中，密封，浸泡。

每 5 日搅拌 1 次。20 日后取上清液过滤，装瓶备用。服用时可以加适量白糖。早、晚各服 1 次，每次 10 毫升，连服 10 日为 1 个疗程。经络导平每日治疗 1 次，每次 30 分钟，10 日为 1 个疗程。

【功效主治】益气补肾，活血祛风。主治肩周炎。

【附记】本方源于《中国乡村医生》。

13 麻桂祛风酒

【原料处方】麻黄、桂枝各 15 克，当归 20、鸡血藤各 20 克，川乌 15 克，白酒 1500 毫升。

【制用方法】将上药均分 3 包，每包和 500 毫升白酒一同置于洁净容器中，密封，浸泡。7 日后即可过滤去渣取液。每日服 3 次，每次服 25 毫升。

【功效主治】祛风通络。主治肩周炎。

【附记】本方源于《山东中医杂志》。

14 狗脊通草酒

【原料处方】狗脊 20 克，马鞭草、通草各 12 克，杜仲、川断各 15 克，威灵仙 10 克，牛膝 6 克，白酒 1000 毫升。

【制用方法】将以上诸药和白酒一同置于洁净容器中，密封，浸泡。7 日即可过滤去渣取液服用。每日 2 次，每次服 10 ～ 15 毫升。

【功效主治】强筋壮骨，祛风通络。主治肩周炎寒湿凝滞型。

颈椎病

颈椎病是指因颈椎间盘退行性变及其继发病理改变（包括器质性改变和动力性改变）刺激或压迫邻近的神经根、脊髓、椎动脉等组织，并引起各种症状和体征者。本病发病以男性为主。目前一般将颈椎病分为颈型、神经根型、脊髓型、椎动脉型等类型。

颈椎病属中医学的"痹证"范畴，人到中年，气血渐亏，阳气渐衰，血脉空虚，阳气不用，卫外不固，风寒湿邪趁虚而入，阻滞经脉；或因跌打损伤，经络受损，瘀血内停；或因积劳成疾，肝肾亏损，督阳不运，痰凝血瘀，而成颈椎病。颈椎病的预防保健，应重视保持颈部良好的姿势，防止颈部外伤，避免颈部过度疲劳，并防止颈背部受凉。

1 颈痛饮酒方

【原料处方】黄芪、桑枝、片姜黄、络石藤、海风藤、威灵仙、鸡血藤各30克，川芎、当归、桂枝各24克，穿山甲15克，杜仲60克，狗脊100克，60度白酒2000毫升。

【制用方法】将上述诸药加工成粗末，装入纱布内，和白酒一同置于洁净容器中，密封，浸泡。放置14日后，过滤去渣取液，贮瓶备用。口服。每日服3次，每次服20毫升。饭后30分钟服为好。

【功效主治】益气活血，通络止痛，祛风除湿。适用于颈椎疼痛。

2 茄皮鹿角酒

【原料处方】茄皮120克，鹿角霜60克，赤砂糖适量，烧酒500毫升。

【制用方法】将以上诸药和烧酒一同置于洁净容器中，密封，浸泡，10日后即可过滤去渣取液服用。口服。每日2次或3次，适量饮服。

【功效主治】通络止痛。主治颈椎病。

【附记】本方源于《中国食疗学》。

3 花蛇酒

【原料处方】小白花蛇1条（约10克），当归、川芎、白芍、桂枝各10克，羌活、独活、威灵仙、鸡血藤各20克，白酒2500毫升。

【制用方法】将以上诸药和白酒一同置于洁净容器中，密封，浸泡。3日后即可取上清液服用。口服。每日服2次或3次，每次30～60毫升。

【功效主治】祛风胜湿，活血化瘀。主治颈椎病。

【附记】本方源于《山东中医杂志》。

4　续断葛根酒

【原料处方】续断 25 克，骨碎补、鸡血藤、威灵仙各 20 克，川牛膝、鹿角霜、泽兰叶各 15 克，当归、葛根各 10 克，白酒 1000 毫升。

【制用方法】将以上诸药共研为粗末，装入纱布袋内，和白酒一同置于洁净容器中，密封，浸泡。14 日后取出药袋，压榨取液，将榨取液与药酒混合，静置，过滤后即得，取液装瓶备用。口服。每日服 2 次，每次服 20 毫升。

【功效主治】补肝肾，强筋骨，疏筋活血。主治颈椎病。

5　羌活防风酒

【原料处方】羌活、防风各 30 克，当归 15 克，赤芍、姜黄、黄芪各 20 克，炙甘草 10 克，白酒 1000 毫升。

【制用方法】将以上诸药共研为粗末或切成薄片，装入纱布袋内，和白酒一同置于洁净容器中，密封，浸泡。14 日后取出药袋，压榨取液，将榨取液与药酒混合，静置，过滤即得，取液装瓶备用。口服。每日服 2 次或 3 次，每次服 20 毫升。

【功效主治】祛风胜湿，益气活血。主治颈椎病，也用于颈项、肩臂疼痛，肢麻不适或头昏目眩等。

6　龟板酒

【原料处方】龟板、黄芪各 30 克，肉桂 10 克，当归 40 克，生地黄、茯神、熟地黄、党参、白术、麦冬、五味子、山茱萸、枸杞子、川芎、防风各 15 克，羌活 12 克，60 度白酒 3000 毫升。

【制用方法】将以上诸药研为粗粉或切成薄片，装入纱布袋内，置于洁净容器中，加白酒，酒以淹没布袋为宜，封闭半日即可饮用，饮完再用酒浸泡。口服。每日早、晚各 1 次，每次饮 20 毫升，1 个月为 1 个疗程。

【功效主治】益气健脾，补肾活血。主治颈椎病。

【附记】本方源于《内蒙古中医药》。

7　当归灵仙酒

【原料处方】当归、威灵仙各 40 克，红花、秦艽各 30 克，白酒 1000 毫升。

【制用方法】将以上诸药和白酒（或米酒）1000 毫升一同置于洁净容器中，密封，浸泡。30 日后，过滤取汁密封备用。口服。每日 2 次，每次 30 毫升。

【功效主治】通络止痛。主治颈项部疼痛、酸胀甚者。

腰 腿 疼

腰腿痛是一种急性或慢性软组织损伤所引起的局部疼痛性病症。由于腰部是脊柱运动范围较大的部位，人体负荷较重，故各种原因都可能使腰腿受伤。腰腿痛以腰部和腿部疼痛为主要症状，轻者表现为腰痛，重者除腰痛之外，还向腿部放射疼痛，并且腰肌痉挛，出现侧弯。

1　黄芪防风酒

【原料处方】黄芪、防风、川椒、白术、牛膝、葛根、炙甘草各 60 克，山萸肉、秦艽、地黄、当归、制乌头、人参、制附子各 30 克，独活 10 克，肉桂 3 克，50 度白酒 1500 毫升。

【制用方法】将以上诸药加工成粗末，装入药袋，和白酒一同置于洁净容器中，密封，浸泡。放置 15 ~ 21 日后，过滤去渣，贮瓶备用。口服。每日 2 次或 3 次，每次温服 10 毫升。

【功效主治】祛风止痛，活血通络。主治腰腿疼痛等症。

2　杜仲散寒酒

【原料处方】杜仲 30 克，补骨脂 20 克，苍术、鹿角霜各 15 克，白酒 1000 毫升。

【制用方法】将上述药共研捣成粗粒状，装入药袋，和白酒一同置于洁净容器中，密封，浸泡。放置 7 日后过滤去渣，即成。空腹温服。每日 2 次，每次 20 毫升。

【功致主治】温肾散寒，祛风除湿。主治风湿腰痛及长年腰腿疼痛。

3 双乌止痛酒

【原料处方】制川乌、制草乌、鸡冠花（或红花）各 10 克，川芎、当归、牛膝各 15 克，黄芪 18 克，白酒 2000 毫升。

【制用方法】将以上诸药切片，和白酒一同置于洁净容器中，密封，浸泡。7 日后即可过滤去渣取液服用。口服。每日早、晚各 1 次，每次饮 50 ～ 100 毫升，一般服用 2 剂或 3 剂，酒量大者可适当多饮，如感觉口舌发麻宜减量服。

【功致主治】温经活血，益气止痛。主治各种腰腿痛而无关节红肿发热。

4 杜仲补骨脂酒

【原料处方】杜仲 30 克，补骨脂、苍术、鹿角霜各 18 克，白酒 1000 毫升。

【制用方法】将以上诸药加工成粗粉，和白酒一同置于洁净容器中，密封，浸泡。每日振摇 3 ～ 5 次，10 日后开封后过滤去渣，取酒液饮服。每日 2 次，早、晚各服 20 ～ 30 毫升。

【功致主治】强腰壮肾，温阳祛寒。主治风湿腰腿疼痛。

5 三黄益肾酒

【原料处方】黄芪、黄精、熟地黄、党参、杜仲、枸杞子各 8 克，当归 4 克，川芎 3 克，大枣 10 克，何首乌、菟丝子各 5 克，白酒 500 毫升。

【制用方法】将以上诸药和白酒一同置于洁净容器中，密封，浸泡。每日振摇 1 次或 2 次，14 日后，过滤去渣取液。口服。每日 1 次，服 20 ～ 30 毫升。

【功致主治】补气助阳，健脾益肾。主治腰膝背痛、乏力等症。

【注意】少数人服用何首乌会出现肝损害、皮肤过敏、眼部色素沉着、腹泻腹痛等，应立即停用。

【附记】本方源于《药酒汇编》。

6 杜仲丹参酒

【原料处方】杜仲、丹参各 20 克，川芎 10 克，糯米酒 500 毫升。

【制用方法】将前 3 味药研碎，装入药袋，和糯米酒一同置于洁净容器中，密封，浸泡。3～5日后即可过滤去渣取液。不限时，将药酒温热饮用。

【功效主治】活血行气，祛风止痛。主治腰腿酸痛、久痛络脉痹阻等症。

【注意】阴虚火旺者忌服。

【附记】本方源于《普济方》。

7　牛膝白术酒

【原料处方】牛膝、制附子、丹参、山萸肉、陆英、杜仲、川石斛、茵陈各15克，当归、白术、五加皮各20克，薏苡仁、川芎、防风、川椒、细辛、独活、秦艽、肉桂各12克，炮姜10克，白酒1500毫升。

【制用方法】将前20味捣碎或切成薄片，和白酒一同置于洁净容器中，密封，浸泡。7～14日后，过滤去渣，贮瓶备用。口服。每日服3次，每次15毫升，渐加，有感觉为度。可长期服用。

【功效主治】壮筋骨，祛风湿，和血脉，利关节。主治腰膝酸痛、行步无力、关节不利、头昏目眩、四肢不温等症。

8　风湿腰疼酒

【原料处方】何首乌15克，薏苡仁50克，白酒500毫升。

【制用方法】将何首乌切片，与薏苡仁和白酒一同置于洁净容器中，密封，浸泡。14日后即可取上清液饮服。每日3次，每次15～20毫升。

【功效主治】利湿除痹。主治风湿性腰疼、四肢麻木等症。

【注意】大便溏泻及有湿痰者忌服。

9　复方萆薢酒

【原料处方】萆薢、牛膝、熟地黄、石斛各50克，防风、独活、川芎、山茱萸、当归、桂心各10克，白酒2500毫升。

【制用方法】将以上诸药研末，装入药袋，和白酒一同置于洁净容器中，密封，浸泡。每日摇匀1次，30日后即可过滤去渣取液。口服。每日3次，每次 10～15 毫升。

【功致主治】散风寒，通经络。主治腰腿风毒攻注疼痛等症。

10 鹿角杜仲酒

【原料处方】鹿角霜、杜仲各30克，补骨脂、薏苡仁、秦艽各20克，白酒1500毫升。

【制用方法】将前5味研为粗末，装入药袋，和白酒一同置于洁净容器中，密封，浸泡。每日振摇数下，15日后即可过滤去渣饮服。口服。每日2次，每次服15～30毫升。

【功致主治】温阳补肾，祛风除湿。主治腰膝酸痛、行走无力等症。

【附记】本方源于《药酒汇编》。

11 寄生地黄归酒

【原料处方】桑寄生、牛膝、熟地黄、秦艽各60克，当归、杜仲各30克，米酒2500毫升。

【制用方法】将前6味研碎，和米酒一同置于洁净容器中，密封，浸泡。每日振摇1次或2次，14日后即可过滤去渣留液。每日2次，每次饮服10～30毫升。

【功致主治】补益肝肾，强筋壮骨，养血祛风。主治腰膝酸疼、筋骨乏力、风湿痹痛。

12 川乌杜仲酒

【原料处方】杜仲、羌活、制附子、萆薢、五加皮、续断、防风各40克，制川乌、地骨皮、肉桂、川芎、秦艽、石斛、桔梗各30克，炮姜、炙甘草、栝楼根各20克，花椒15克，细辛25克，白酒2000毫升。

【制用方法】将前19味粗碎，和白酒一同置于洁净容器中，密封，浸泡。每日振摇1次或2次，5～7日后即可过滤去渣留液。空腹温饮。每日3次，每次10～15毫升。

【功致主治】强腰止痛，祛风除湿。主治肾虚腰痛、风寒腰痛、久坐湿地所致的腰痛、坠伤腰痛。

【注意】川乌大毒，附子有毒，均须炮制。细辛小毒。本酒不宜多服、久服，孕妇忌服。

【附记】本方源于《药酒汇编》。

13 独活逐湿酒

【原料处方】独活、制附子各 35 克，党参 20 克，白酒 1000 毫升。

【制用方法】将前 3 味粗碎，和白酒一同置于洁净容器中，密封，浸泡。每日摇匀 1 次或 2 次，7 日后即可过滤去渣取液。口服。不拘时候，随量饮服。

【功致主治】散寒逐湿，温中止痛。主治腰腿疼痛、身体虚弱等症。

【注意】附子有毒，须炮制。本酒不宜多服、久服，孕妇忌服。

【附记】本方源于《太平圣惠方》。

14 两皮独活酒

【原料处方】海桐皮、五加皮、独活、石斛、肉桂、防风、当归、杜仲、淫羊藿、牛膝、薏苡仁、生地黄各 30 克，水牛角 45 克，萆薢 20 克，制附子 10 克，白酒 1500 毫升。

【制用方法】将前 15 味粗碎，和白酒一同置于洁净容器中，密封，浸泡。每日振摇 1 次或 2 次，春夏 7 日，秋冬 14 日后即可过滤去渣留液。空腹温饮。每日 1 次，每次 10 ～ 15 毫升。

【功致主治】补肾祛风，强筋壮骨。主治腰膝软弱疼痛、四肢麻木、关节不利、不得屈伸等症。

15 牛膝海桐酒

【原料处方】海桐皮 6 克，牛膝、川芎、羌活、地骨皮、五加皮、薏苡仁各 3 克，甘草、生地黄各 2 克，白酒 1000 毫升。

【制用方法】将上药加工粉碎，装入药袋，和白酒一同置于洁净容器中，密封，春夏季浸泡 7 日，秋冬季浸泡 14 日，即可过滤去渣取液饮用。每日服 3 次或 4 次，每次 20 ～ 30 毫升，常令酒气不绝为佳。

【功致主治】祛风除湿，温络止痛。主治腰膝疼痛的患者。

16　附子丹砂酒

【原料处方】制附子、牛膝、朱砂、山茱萸、杜仲、石斛各25克，陆英根20克，防风、蜀椒、细辛、独活、秦艽、肉桂、川芎、当归、白术各18克，茵芋15克，五加皮30克，薏苡仁80克，干姜12克，白酒2000毫升。

【制用方法】将蜀椒炒出汗，杜仲炙，干姜炮后，上药捣碎如麻豆大，装入药袋，和白酒一同置于洁净容器中，密封，浸泡。4～7日后即可开封去渣取液。不拘时候，初服10毫升，渐加至20毫升。

【功致主治】祛风除湿，散寒通络。主治腰脚痿弱、行走艰难。

17　海桐苡仁酒

【原料处方】海桐皮、薏苡仁各60克，牛膝、川芎、羌活、地骨皮各30克，甘草16克，生地黄250克，白酒1000毫升。

【制用方法】将以上诸药和白酒一同置于洁净容器中，密封，浸泡。每日摇匀1次或2次，30日后即可过滤去渣取液服用。不拘时候，随量饮服。

【功致主治】祛风湿，通经络。主治腰膝痛患者。

18　牛膝活络酒

【原料处方】牛膝40克，石斛、杜仲、丹参、生地黄各20克，白酒500毫升。

【制用方法】将前5味粗碎，和白酒一同置于洁净容器中，密封，浸泡。每日摇匀1次或2次，7日后即可过滤去渣取液。口服，每日3次，每次10～15毫升。

【功致主治】痛经活络，祛风除湿。主治肾虚风痹、腰膝筋骨冷痛、关节不利等症。

【附记】本方源于《太平圣惠方》。

19　五加皮狗骨酒

【原料处方】五加皮30克，狗骨60克，独活、地骨皮、防风、丹参、熟地黄、牛膝、石楠叶各10克，枳壳、干姜、炙乌头各5克，白酒2000毫升。

【制用方法】将以上药物共研为细末（狗骨用沙子炒至黄酥也同样研末），

装入药袋，和白酒一同置于洁净容器中，密封，浸泡。每日摇匀1次，30日后即可过滤去渣取液。口服。每日3次，每次10毫升。

【功效主治】祛风湿，通经络。主治腰膝疼痛、关节不利等症。

20 首乌双地酒

【原料处方】制何首乌、熟地黄、生地黄、全当归、天冬、麦冬各60克，川牛膝、制杜仲各40克，白酒4000毫升。

【制用方法】将前8味加工捣碎或切成薄片，装入布袋，和白酒一同置于容器中，密封，浸泡。经常摇动，7日后即可过滤去渣取液。口服。每日2次，每次空腹温服10～15毫升。

【功效主治】补肝肾，益精血，强筋骨，利关节。主治腰酸、膝关节肿痛、肌肉萎缩等。

骨质增生

骨质增生是40岁以上的中年人出现的不同程度、不同部位的骨组织增生性病变。该病是由于人到中年以后体质虚弱，骨质退行性变，加之长期站立、行走或长时间地持于某种姿势，肌肉牵拉或撕脱出血，血肿肌化，致骨边缘形成刺状或唇样的骨质增生。其疼痛部位一般为腰椎、胸椎和颈椎，表现为腰痛，严重时腰伸不直，腰痛难忍，翻身与站立都困难，而且会伴有头晕、头痛、颈部活动不便、有僵硬感等。

1 二乌骨刺酒

【原料处方】制川乌、制草乌、制附子、桂枝、川芎、白芍、木瓜各50克，当归、红花、透骨草、炮穿山甲各30克，延胡索70克，蜈蚣10条，土鳖虫20克，甘草10克，白酒2500毫升。

【制用方法】将以上诸药粗碎，和白酒一同置于洁净容器中，密封，浸泡。每日振摇1～2次，15日后即可过滤去渣留液。口服。每日2次，每次5～15毫升。病在下部者食前服，病在上部者食后服。同时加外用，先取本酒、食醋各50毫升，冲入开水 2～2.5 升，趁热先熏后洗再浸泡患处，每次 30 分钟，每日 1 次或 2 次，洗后再用此药酒揉搓患部 15 分钟。

【功效主治】温经化湿，理气活血，驱风通络，缓急止痛。主治各部位骨质增生。

【注意】乌头大毒，附子有毒，均须炮制。全蝎有毒，土鳖虫有小毒。本酒不宜多服、久服，孕妇忌服。

2　复方当归酒

【原料处方】川红花、制何首乌各 60 克，当归、小血藤各 80 克，白酒 1000 毫升。

【制用方法】将以上药材切片，和白酒一同置于洁净容器中，按冷浸法浸渍 10 日后，即得。口服。每日早、晚各服 1 次。每次服 10 毫升，最大剂量不能超过 20 毫升。

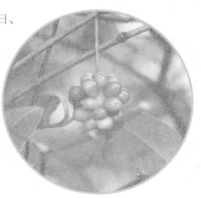

【功效主治】活血化瘀，镇痛。主治骨质增生所致的疼痛。

3　苁蓉骨刺酒

【原料处方】肉苁蓉 20 克，秦艽、淫羊藿、狗脊、骨碎补、熟地黄各 15 克，桑寄生、三七、威灵仙、制附子各 10 克，白酒 1000 毫升。

【制用方法】将前 10 味粗碎，和白酒一同置于洁净容器中，密封，浸泡。每日振摇 1～2 次，14 日后即可过滤去渣留液。口服。每日 2 次，每次服 10～20 毫升。

【功效主治】强筋壮骨，祛风除湿。主治骨质增生症、局部关节疼痛、转侧不利。

【注意】附子有毒，须炮制。本酒不宜多服、久服，孕妇及体虚胃溃疡者忌服。

4　增生风湿药酒

【原料处方】白花蛇、肉桂、川乌、钩藤、千年健、甘草、炮姜、木香、钻地风各 10 克，丁香、葛根、羌活、独活各 8 克，红糖 100 克，白酒 1500 毫升。

【制用方法】将以上诸药粗碎，装入药袋，和白酒一同置于洁净容器中，再添加红糖搅匀，以小火炖至余药液 500 毫升即可。分 3 次口服，每日服 15～30 毫升，轻症者口服 14 日，重症者服 30 日。

【功效主治】祛风胜湿。主治骨质增生及风湿性关节炎。

5　威灵仙补益酒

【原料处方】威灵仙、透骨草、杜仲、牛膝、穿山甲、丹参、白芥子各 30 克，白酒 2000 毫升。

【制用方法】将以上诸药研末，和白酒一同置于洁净容器中，密封，浸泡。每日摇匀 1 次或 2 次，20 日后即可过滤去渣取液。口服。每日 3 次，每次 15～20 毫升。腰骶椎骨质增生加淫羊藿 30 克，颈椎骨质增生加葛根 30 克，跟骨骨质增生加木瓜 30 克。

【功效主治】通经脉，行气血，濡筋骨。主治骨质增生。

【注意】孕妇忌服。

【附记】本方源于《四川中医》。

6　骨刺消酒

【原料处方】伸筋草、透骨草、赤芍、海带、桑寄生、落得打各 15 克，防己、千年健、秦艽、茯苓、钻地风、党参、白术、黄芪、佛手、陈皮、牛膝、红药、川芎、当归各 9 克，枸杞子 6 克，细辛、甘草各 3 克，白酒 1750 毫升。

【制用方法】将以上诸药共研为末，装入药袋，和白酒一同置于洁净容器中，密封，浸泡。每日摇匀 1 次，15 日后即可过滤去渣取液。口服。每日 3 次，每次 10～15 毫升。

【功效主治】活血化瘀，通络止痛。主治颈椎及腰椎骨质增生。

【注意】阴虚火旺者及孕妇忌服。

7　强骨灵

【原料处方】熟地黄、骨碎补各 30 克，淫羊藿、肉苁蓉、鹿衔草、鸡血藤、莱菔子、延胡索各 20 克，白酒 2000 毫升。

【制用方法】将以上诸药切碎，和白酒一同置于洁净容器中，密封，浸泡。每日搅拌 1 次或 2 次，7 日后，每周搅拌 1 次，共浸渍 30 日，取上清液，压榨药渣，榨出液与上清液合并，加适量白糖，密封 14 日以上，滤清液装 250 毫升瓶。口服。每日 2 次，每次 10～15 毫升。连续服用 2～4 个疗程，每个疗程 15 日。

【功致主治】通经活血，补骨，理气镇痛。主治增生性膝关节痛。

8 骨刺消痛酊

【原料处方】当归、川椒、红花各 10 克，续断、防风、乳香、没药、生草乌各 15 克，海桐皮、荆芥各 20 克，透骨草 30 克，樟树根 50 克，白酒 2500 毫升。

【制用方法】将上述药共研为粗粉，装入药袋，和白酒一同置于洁净容器中，密封，浸泡。14 日后取出药袋，压榨取液，将榨取液与药酒混合，静置，过滤，即可。每次用双层纱布浸渍药酒后湿敷患外，每日或隔日 1 次，并外加红外线照射，每次 40 分钟。10 次为 1 个疗程。

【功致主治】祛风除湿，消赘止痛。主治骨刺及局部关节疼痛、转侧不利等。

【注意】此药酒不能内服，只能外用。

高血压

高血压又称原发性高血压，是一种以血压持续升高为主的全身性慢性疾病。长期高血压极易导致心、脑、肾等重要脏器产生严重的危及生命的或招致残疾的并发症。

高血压的病因至今尚未十分明确，但患者以长期精神紧张、缺少体力活动、遗传因素、肥胖、食盐过多者为多见。一般认为，高级神经中枢功能障碍在发病过程中占主导地位，此外，体液因素、内分泌、肾脏等也参与了发病过程。其临床症状，除患者血压上升超过 18.7/12kPa 以外，还可伴有头痛、眼花、心悸、失眠、脚步轻飘、注意力不集中、容易疲倦等症状。高血压晚期可并发心绞痛、肾功能减退、中风等疾病。本病多见于中老年人。

中医学认为，本病发生的原因，多属肝肾阴阳失调所致。肝脏主升主动，如忧郁恼怒，肝阴暗耗，郁结化热，热冲于上，而为风阳上扰；肝肾两脏，相互滋生，肾水亏乏，不能养肝，而致阴虚阳亢；阴虚过极，可以及阳，而致阴阳俱虚。因此，中医将高血压分为肝郁化火、风阳上扰，肝肾阴虚、肝阳上亢，阴阳俱虚、虚阳上亢三种类型，并加以辨证施治。

1　复方杜仲酒

【原料处方】生杜仲、桑寄生、黄芩、金银花各100克，通草5克，当归50克，红花1克，白酒1000毫升。

【制用方法】将以上诸药洗净，共捣碎，装入药袋，和白酒一同置于洁净净器中，密封，浸渍。7～14日后开启，去掉药袋，过滤即得。口服。每日2次，成人每次15～20毫升。儿童酌减。

【功效主治】镇静，降压。主治高血压以及肝阳上亢之眩晕。

【附记】本方源于《中药制剂汇编》。

2　地龙降压酒

【原料处方】干地龙200克，白酒500毫升。

【制用方法】将干地龙切成段，与白酒一起置入洁净容器中，密封，浸泡。每日摇动1次，7日后过滤去渣即成。口服。每日早、中、晚各服1次，每次服10～15毫升。一般连服1～2个月后疗效明显。

【功效主治】清热，平肝，降压，通络。主治原发性高血压。

3　杜仲丹参酒

【原料处方】杜仲、丹参各25克，川芎15克，白酒500毫升。

【制用方法】将以上诸药切片，和白酒一同置于洁净容器中，密封，浸泡。每日摇匀1次，15日后即可过滤去渣取液。口服。每日早、晚各1次，每次15～20毫升。

【功效主治】活血祛瘀，祛风燥湿。主治高血压、头晕目眩等症。

【注意】性欲亢进、烦躁易怒、口干者忌服。

【附记】本方源于《药膳食疗》。

4　杜仲降压酒

【原料处方】杜仲60克，白酒500毫升。

【制用方法】将杜仲捣碎，和白酒一同置于洁净容器内，密封，贮存。7～10日即可过滤去渣取液。口服。每日2～3次，每次服10～20毫升。

【功效主治】补肝益肾，强腰膝，降血压。主治高血压。

【注意】外感发热、阴虚火旺、牙龈肿痛、目赤尿黄者忌服。

5　菊花生地黄酒

【原料处方】菊花35克，生地黄、当归各30克，枸杞子25克，糯米甜酒1升。

【制用方法】将前4味粗碎，和清水500毫升一同置于洁净容器中，文火煮30分钟，去渣留液，再添加糯米甜酒，煮30分钟。空腹口服。每日1次，每次10～30毫升。

【功效主治】养胆明目，滋阴清热。主治肝热型高血压、糖尿病，以及肾虚肝旺、头痛、眩晕、耳鸣、腰膝酸软、手足震颤、目赤红肿、视物模糊、口燥咽干、怠惰嗜卧、多梦等症。

【附记】本方源于《饮食辨录》。

6　复方杜仲酊

【原料处方】黄芩、双花、生杜仲、桑寄生各100克，通草5克，当归50克，红花10克，白酒1000毫升。

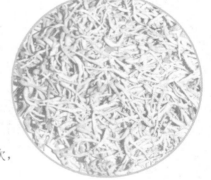

【制用方法】将上述诸药加工粉碎成粗粉，和白酒一同置于洁净容器中，密封，浸泡。约15日后过滤去渣取液，即可服用。每日服2次，成人每次服20～50毫升。

【功效主治】镇静，降压。主治高血压。

7　不老菊花酒

【原料处方】菊花、茯苓各500克，白酒3000毫升。

【制用方法】将前2味捣碎，和白酒一同置于洁净容器中，密封，浸泡。每日振摇1次或2次，7日后即可过滤去渣留液。口服。每日3次，每次服15～30毫升。

【功效主治】散风清热，平肝明目，调利血脉，延年不老。主治高血压、眼目昏花、头痛眩晕、目赤肿痛等症。

8　双地菊花酒

【原料处方】地骨皮、生地黄、甘菊花各50克，糯米1500克，酒曲适量。

【制用方法】将地骨皮、生地黄、甘菊花放入砂锅内，加水漫过药面10厘米，煎取浓汁，再与淘洗干净的糯米煮成米饭，候冷，加入酒曲，搅拌均匀，置于洁净容器内，密封，保温发酵4～6日，滤取酒液，贮瓶即可。口服。每日3次，每次服10～20毫升。

【功致主治】滋阴养血，补身延年。主治高血压眩晕、中老年体弱、目暗多泪、视物模糊等。

9　二至益元酒

【原料处方】女贞子、墨旱莲各20克，熟地黄、桑椹各10克，白酒500毫升。

【制用方法】将前4味粗碎，装入药袋，和白酒一同置于洁净容器中，密封，浸泡。15日后即可过滤去渣取液。口服。每日2次，每次15毫升。

【功致主治】补肝益肾。主治高血压、神经衰弱等症。

【注意】儿童、孕妇忌服。

【附记】本方源于《新编中成药》。

10　松花平肝酒

【原料处方】松花粉（松花粉又名松黄，为马尾松的雄花花粉）100克，白酒1000毫升。

【制用方法】将松花粉装入药袋，和白酒一同置于洁净容器中，密封，浸泡。经常摇动，10日后即可启封去药袋。每次饭后饮服10～15毫升。

【功致主治】养血祛风，益气平肝。适用于风眩头晕、高血压等。

11　二仙降压酒

【原料处方】仙茅、淫羊藿、巴戟天各40克，当归35克，黄柏24克，知母15克，黄酒1000毫升。

【制用方法】将以上诸药研成粗末，和黄酒一同置于洁净容器中，密封，浸泡。每日摇匀1次或2次，7～10日后即可过滤去渣取液。口服。每晚睡前服用 15 ～ 20 毫升。

【功致主治】补肾阳，强筋骨，降血压。主治肾阳不足之高血压、心脏病等症。

12 香菇柠檬酒

【原料处方】干香菇 50 克，柠檬 3 枚，蜂蜜 250 克，白酒 1800 毫升。

【制用方法】将柠檬洗净，带皮切片；香菇去杂洗净，放入酒坛内。加入蜂蜜、白酒，密封，置于阴凉处贮存，每日摇荡 1 次，30 日即可过滤去渣取液。口服。每日 2 次，每次服 15 ～ 20 毫升。

【功致主治】降血压，降血脂，增进食欲。主治高血压、高脂血症等。

13 大黄蜂蜜酒

【原料处方】大黄 6 克，蜂蜜、白砂糖各适量，黄酒 500 毫升。

【制用方法】先将大黄和黄酒一同置于洁净容器中，密封，浸泡。30 日后，再加入白砂糖和蜂蜜，即可饮用。每日 2 次，每次 10 毫升。

【功致主治】和血通脉，降血压。主治老年人肥胖、高血压。

【注意】此药酒不宜大量服用。脾胃虚弱者慎服。

14 菊花枸杞甜酒

【原料处方】菊花、枸杞子各 50 克，蜂蜜、黄酒各适量。

【制用方法】将前 2 味药和黄酒同一日置于洁净容器中，密封，浸泡。14 日后即可过滤去渣取液。饮用时添加适量蜂蜜调味。每日 2 次，每次 15 ～ 20 毫升。

【功致主治】清肝明目，降低血压。主治阴虚阳亢型高血压。

【注意】外感实热、脾虚泄泻者不宜服用。

【附记】本方源于《太平圣惠方》。

15 黄酒降压酒

【原料处方】黄精、首乌、枸杞子各 15 克，米酒 500 毫升。

【制用方法】将前 2 味切片，和米酒一同置于洁净容器中，密封，浸泡。7 日后即可过滤去渣取液。口服。每日 2 次，每次 15 ～ 20 毫升。

【功致主治】健脾益气，滋肝补肾。主治肝肾亏虚型高血压。

【注意】中寒泄泻、痰湿痞满者忌服。

16 天麻丹参酒

【原料处方】天麻 72 克，丹参 48 克，杜仲、淫羊藿各 16 克，制首乌 36 克，黄芪 12 克，白酒 2000 毫升。

【制用方法】将以上诸药切成小块，与白酒一起置入洁净容器中，密封，浸泡。15 日以后即可过滤去渣取液。口服。每日早、晚各服 1 次，每次服 25 ～ 50 毫升。

【功致主治】补肝肾，祛风活血，清利头目。主治老年性高血压、高脂血症、脑动脉硬化伴供血不足、头昏目眩、耳鸣等症。

高脂血症

高脂血症是以单纯高胆固醇血症或单纯高三酰甘油血症或两者兼见的血脂代谢紊乱性疾病。就病因而言，有的是由多个遗传基因缺陷与环境因素相互作用所致；有的是由饮食饱和脂肪酸过高、进食过量、吸烟、运动量少、肥胖、某些药物等引起；有的则是继发于其他疾病。所以，高脂血症不是一种特定的疾病，而是一组疾病。由于血脂在血液中都是以蛋白结合的形式存在，所以又有人将高脂血症称为高脂蛋白血症。高脂血症与动脉粥样硬化、心脑血管病、糖尿病、脂肪肝、肾病等的发病有着密切关系，是形成冠心病的主要危险因素之一。高脂血症的直接损害是加速全身动脉粥样硬化，因为全身的重要器官都要依靠动脉供血、供氧，一旦动脉被粥样斑块堵塞，就会导致严重后果。高脂血症还可引起肝脏损害。当血脂升高超过机体代谢需要时，脂肪便在肝脏内堆积起来形成脂肪肝。

1 玉竹长寿酒

【原料处方】当归、何首乌（制）、党参各 20 克，玉竹、白芍各 30 克，白酒 1000 毫升。

【制用方法】将以上诸药共研为粗粉，装入药袋，和白酒一同置于洁净容器中，密封，浸泡。7 日后取出药袋，压榨取液，并将药液与药酒混合，静置后过滤，即得。口服。每日 2 次，每次服 10 ～ 20 毫升。

【功效主治】益气血，健脾胃，延年益寿。主治气阴不足、身倦乏力、食欲缺乏、血脂过高者。

2 山楂消脂酒

【原料处方】山楂片、泽泻、丹参、香菇各 30 克，白酒 500 毫升，蜂蜜 150 毫升。

【制用方法】将上述诸药切成薄片，和白酒一同置于洁净容器中，密封，浸泡。15 日后，过滤去渣，加蜂蜜溶解即可取用。口服。每日早、晚各 1 次，每次服 20 毫升。

【功效主治】健脾益胃，活血消脂。主治高脂血症。

3 活血消脂酒

【原料处方】山楂、延胡索、丹参各 30 克，白酒 1000 毫升。

【制用方法】将以上诸药切成小片，与白酒一起置入洁净容器中，密封，浸泡。15 日以上即可过滤去渣取液饮用。口服。每日 3 次，每次 15 ～ 30 毫升。

【功效主治】活血化瘀。主治冠心病、高脂血症。

【注意】凡脾胃虚弱，证见腹满，肠鸣，泄泻者不宜服。

【附记】本方源于《经验方》。

4 双参山楂酒

【原料处方】人参、丹参各 10 克，山楂 20 克，白酒 500 毫升。

【制用方法】将前 2 味切片，和山楂、白酒一同置于洁净容器中，密封，浸泡。30 日后即可过滤去渣取液。口服。每日 2 次，每次 15 ～ 20 毫升。

【功效主治】生津益血，养血安神。主治冠心病、高脂血症等辨证属于气虚血瘀者。

【注意】实证、热证而正气不虚者忌服。

5　绿茶蜂蜜酒

【原料处方】绿茶（一般为龙井茶、碧罗春或信阳毛尖，下同）150 克，蜂蜜 250 克，米酒 1000 毫升。

【制用方法】将绿茶、蜂蜜和米酒一同置于洁净容器内，密封，浸泡。置于阴凉处，每日摇动 2 次，15 日后即可过滤去渣取液。口服。每日 3 次，每次于饭后饮服 10 ～ 20 毫升。

【功效主治】降压降脂，强心利尿。主治高脂血症。

6　龙眼首乌酒

【原料处方】龙眼肉、何首乌、鸡血藤各 250 克，黄酒 1500 毫升。

【制用方法】将前 3 味药洗净晒干，和黄酒一同置于净瓶中，密封，浸泡。10 日后即可过滤去渣取液饮服。每日早、晚各 1 次，每次 10 毫升。

【功效主治】补肾养血，降脂宁心。主治高脂血症、白发及壮年早衰等。

7　山楂麦冬酒

【原料处方】山楂片 50 克，麦冬 30 克，低度白酒 1000 毫升。

【制用方法】将山楂片、麦冬和白酒一同置于洁净容器内，密封，浸泡。每日摇动 1 次或 2 次，7 日后即可过滤去渣取液饮用。边饮边添加白酒（约再添 500 毫升）。每日 1 次，服 10 ～ 15 毫升。

【功效主治】活血化瘀，清热，降血脂。主治高脂血症。

8　灵胡活血酒

【原料处方】五灵脂（炒）、玄胡索、没药（炒）各 50 克，米酒 1000 毫升。

【制用方法】将以上诸药粗碎，和米酒一同置于洁净容器中，密封，浸泡。每日摇匀 1 次，7 ～ 10 日后，过滤去渣取液，装瓶备用。口服。每日 2 次，每次 10 ～ 20 毫升。

【功效主治】活血化瘀，通络止痛。主治心绞痛、高脂血症。

9 **三七灵丹酒**

【原料处方】三七 5 克，灵芝片 20 克，丹参 15 克，白酒 500 毫升。

【制用方法】将前 3 味粗碎，和白酒一同置于洁净容器中，密封，浸泡。每日摇匀 1 次或 2 次，15 日后即可过滤去渣取液服用。每日 2 次，每次 15 ～ 20 毫升。

【功效主治】活血祛瘀，养心宁神。主治冠心病、高脂血症、动脉硬化等症。

【附记】本方源于《药酒汇编》。

10 **枸杞子白银酒**

【原料处方】枸杞子 50 克，白茯苓 40 克，金银花 30 克，白酒 500 毫升。

【制用方法】将前 3 味和白酒一同置于洁净容器中，密封，浸泡。30 日后即可过滤去渣取液服用。每日 1 次或 2 次，每次 10 ～ 15 毫升。加水兑饮。

【功效主治】补精血，益肝肾。主治高血脂、肥胖者等症。

【附记】本方源于《药酒大全》。

11 **一味茯苓酒**

【原料处方】茯苓 60 克，白酒 500 毫升。

【制用方法】将茯苓切片，装入药袋，浸泡于白酒中，密封。每日摇动数次，浸泡 7 日即可过滤去渣取液。口服。每晚睡前饮用 10 ～ 15 毫升。

【功效主治】补虚益寿，强筋壮骨。主治中老年高脂血症。

12 **降脂降压酒**

【原料处方】天麻 72 克，丹参 48 克，何首乌 36 克，杜仲 16 克，白酒 2000 毫升。

【制用方法】将上述药切成薄片，和白酒一同置于洁净容器中，密封，浸泡。每日摇匀 1 次或 2 次，15 日后即可过滤去渣取液。口服。每日早、晚各 1 次，每次 10 ～ 15 毫升。

【功效主治】补肝肾，祛风活血，清利头目。主治高血脂、高血压、冠心病、脑动脉硬化等。

第二节

聪耳明目药酒

中医认为，"肾开窍于耳""肝开窍于目"，故只要肝肾阴虚就会导致头晕目眩、视物不清、近视、耳鸣、耳聋等耳目之疾患。临床发现有患者在使用某些抗生素后会造成肾脏功能损坏，同时耳朵功能也会损害，这就为肾开窍于耳提供了证据。我国明朝医籍《景岳全书》早就指出："肾气充足，则耳目聪明，若多劳伤血气，精脱肾惫，必致聋聩。"而肝开窍于目，因此，眼睛能否明亮与肝血是否足够有很大的关系。

根据以上理论，中医对于如何治疗耳目功能上，就会着重在肝肾阴血的补充，通过滋养肝、肾阴血，佐以开窍的药物方式原则，可以为耳不聪、目不明的疾患提供更好的效能。

1 益肾聪耳酒

【原料处方】覆盆子 50 克，巴戟天、肉苁蓉、远志、川牛膝、五味子、续断各 35 克，山茱萸 30 克，白酒 1000 毫升。

【制用方法】将上药共捣为粗末，装入药袋，和白酒一同置于洁净容器中，密封，浸泡。春夏 5 日，秋冬 7 日，然后添冷开水 1000 毫升，混合备用。口服。每日早、晚各 1 次，每次空腹温饮 10～15 毫升。

【功效主治】益肾补肝，养心，聪耳明目，悦容颜。主治肝肾虚损、耳聋目昏、腰酸腿困、神疲力衰等症。

2 核桃益肾酒

【原料处方】核桃肉、胡桃夹、磁石、石菖蒲各 30 克，黄酒 1500 毫升。

【制用方法】将上药共制粗末，装入药袋，和黄酒一同置于洁净容器中，密封，浸泡。每日摇荡 1 次，15 日后即可过滤去渣取液。口服。每日 2 次，每次服 15 ～ 20 毫升。

【功致主治】益肾补脑，通窍。主治肾虚所致的耳聋耳鸣等症。

3　草还丹酒

【原料处方】石菖蒲、补骨脂、熟地黄、远志、地骨皮、牛膝各 30 克，白酒 1500 毫升。

【制用方法】将前 6 味加工成粗末或切成小薄片，装入药袋，和白酒一同置于洁净容器中，密封，浸泡。每日振摇 1 次或 2 次，放置 30 日后即可过滤去渣，取其滤汁，贮瓶备用。口服。每次空腹温服 10 ～ 15 毫升，每日早、晚各服 1 次。

【功致主治】理气活血，聪耳明目，轻身延年，安神益智。适用于老年人五脏不足、精神恍惚、耳聋耳鸣、少寐多梦、食欲不振等。

4　聪耳磁石酒

【原料处方】川木通、石菖蒲各 250 克，磁石 15 克，白酒 1700 毫升。

【制用方法】将前 3 味细锉，和白酒一同置于洁净容器中，密封，浸泡。每日摇匀 1 次或 2 次，7 日后即可过滤去渣取液。饭后口服。每日 2 次，每次 20 ～ 30 毫升。

【功致主治】平肝潜阳，化湿开窍。主治肝肾亏虚型耳聋、耳鸣。常如风声者。

【附记】本方源于《圣济总录》。

5　菖蒲白术酒

【原料处方】石菖蒲、白术各 50 克，白酒 500 毫升。

【制用方法】先将石菖蒲切碎蒸透，白术研成细末，两者共装入药袋，和白酒一同置于洁净容器中，密封，浸泡。每日摇匀 1 次，夏秋 7 日，春冬 14 日后即可过滤去渣取液。口服。每日早、晚各 1 次，每次 15 ～ 30 毫升。

【功致主治】开窍化湿，理气活血。主治耳鸣耳聋、早衰健忘、视力减退等症。

【注意】阴虚火旺者忌服。

【附记】本方源于《太平圣惠方》。

6 牡荆开窍酒

【**原料处方**】牡荆子（微炒）250 克，白酒 500 毫升。

【**制用方法**】将牡荆子捣碎，和白酒一同置于洁净容器中，密封，浸泡。7 日后，过滤去渣取液，即成。不拘时，随量饮之。

【**功效主治**】利气，化痰，开窍。主治耳聋（气滞型）。

7 木香怡神酒

【**原料处方**】木香（研末）3 克，糯米糖、绿豆（捣碎）各 500 克，白酒 500 毫升。

【**制用方法**】将前 3 味和白酒一同置于洁净容器中，密封，浸泡。21 日后，过滤去渣取液，即成。口服。每日 2 次，每次饮服 15 ～ 30 毫升。

【**功效主治**】补精益神。主治头晕耳鸣、视物昏花、精神不振、饮食减少、全身乏力等。

8 四味秦椒酒

【**原料处方**】秦椒、白芷、旋覆花各 60 克，肉桂 25 克，白酒 1000 毫升。

【**制用方法**】先将秦椒（去目，并闭口者）微炒出汗，再将 4 味捣碎，和白酒一同置于洁净容器中，密封，浸泡。5 ～ 7 日后，过滤去渣取液，即成。口服。每日 2 次，每次空腹温服 10 ～ 20 毫升。

【**功效主治**】补肾温阳，祛风和血。主治肾虚耳鸣、咳逆喘急、头目昏痛。

9 核桃仁聪耳酒

【**原料处方**】核桃仁 60 克，五味子 40 克，蜂蜜 30 克，白酒 1000 毫升。

【**制用方法**】将前 2 味捣碎，装入布袋，和白酒一同置于洁净容器中，密封，浸泡。每日振摇数下，10 日后即可过滤去渣取液，加入蜂蜜，拌匀。口服。每日 2 次，每次空腹服 20 毫升。

【**功效主治**】补肾聪耳。主治耳鸣、遗精等。

第三节

强身健体药酒

随着年龄的不断增长，许多老年人开始出现了气虚、血虚、阴虚、阳虚等虚弱的现象。结合心、肝、脾、肺、肾五脏，则每一脏又有气、血、阴、阳虚弱的类型，如肺气虚、脾阳虚等。中医讲平衡，只要人体气血阴阳平衡，就是健康。不足的是虚弱，需补养；多余的是病邪，要祛除，以其达到新的平衡，恢复身体健康。因此，可以根据自身的体质，平时适当地饮服一些具有益气、养血、行气、助阳、养肝、化痰等作用的药酒，以调和脏腑阴阳，使身体达到阴阳平衡，达到有病治病、无病防身的效用。

1 人参枸杞酒

【原料处方】人参200克，枸杞子35克，熟地黄10克，冰糖40克，白酒1000毫升，冰糖适量。

【制用方法】将人参烘软切片，枸杞子去杂质，熟地黄切碎，和白酒一同置于洁净容器中，密封，浸泡。每日振摇1～2次，10～15日后即可去渣留液，加入冰糖溶解。口服。每日2～3次，每次10～20毫升。

【功致主治】益气养血，滋阴明目。主治诸虚劳损、营养不良、少食倦怠、惊悸健忘、头痛眩晕、失眠、阳痿、腰膝酸痛、肝肾亏虚兼有气虚、骨质疏松症、神经衰弱、糖尿病。

【注意】忌食萝卜、莱菔子、生葱、大蒜、藜芦等。

2 金芍玉液酒

【原料处方】人参8克，熟地黄、玉竹、桑椹、麦冬、白芍、枸杞子各24克，白术、黄芪、茯苓、丹参各18克，陈皮、红花、川芎、甘草各12克，党参20克，玫瑰花4克，白酒5000毫升，蔗糖1800克。

【制用方法】将前 17 味研粉，装入药袋，和白酒一同置于洁净容器中，密封，浸泡。2 日后再按渗漉法取汁，去渣留液，加入蔗糖溶解，添冷开水至 10 升。口服。每日 3 次，每次 15 ～ 30 毫升。

【功效主治】益气养血，柔肝通络。主治气血不足、心悸气短、自汗、耳鸣、失眠健忘、头晕眼花、筋肉酸痛、爪甲不荣、倦怠乏力、食欲不振、懒言声低、四肢麻木、遗精早泄。

【注意】阴虚火旺者忌服，孕妇慎服，感冒禁服。忌食萝卜、莱菔子、生葱、大蒜、藜芦等。大剂量玉竹可损害心脏，不宜过量。

3 地黄还童酒

【原料处方】生地黄 12 克，熟地黄、秦艽、麦冬 9 克，萆薢、牛膝、苍术、陈皮、续断、枸杞子、牡丹皮、木瓜各 6 克，羌活、独活、小茴香、乌药各 3 克，肉桂 15 克，白酒 1000 毫升。

【制用方法】将前 17 味粗碎，装入药袋，和白酒一同置于洁净容器中，密封，浸泡。每日振摇 1 次或 2 次，14 日后即可过滤去渣留液。口服。每日 2 次，每次 30 ～ 60 毫升。

【功效主治】填精补髓，强筋壮骨，祛风活络，大补元气。主治筋骨痿软乏力、精神倦怠。

4 万寿药酒

【原料处方】石菖蒲、郁金、五加皮、陈皮、伏神、牛膝、麦冬各 2 克，当归 4 克，红花 1 克，红枣 75 克，白酒 500 毫升。

【制用方法】将前 10 味粗碎，装入药袋，和白酒一同置于洁净容器中，密封，浸泡。上笼蒸约 2 小时，然后取出埋入土中 5 日，即可开封，过滤去渣取液饮用。每日早、晚各 1 次，每次 15 ～ 30 毫升。

【功效主治】补脾和胃，补肝益肾，宁心安眠。主治体质虚弱、疲倦劳累、形体消瘦、健忘等症。

【附记】本方源于《奇方类编》。

5 益气补血酒

【原料处方】黄芪、伏神各60克，肉桂18克，当归、生地黄、熟地黄各36克，党参、白术、茯苓、陈皮、山萸肉、枸杞子、川芎、防风、龟板胶各30克，五味子、羌活各24克，白酒10升。

【制用方法】将前17味粗碎，装入药袋，和白酒一同置于洁净容器中，密封，浸泡。上笼蒸约2小时，然后取出，静置7日后即可开封，过滤去渣取液饮用。每日早、晚各1次，每次15～20毫升。

【功效主治】益气补血，健脾益肾。主治老年人气血衰减、亡血失精的四肢无力、面色无华、食少消瘦、须发早白、头晕目眩等症。

6 双冬春寿酒

【原料处方】天冬、麦冬、生地黄、熟地黄、山药、莲子、红枣各10克，白酒500毫升。

【制用方法】将以上诸药和白酒一同置于洁净容器中，密封，浸泡。14日后即可过滤去渣取液饮用。每日早、晚各1次，每次15～20毫升。

【功效主治】滋肾养心，益脾和胃。主治老年人肾精亏虚、心血不足、脾气虚弱、须发早白、牙齿不固、目昏、精神委靡、疲乏少力等症。

7 三味养阴酒

【原料处方】山楂60克，肉苁蓉100克，枸杞子140克，白酒1500毫升。

【制用方法】将前2味粗碎，和枸杞子、白酒一同置于洁净容器中，密封，浸泡。每日摇匀1次或2次，30日后即可过滤去渣取液。口服。每日早、晚各1次，每次20～30毫升。

【功效主治】益气养阴，补肾健脾。主治中老年体虚。

8 当归益气酒

【原料处方】当归24克，黄芪、白芍各12克，白术8克，冰糖20克，白酒600毫升。

【制用方法】将前4味粗碎，装入药袋，和白酒一同置于洁净容器中，密封，浸泡。每日摇匀 1 次或 2 次，21 后即可过滤去渣取液，加入冰糖融化。空腹温饮。每日早、晚各 1 次，每次 15 ～ 20 毫升。

【功效主治】益气养血，补肝益肾。主治内伤劳倦、脾虚泄泻、食欲不振、面色无华、精神萎靡、血虚羸弱、头疼眩晕等症。

【附记】本方源于《药酒汇编》。

9 双乌暖胃酒

【原料处方】川乌（烧灰存性）、草乌（烧灰存性）、当归、黄连、生甘草、高良姜、陈皮各 5 克，白酒 2500 毫升，甜酒 2500 毫升，红砂糖 500 克。

【制用方法】将前 7 味加工成细末，装入药袋，和白酒、甜酒共同置于洁净容器中，再加入红砂糖，搅拌溶化后，密封，浸泡。每日振摇 1 次或 2 次，放置 14 ～ 21 日后，过滤去渣，取其滤汁，贮瓶备用。口服。每次空腹温服 20 ～ 30 毫升，每日 1 次或 2 次，或不拘时适量温服，勿醉为度。

【功效主治】温通经络，暖补脾胃。主治脾胃虚弱、精神疲乏。

10 参葡酒

【原料处方】人参 20 克，葡萄 100 克，白酒 500 毫升。

【制用方法】先将人参碎成小段备用，将葡萄绞汁后与酒混合均匀，倒入干净瓷瓶中，加入人参，加盖密封，置阴凉处。每日摇动 1 次或 2 次，经 7 日后即可开封饮用。每日早、晚各 1 次，每次空腹饮服 10 ～ 20 毫升。酒服尽后，取人参食之。

【功效主治】补气健脾，益肾宁神，强壮筋骨。主治气血不足，脾肾虚损、体虚气弱、腰酸乏力、纳食欠佳，或心悸盗汗、干咳痨嗽、津液不足等症。

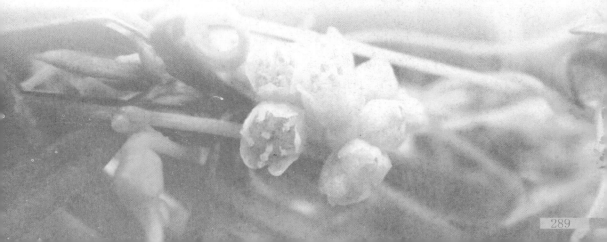

第四节

益智健脑药酒

益智健脑酒专为脑力、智力衰退患者而设,具有使记忆增强、思维敏捷的功效。若人出现记忆减退、思维迟钝、早衰健忘、耳目不聪等病症,可尽早选用合适的健脑益智酒,合理饮用,对上述病症具有预防和治疗作用。一般常用的中药有川芎、人参、五味子、石决明、益智仁、补骨脂、核桃仁、红枣、白芷、桂圆、远志、莲子、石菖蒲、枸杞子等。建议多吃一些含有蛋白质、矿物质和维生素 A 丰富的食物,有助于增强体质,保持旺盛的精力。

1 养心安神酒

【原料处方】桂圆肉 30 克,桂花 12 克,白糖 24 克,白酒 400 毫升。

【制用方法】将前 2 味药粗碎,和白糖、白酒一同置于洁净容器中,密封,浸泡。30 日后以上,时间越久越佳。取上清酒液服用。每日 2 次,每次 20 ～ 30 毫升。

【功效主治】健脾养心,益智安神,滋补气血。主治用脑过度、精神不振、面色萎黄、失眠健忘、心悸怔忡等。

2 双叶甜酒

【原料处方】松叶 50 克,竹叶 25 克,蜂蜜 30 毫升,白酒 500 毫升。

【制用方法】将松叶、竹叶切碎,和蜂蜜、白酒一同置于洁净容器中,搅拌均匀,密封,浸泡。30 日后即可过滤去渣取液饮用。每日早、晚各 1 次,每次 20 毫升。

【功效主治】提神醒脑,消除疲劳。主治神疲力乏、动脉硬化等症。

3 健脑安神酒

【原料处方】何首乌、五味子各 25 克，白酒 500 毫升。

【制用方法】将以上诸药粗碎，和白酒一同置于洁净容器中，密封，浸泡。每日摇匀 1 次，14 日后即可过滤去渣取液。口服。每日早、晚各 1 次，每次 10 ～ 15 毫升。

【功效主治】固精益肾，养血补肝。主治脑力劳动者或情绪紧张所致的失眠健忘、心悸、头晕等症。

4 健脾养心酒

【原料处方】酸枣仁、龙眼肉各 30 克，党参、黄芪、当归白术、茯苓各 20 克，木香、远志各 10 克，炙甘草 6 克，白酒 1500 毫升。

【制用方法】将以上诸药粗碎，装入药袋，和白酒一同置于洁净容器中，密封，浸泡。每日摇匀 1 次或 2 次，14 日后即可过滤去渣取液，装瓶备用。口服。每日早、晚各 1 次，每次 15 ～ 20 毫升。

【功效主治】健脾养心，益气养血。主治思虑过度、劳神伤脾、健忘失眠、心悸怔忡、精神抑郁等症。

【附记】本方源于《济生方》。

5 九味健脑酒

【原料处方】枸杞子 30 克，熟地黄、红参、淫羊藿各 15 克，沙苑蒺藜 25 克，母丁香 10 克，沉香 5 克，荔枝核 12 克，远志（炒）3 克，冰糖 250 克，白酒 1000 毫升。

【制用方法】将前 9 味药捣碎，置于洁净容器中，加入白酒和冰糖，密封，浸泡。30 日后，过滤去渣，即可。每晚服 20 毫升，分数次缓缓饮下。

【功效主治】健脑补肾。主治脑力劳动过度、精神疲倦、头昏脑胀、腰酸背痛、男子遗精、阳痿，女子月经不调等症。

6 合欢皮酒

【原料处方】合欢皮 100 克，黄酒 500 毫升。

【制用方法】将合欢皮加工粗碎，和黄酒一同置于洁净容器中，密封，浸泡。每日摇晃1次，15日后，过滤去渣，即可饮用。每日早、晚各1次，每次20毫升。

【功能主治】安神健脑，止痛消肿。主治神经衰弱、失眠头痛、跌打损伤、伤口疼痛等症。

7　杞芪养神酒

【原料处方】熟地黄、枸杞子、白术、黄芪、茯苓、山药、莲子、当归各60克，薏苡仁、酸枣仁、续断、麦冬各30克，丁香6克，木香、大茴香各15克，龙眼肉250克，白酒5升。

【制用方法】将前16味研末，装入药袋，和白酒一同置于洁净容器中，密封，浸泡。每日振摇1次或2次，15日后即可过滤去渣留液。口服。每日2次，每次10～20毫升。

【功效主治】健脾养心，生精益血，安神定志。主治心脾两虚、精血不足、精神委顿、神志不安、失眠多梦、心悸怔忡。

8　天麻健脑酒

【原料处方】天麻15克，黄芪、党参、何首乌、五味子、枸杞子、茯苓各10克，白酒1000毫升。

【制用方法】将以上诸药研成粗末，装入药袋，和白酒一同置于洁净容器中，密封，浸泡。14日后取出药袋，压榨取液，将榨得的药液与药酒混合，静置，过滤，即可。每日2次，每次饭后服15～30毫升。

【功效主治】益气养阴，健脑益智，宁心安神。主治气短神疲、失眠健忘、神志恍惚、惊悸怔忡、眩晕耳鸣、腰膝酸软、舌淡苔薄白、脉细弱。

【注意】凡实证或阴虚火旺者忌服；感冒时暂时停服。

9　麦杞补心酒

【原料处方】麦冬30克，枸杞子、茯苓、当归、龙眼肉各15克，生地黄20克，糯米甜酒2500毫升，白酒2500毫升。

【制用方法】将前6味粗碎，共置于洁净容器中，先添加糯米甜酒，密封，浸泡。每日振摇1次或2次，15日后过滤去渣留液。药渣再用白酒2500毫升浸泡，时间稍延长，仍去渣留液，将两液混合。口服。
每日2次，每次30～100毫升。

【功效主治】养血补心安神。主治脑力劳
动过度、心血不足、精神倦怠、心烦不寐、惊
悸怔忡、失眠多梦、健忘等。

10　石菖蒲定志酒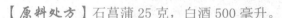

【原料处方】石菖蒲25克，白酒500毫升。

【制用方法】将石菖蒲洗净，切成片，装入药袋，
和白酒一同置于洁净容器中，密封，浸泡。15日即可过滤去渣取液。口服。每日早、
晚各1次，每次15～20毫升。

【功效主治】祛痰开窍，定志安神，健脾化湿。主治痰迷中风、癫症、狂
症及痰扰心神之惊悸、失眠、健忘等，还可用于湿困脾胃之纳呆、困倦等。

【注意】阴虚阳亢者忌服。

第五节

乌须黑发药酒

现代医学认为，白发症主要是毛发黑色素形成减少，由黑素细胞形成黑色素
的功能减弱，酪氨酸酶的活动减低所致。凡情绪过度紧张、用脑过度、忧虑、惊
恐、神经外伤等都可能造成白发，此外，患慢性消耗性疾病时也可能出现白发。
中医学认为，下列因素与白发有关：一是精虚血弱，肾精不足，不能化生阴血，
阴血亏虚，导致毛发失其濡养，故而花白。二是血热偏盛：情绪激动，致使水不
涵木，肝旺血燥，血热偏盛，毛根失养，故发早白。三是肝郁脾湿：肝气郁滞、
损及心脾，脾伤运化失职，气血生化无源，故而白发。合理饮用乌须黑发药酒，

对各种原因而致的须发早白病，有预防和治疗作用。

1 乌须黑发酒

【原料处方】当归、枸杞子、生地黄、人参、莲子心、桑椹、何首乌各12克，五加皮6克，黑大豆25克，槐角子3克，没石子1对，墨旱莲9克，白酒1000毫升。

【制用方法】将上述各药碾碎，装纱布袋中，扎紧口，放入白酒中密封，浸泡1个月，每隔2～3日摇动1次。取出药袋，过滤，即成。药渣压滤后可以晒干，研细末，制成丸药如黄豆大小，备用。每日2次，每次随量饮服，并可送服丸药，每次5毫升。

【功效主治】养血益肾，乌须黑发。适用于肝肾不足、气血虚弱所致的腰酸乏力、头晕耳鸣、须发早白等。

2 首乌黄精酒

【原料处方】制首乌、金樱子、黄精各15克，黑豆（炒）30克，白酒1000毫升。

【制用方法】将以上诸药粉碎成粗末，纱布袋装，扎口，和白酒一同浸泡于洁净容器中。14日后取出药袋，压榨取液，日后取出药袋，压榨取液，并将榨得的药液与药酒混合，静置，滤过，即可。早、晚各1次，每次20毫升。

【功效主治】养血补肾，乌须发。主治须发早白。

3 一味女贞子酒

【原料处方】女贞子250克，40度白酒750毫升。

【制用方法】将女贞子拍碎，以纱布包，置于洁净容器中，加入40度白酒750毫升，密封，浸泡。每日振摇数次。10～15日后，过滤去渣，取其滤汁，贮瓶备用。口服。每次空腹温服10～20毫升，每日服1次或2次。

【功效主治】滋阴补肾，养肝明目。适用于阴虚内热、腰膝酸软、头晕目眩、肢体乏力、须发早白、心烦失眠、口燥咽干、手足心热等。

4　养血乌发酒

【**原料处方**】制首乌、熟地黄各 30 克，当归 15 克，白酒 1000 毫升。

【**制用方法**】将上药研为粗末，纱布袋装，扎口，和白酒一同浸泡于洁净容器中，15 日后取出药袋，压榨液，两液混合，静置，过滤后装瓶即得。口服。每次服 15 ～ 30 毫升，每日服 1 ～ 2 次。

【**功效主治**】养精血，乌须发。主治精血不足、未老先衰、须发早白。

5　强壮酒

【**原料处方**】枸杞子、甘菊花、熟地黄、神曲各 60 克，肉苁蓉 30 克，肉桂 20 克，白酒 2500 毫升。

【**制用方法**】将以上 6 味药共制为粗末，装入布袋，和白酒一同置于洁净容器中，密封，浸泡。7 日后，过滤去渣即可。每次服 10 ～ 20 毫升，每日 3 次。

【**功效主治**】补肝肾，益精血。适用于腰膝软弱，身疲乏力、须发早白等症。

6　龟台四童酒

【**原料处方**】胡麻仁 300 克，黄精 350 克，天冬、白术各 250 克，朱砂 10 克，桃仁 150 克，茯苓 200 克，糯米 5000 克，酒曲 320 克。

【**制用方法**】将以上 7 味药，除朱砂外，均置于砂锅中，加水煎至 5000 毫升；糯米浸湿，沥干，蒸饭，待冷，置坛中，加入药汁和酒曲（先研细末），搅拌均匀，密封，21 日后，酒熟，用纱布去渣，贮入瓶中。将朱砂研末，倒入酒瓶中，拌匀，待澄清后，即可饮用。每次空腹温服 10 ～ 25 毫升，每日早、中、晚各服 1 次。

【**功效主治**】悦容颜，乌须发，壮精神，安五脏，健身益寿。适用于容颜憔悴、须发早白、头晕眼花、体倦食少、多梦惊悸等症。精血亏虚体弱者，经常服用，有"强身健体、延年益寿"之功。

【**附记**】引自《遵生八笺》。

7　鹤龄酒

【**原料处方**】枸杞子、何首乌、蜂蜜各 120 克，当归、生地黄、天冬各 60 克，党参、菟丝子、补骨脂、山茱萸各 20 克，牛膝 90 克，50 度白酒 3000 毫升。

【制用方法】将前 11 味（除蜂蜜外），皆加工成粗末，以纱布包，置于洁净容器中，加入 50 度白酒 3000 毫升，密封，隔水加热 1 小时，取出候温，埋入土中 7 日以去火毒。取出后过滤去渣，取其滤汁，再加入蜂蜜，搅拌均匀，贮瓶备用。口服。每次空腹温服 10 ～ 20 毫升，每日服 1 次或 2 次。

【功效主治】补肝肾，益精血。适用于未老先衰、须发早白、腰膝酸软、筋骨无力、眼目昏花等。

8 神应养真酒

【原料处方】羌活 9 克，天麻、川芎各 15 克，菟丝子 20 克，当归 25 克，木瓜、白芍、熟地黄各 30 克，白酒 1000 毫升。

【制用方法】将上述诸药和白酒一同置于洁净容器中，密封，浸泡。49 日后取出过滤去渣取液，备用。每晨起饮 1 杯。

【功效主治】养血生发，祛风活络。适用于脱发、白发。

9 桑椹苍术酒

【原料处方】鲜桑椹 200 克，苍术、地骨皮各 20 克，白酒 1000 毫升。

【制用方法】将苍术、地骨皮共为粗末，纱布袋装，扎口，白酒浸泡。密封 7 日后，取出药袋，压榨取液，将榨得的药液与原药酒合并，过滤后去渣取液，备用。将鲜桑椹捣烂绞汁，和入药酒中，再密封 7 日后启用。每日 2 次，每次服 15 ～ 20 毫升。

【功效主治】养血补肾，清肝明目，燥湿健脾。主治须发早白、食欲不振。

10 七宝酒

【原料处方】何首乌 200 克，白茯苓 50 克，牛膝 20 克，当归 25 克，枸杞子、菟丝子各 35 克，补骨脂 120 克，白酒 2500 毫升。

【制用方法】将以上药共研粗粉，装入纱布袋中，扎好，和白酒一同置于洁净容器中，密封，浸泡。1 个月后即可过滤去渣取液。每晨起饮 1 杯，临睡饮 1 杯。

【功效主治】补肝益肾荣发。适用于肝肾不足、气血虚少、须发无华，或白发多，易落。

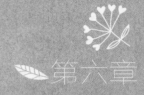

第六章

四季养生药酒精选

◎ 春季养生药酒 ◎ 夏季养生药酒
◎ 秋季养生药酒 ◎ 冬季养生药酒

MEDICINAL
LIQUOR

第一节

春季养生药酒

从养生的角度来看，不同季节的气候对人体产生的影响是不同的。而面对不同季节，人体发生的病症不同，在制作药酒的同时要因时制宜。春主生发，春日来了，万物发陈，欣欣向荣，人感春令生发之气，衣宜捂、行宜游、起卧亦宜早，升补在先，重在养脾健胃。

春季应以补血养肝为主。春日是大地苏醒、万物勃发的季节，人体正是新陈代谢、肝脏活动开始旺盛的时候，所以应多吃一些能滋阴养血的中药。如当归、灵芝、何首乌、玉竹、黄精等。

唐朝医家孙思邈说："春七十二日，省酸增甘，以养脾气"。明朝高濂《遵生八笺》中也记载："当春之时，食味宜减酸增甘，以养脾气"。意思是说：春季肝旺之时，要少食酸性食物，否则会使肝火旺，伤及脾胃。

春季气候舒爽，是肾功能不佳患者养肾与调理的好时机，此时服用强肾配方与固肾药酒，对肾功能损害初期的疗效较高，患者要注意春季生活调理。可食用山竹、藕、薏苡仁等。

1 阿胶蛋黄酒

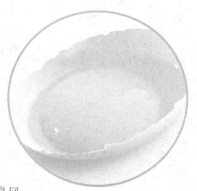

【原料处方】阿胶20克，鸡蛋黄4个，米酒500毫升，精盐少许。

【制用方法】米酒置容器中，密封，武火煮沸，入阿胶烊化，加鸡蛋黄、精盐拌匀，再武火煮5～7沸后离火。温饮。每日2次，每次30～40毫升。

【功效主治】补虚养血，滋阴润燥，止血熄风。主治体虚乏力、血虚萎黄、虚劳咳嗽、胎动不安、胎漏下血、崩漏、失眠等。

【注意】实证忌服。

2　状元红酒

【原料处方】当归、广皮、青皮各15克，红曲、砂仁各30克，丁香、白蔻、山栀、麦芽、枳壳、厚朴各6克，藿香9克，木香3克，冰糖1克，白酒1500毫升。

【制用方法】将上述药物切成薄片，装入药袋内，和白酒一同置于洁净容器中，用文火煮30分钟后加入冰糖，取出放凉。口服。每日早、晚各服1次，每次服20～50毫升。

【功效主治】醒脾开胃，化滞祛湿，疏肝理气。用于脾胃失和、肝气郁滞。无明显症状者服之亦有醒脾开胃、增加食欲的作用。

【注意】孕妇忌服，阴虚津亏者不宜服用。忌油腻、豆腐、生冷等物。

3　猪脂玉液酒

【原料处方】生猪脂50克，蜂蜜10～20克，白酒500毫升。

【制用方法】将前1味切碎，置于洁净容器中，加蜂蜜、白酒，文火煮数百沸，待温，去渣留液。空腹温饮。每日3次，每次20毫升。

【功效主治】滋阴润肺生津。主治老年人肺虚久咳、肌肤粗糙、毛发枯萎。

【注意】痰湿内停者慎服。

4　桂圆大枣酒

【原料处方】桂圆肉250克，大枣、熟地黄、生地黄各50克，黄酒1000毫升。

【制用方法】将前4味药洗净，放入砂锅内，加水漫过药面10厘米，煎沸3～5分钟，离火，冷却后倒入酒坛。再加入黄酒，密封贮存，30日后即成。每日3次，于饭后饮服20毫升。

【功效主治】滋阴养血。主治贫血、低血、血虚、头晕等。

5　党参枸杞子酒

【原料处方】党参、枸杞子各25克，米酒500毫升。

【制用方法】党参拍裂、切片，枸杞子晾干，和米酒一同共置洁净容器中，密封，浸泡。每日振摇1次或2次，7日后即可去渣留液。口服。每日3次，每次10毫升。

【**功效主治**】健脾益气，养肝益胃。主治脾胃气虚、面色萎黄、食欲不振、肢体倦怠、腰酸头晕。

【**注意**】感冒发热者慎服。

6 一味日冬酒

【**原料处方**】天冬 60～80 克，白酒 500 毫升。

【**制用方法**】将天冬洗净切片，和白酒一同置于洁净容器中，密封，浸泡。15 日后即可过滤去渣取液。口服。每日早、晚各 1 次，每次 15～20 毫升。

【**功效主治**】清热养阴，润肺滋肾。主治阴虚内热、口渴、肺热燥咳以及阴伤消渴等。

【**注意**】脾胃虚寒泄泻者忌服。

7 百益长春酒

【**原料处方**】党参、生地黄、茯苓各 90 克，白术、白芍、当归、红曲各 60 克，川芎 30 克，木樨花 500 克，龙眼肉 240 克，高粱酒 1500 毫升，冰糖 1500 克。

【**制用方法**】将前 10 味药共研为粗末，装入布袋，和高粱酒一同置于洁净容器中，密封，浸泡。5～7 日后滤取澄清酒液，加入冰糖，溶化即成。每日服 2 次或 3 次，每次 25～50 毫升。

【**功效主治**】健脾益气，益精血，通经络。主治气血不足、心脾两虚之气少乏力，食少脘满、睡眠欠安、面色无华等症。气虚血弱、筋脉失于濡养、肢体运动不遂者亦可服用。

8 蜜膏酒

【**原料处方**】蜂蜜 250 毫升，饴糖 250 克，生姜汁、生百部汁各 125 毫升，枣肉泥、杏仁泥各 75 克，橘皮末 60 克。

【**制用方法**】先将杏仁泥和生百部汁加水 1000 毫升，煮至 500 毫升，去渣；再加入蜂蜜、生姜汁、饴糖、枣泥、橘皮末等，文火再熬，取 1000 毫升即可，储存备用。每次用温酒（白酒）调服 1～2 汤匙，细细含咽即可，每日服 3 次。

【**功效主治**】疏风散寒，止咳平喘。适用于肺气虚寒、风寒所伤、语声嘶哑、咳唾上气、喘嗽及寒邪郁热等症。本方对于虚寒性咳嗽、风寒咳嗽、喘息性支气管炎，均有良效。

9　佛手露酒

【原料处方】佛手 120 克，五加皮 30 克，青皮、木瓜各 12 克，小山栀、广陈皮各 15 克，高良姜、砂仁、肉桂各 9 克，当归 18 克，木香、公丁香各 6 克，白酒 10 升，冰糖 1500 克。

【制用方法】将前 12 味捣碎，装入布袋，和白酒一同置于洁净容器中，密封，浸泡。用文火加热 30 分钟，过滤去渣，加入冰糖，待溶化后，贮瓶备用。口服。每次服 20 ～ 30 毫升，每日 3 次。

【功效主治】疏肝理气，和脾温胃。用于肝郁气滞、脾胃不和、胸胁满闷心烦、气逆欲呕、食欲不振、胃脘胀痛等症。

【注意】孕妇忌服。

10　八月札酒

【原料处方】八月札 50 克，白酒 500 毫升。

【制用方法】将八月札切碎，和白酒一同置于洁净容器中，密封，浸泡。每日振摇 1 次或 2 次，20 日，去渣留液。口服。每日 2 次，每次 10 ～ 15 毫升。

【功效主治】疏肝理气，健脾益胃，活血止痛，除烦利尿。主治肝胃气痛、腰痛肋痛以及子宫下坠、脱垂、痛经等。

第二节
夏季养生药酒

《黄帝内经》曰："夏三月，此谓蕃秀，日地气交，万物华实。"夏三月，指农历四月至六月，阳历六月至八月。即从立夏之日起，到立秋之日止。包括立夏、小满、芒种、夏至、小暑、大暑等六个节气。蕃，即茂盛；秀，即华美。在夏日的这三个月中，阳气下济，地热上蒸，日地之气充分交合，其间清气充实，是自然界万物生长最茂盛、最华美的季节。人是万物之灵，也应该神气饱满，体力旺盛。夏季，人体阳气旺盛，宣发于外，气机宣畅，通泄自如，精神饱满，情绪外向，是人体新陈代谢最旺盛的时机。这时候人体抵抗外邪的能力比较强盛，总体上显现出夏季万物华实的特点。中华传统中医认为，夏季在五行中属火，对应的脏腑为"心"。中医专家认为，夏季养生重在养"心"。中医所讲的"心"指包括心脏在内的整个神经系统及心理精神因素。

因为夏季日气炎热，很容易产生烦躁情绪，此时心理养生不容忽视，保持平和的心态及愉悦的心情，有益于降低交感神经的兴奋性、减缓新陈代谢、减轻燥热感。

1 河车麦冬酒

【原料处方】紫河车粉 50 克，龟甲 24 克，黄檗、牛膝各 25 克，杜仲 20 克，麦冬、天冬各 35 克，生地黄 30 克，人参 15 克，白酒 1500 毫升。

【制用方法】将前 9 味粗碎，和白酒一同置于洁净容器中，密封，浸泡。每日振摇 1 次或 2 次，30 日，去渣留液。晨起空腹口服。每日 1 次，每次 5～10 毫升。

【功致主治】清热养阴，补肾益肺。主治五劳七伤、精血大亏、虚火旺盛、骨蒸潮热、虚损咳嗽、咽干口燥、形体消瘦等。

【注意】忌食萝卜、莱菔子、生葱、大蒜、藜芦等。

2 千金止痢酒

【原料处方】黄连 190 克，阿胶、鼠尾草、当归、干姜各 90 克，米酒 3500 毫升。

【制用方法】将前 5 味药放入米酒中，煮取 1500 毫升，去渣，即可饮用。每次 500 毫升，温饮，分 3 次饮完。

【功致主治】泻火解毒，清热燥湿，杀虫，滋阴润燥，补血，止血，祛痰止咳解毒。适用于下痢腹痛、肠滑不止等症。

3　六味补心酒

【原料处方】枸杞子、茯苓、当归身、龙眼肉各 30 克，麦冬 60 克，生地黄 48 克，甜酒 1500 毫升。

【制用方法】将上述诸药捣碎，装入布袋，和甜酒一同置于洁净容器中，密封，浸泡。约 7 日后，即可过滤去渣取液饮用。每日早、晚各服 1 次，每次服 30 ～ 50 毫升。

【功致主治】补血养心，安神定志。适用于心血不足、惊悸怔忡、头晕失眠、健忘等症。

4　苡仁健脾酒

【原料处方】薏苡仁 100 克，白酒 500 毫升。

【制用方法】将薏苡仁洗净，和白酒一同置于洁净容器中，密封，浸泡。每日摇匀 1 次，15 日后，即可过滤去渣取液饮用。每日早、晚各服 1 次，每次 10 ～ 15 毫升。

【功致主治】健脾止泻，利水渗湿，清热排脓。主治脾失健运、水湿内停之水肿、脚气病、小便不利、泄泻等症。

5　莲子养心酒

【原料处方】莲子 100 克，白酒 1 升。

【制用方法】将莲子去皮，粗碎，和白酒一同置于洁净容器中，密封，浸泡。每日振摇 1 次或 2 次，15 日后，去渣留液。口服。每日早、晚各 1 次，每次 20 毫升。

【功致主治】养心安神，健脾止泻，补肾固精。主治心肾不交或心肾两虚、心悸失眠、虚烦、遗精、尿频、白浊、白带过多、脾虚泄泻等。

【注意】便秘、疳积、疟疾、表证者忌用。

6　竹叶清热酒

【原料处方】竹叶 200 克，白酒 500 毫升。

【制用方法】将竹叶洗净，和白酒一同置于洁净容器中，密封，浸泡。每日摇匀 1 次，15 日后即可过滤去渣取液饮用，每日早、晚各 1 次，每次 10 ～ 20 毫升。

【功效主治】清热除烦，利小便。主治热病伤津之口渴或温热病初起，以及心经实火之尿赤、热淋、消斑不利等症。

【注意】素体寒凉者不宜服用。

7　止渴柠檬酒

【原料处方】鲜柠檬3～5个，白酒适量。

【制用方法】将柠檬洗净，和白酒一同置于洁净容器内，密封，贮存。3～5日即成。每遇打呃时嚼食酒浸柠檬（去皮）1个或2个。

【功效主治】止渴除烦，降逆止呃，和胃。主治呃逆、中暑、胎动不安等。

8　苹果酒

【原料处方】苹果250克，白酒500毫升。

【制用方法】将苹果去皮核，切碎，和白酒一同置于洁净容器中，密封，浸泡。每日振摇1次，7日后即可。口服。不拘时，随量饮之。

【功效主治】生津润肺，除烦解暑。主治中暑、脾虚火盛、中焦诸气不足、烦热中暑、醉酒等。

【附记】本方源于《民间百病良方》。

9　胡麻解暑酒

【原料处方】胡麻子200克，生姜60克，生龙脑叶20克，黄酒500毫升。

【制用方法】将胡麻子煎熟，略炒，加生姜、龙脑叶，同入炒，细研，和黄酒一同置容器中，密封，浸渍7日后，过滤去渣，即成。口服。每日2次，每次30～50毫升。

【功效主治】解暑热。预防中暑。

10　十滴水

【原料处方】大黄20克，小茴香、桂皮各10克，辣椒5克，干姜、樟脑各25克，薄荷油25毫升（或桉叶油12.5毫升），70%乙醇适量。

【制用方法】将前5味捣为粗粉，混匀，用乙醇（70%）作溶解媒，按渗滤法渗滤，至渗出的滤液达800毫升左右，即停止渗滤，取渣压榨出余液，与渗滤液合并，加樟脑（应先置研钵中加 95％乙醇湿润后研细）与薄荷油，振摇或搅拌使之溶解，置阴凉处静置过夜，如有沉淀，则用棉花滤去再添加 70％乙醇至 1000 毫升。分装备用。口服。每次服 2.5 ～ 5 毫升，小儿酌减。

【功效主治】导浊，清暑，开窍，止痛。主治中暑引起的头晕、恶心、腹痛、肠胃不适等症。

【注意】孕妇忌服。

【附记】本方源于《中药制剂汇编》。

11 杨梅露酒

【原料处方】杨梅 500 克，白糖 80 克。

【制用方法】将杨梅洗净加白糖（或酒成后加入），共装入瓷罐中捣烂，加盖（不密封，稍留空隙），7 ～ 10 日，自然发酵成酒。再用纱布绞汁，即成约 12 度的杨梅露酒，然后倒入锅中煮沸，待冷装瓶，密闭保存。时间越久越好。每日服 3 次，每次服 50 毫升。

【功效主治】防暑止泻。预防中暑，并有止泻之功。

12 通草酿酒

【原料处方】通草 250 克，灯心草 30 克，糯米、酒曲各适量。

【制用方法】将以上药加水共煎取汁，由酒曲、糯米如常法酿酒。徐徐饮之，不拘时候，以愈为度。

【功效主治】清热化湿，利尿通淋。适用于湿热淋证，如小便不利、尿频、尿急、尿痛，或伴心烦口渴、泻下黄糜臭秽、肛门灼热等症。

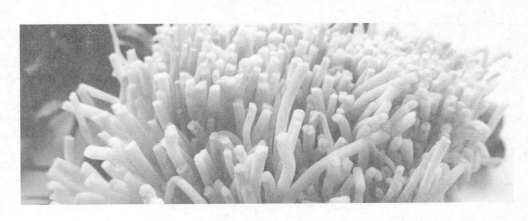

第三节

秋季养生药酒

　　随着炎炎夏日的过往到日高气爽的来临，日气慢慢由热转凉。由于昼夜间温差变化之大，也是人们发病较多的季节。常见的疾病有病毒性感冒、支气管炎、哮喘病复发、肠胃炎疾患增多、"热伤风"等。中医理论认为，秋季由于阳气弱阴气长，肠胃的抵抗能力明显下降，病菌便有了可乘之机，不单损伤脾胃，还轻易导致肠胃疾病，所以，有胃病的人要特别留意腹部保热。

　　在秋季，我们感受最深的是除了气温下降之外，就是干燥。刚开始阳气收敛了，湿气减少了，人会觉得很舒服，"秋高气爽"，但是随着阳气的不断收敛，湿气进一步下降，干燥就出来了。由于天气干燥，所以我们要选用一些能滋阴润燥、清肺的中药，例如人参、黄芪、沙参、杏仁、麦冬、百合等。

1　葱肠酒

　　【原料处方】葱头 50 克，猪小肠 1 节，黄酒 300 毫升。

　　【制用方法】将猪小肠洗净、切细，与葱头炒香后，加入黄酒和淘米水（米泔）300 毫升，煮熟取汁备用。口服。每日 1 剂，分数次服。

　　【功效主治】补虚润燥，化痰祛痰。主治百日咳、日久不愈、痰稀面白、遗尿气喘等。

2　红花酊

　　【原料处方】川红花、冰片、樟脑各 10 克，白酒 500 毫升。

　　【制用方法】将前 3 味药物和白酒一同置于洁净容器中，密封，浸泡。7 日后备用。外用。每次取此药酒涂搽患处，每日 3 次或 4 次。

　　【功效主治】活血，除湿，止痒。主治神经性皮炎、皮肤瘙痒症、慢性皮炎、湿疹、结节性痒疹、酒渣鼻等。

【注意】治疗期间禁止饮酒、嗜烟，生活起居要有规律。皮损流水者忌用。

3 黄精润肺酒

【原料处方】黄精 100 克，白酒 500 毫升。

【制用方法】将黄精切片，装入药袋，和白酒一同置于洁净容器中，密封，浸泡。每日摇匀 1 次，15 日后即可过滤去渣取液饮用。每日早、晚各 1 次，每次 10 ～ 20 毫升。

【功效主治】滋阴润肺，补脾益气。主治脾胃虚弱之纳呆、体倦乏力，肺阴虚之肺燥咳嗽、干咳无痰、肺痨等。

【注意】脾虚有湿、咳嗽痰多及中寒便溏者忌服。

4 青果百合酒

【原料处方】西青果、百合各 45 克，米酒 1000 毫升。

【制用方法】将青果、百合加工成粗末，装入药袋，和白酒一同置于洁净容器中，密封，浸泡。经常摇动，15 日后去药袋，过滤，即可服用。每日服 3 次，每次服 30 ～ 50 毫升。

【功效主治】清虚热，利咽喉。适用于咽喉肿痛、口渴烦热。

5 地黄首乌酒

【原料处方】肥生地黄 400 克，何首乌 500 克，建曲 100 克，黄酒 2500 毫升。

【制用方法】用生地黄、何首乌煮取浓汁，加入建曲、黄酒如常法酿酒，密封器皿中，春夏 5 日，秋冬 7 日启之，中有绿汁，此真精矣，宜先饮之，乃滤汁收贮备用。口服。每日 3 次，每次饮 10 ～ 20 毫升。

【功效主治】滋阴补肺。用于阴虚骨蒸，烦热口渴，阴津耗伤，须发早白，热性出血症，肝肾精血亏损的遗精，带下，腰膝酸痛，肌肤粗糙，体力虚弱，生殖能力低下者。

6 参百滋阴酒

【原料处方】西洋参、麦冬各 9 克，百部 30 克，川贝母 15 克，黄酒 2000 毫升。阴虚火旺者加玄参 15 克。

【**制用方法**】上药加水500毫升,煮沸至半,再入黄酒煮沸,即离火,置容器中,密封,浸泡3日后,过滤去渣即成。口服。每日服2次,每次服15～30毫升,勿多饮。

【**功效主治**】滋阴润肺,益气生津,止咳杀虫。主治肺结核久咳、痰中带血。

7　阿胶补血酒

【**原料处方**】阿胶100克,黄酒500毫升。

【**制用方法**】将阿胶与黄酒一同注入砂锅中,在文火上煮至200毫升,待凉,备用。每日2次,每次10～20毫升。

【**功效主治**】滋阴润肺,补血养血,止咳止血。主治血虚萎黄、眩晕、心悸等;或肺虚火盛、温燥伤肺、热病伤阴等所致的咽干痰少或痰中带血。

8　佛手醴

【**原料处方**】佛手100克,蜂蜜50克,白酒500毫升。

【**制用方法**】将佛手粗碎,装入锅内加水200毫升煎煮,直至佛手煮烂,再把蜂蜜和白酒一同加入,煮沸离火。候凉,装入洁净的瓶中,密封储存,30日后即可饮用。口服。每日早、晚各1次,每次10～15毫升。

【**功效主治**】消痰利膈,理气解郁。主治咳嗽日久。

9　杏仁桑白皮酒

【**原料处方**】桑白皮、杏仁各100克,白酒500毫升。

【**制用方法**】将以上诸药粗碎,和白酒一同置于洁净容器中,密封,浸泡。置于阴凉干燥处,每日摇匀1次或2次,7日后即可过滤去渣取液饮用。每日3次,每次15～20毫升。

【**功效主治**】泻肺平喘。主治肺热咳嗽痰多等症。

【**注意**】肺寒咳嗽者忌服。

10 绿豆山药酒

【**原料处方**】绿豆、山药各60克，川黄柏、牛膝、玄参、沙参、白芍、栀子、天冬、麦冬、天花粉各45克，当归36克，甘草9克，蜂蜜45毫升，黄酒1000毫升。

【**制用方法**】将以上诸药共研成粗末，装入药袋，和黄酒一同置于洁净容器中，密封，浸泡。30日后即可过滤去渣取液，加入蜂蜜调味。可随时随量饮之，不可过量。

【**功效主治**】养阴生津，清热解毒。主治肺津不足，燥热而咳，干咳少痰，口干易烦等。

第四节

冬季养生药酒

冬季，是指我国农历10月、11月、12月，包括立冬、小雪、大雪、冬至、小寒、大寒等6个节气。冬季，天寒地冷，万物凋零，一派萧条零落的景象。

冬季气候寒冷，寒气凝滞收引，易导致人体气机、血运不畅，而使许多旧病复发或加重。特别是那些严重威胁生命的疾病，如脑卒中、脑出血、心肌梗死等，不仅发病率明显增高，而且病死率亦急剧上升。所以冬季养生要注意防寒。

中医认为，冬属水，在人体内与肾是相应的。肾主封藏，冬季人体的阳气就蛰伏其内。冬季对肾、对肾中阳气的保养极其重要。一方面，在寒冬季节，阴寒偏盛于外，易伤肾阳；另一方面，机体的阳气在休养生息的过程中需要进行补充，故冬季宜适当服用滋补肾阳的食物，如羊肉等。

现代医学认为，冬令进补能提高人体的免疫功能，促进新陈代谢，使畏寒的现象得到改善。冬令进补还能调节体内的新陈代谢，使营养物质转化的能量最大限度地贮存于体内，有助于体内阳气的升发，为来年的身体健康打基础。

1 补肾填精酒

【原料处方】菟丝子90克，茯苓、莲子各50克，熟地黄45克，白酒500毫升。

【制用方法】将前4味粗碎，和白酒一同置于洁净容器中，密封，浸泡。每日振摇1次或2次，30日后过滤去渣留液。晨起口服。每日1次，每次5～10毫升。

【功效主治】补肾壮阳，养阴固精。主治肾阳虚损、遗精早泄、神疲乏力、腰酸耳鸣、肢软乏力。

2 桂萸温阳酒

【原料处方】吴茱萸3克，桂心30克，白酒500毫升。

【制用方法】将上述药入锅内，加白酒同煮，煎至250毫升。口服。每日2次，每次15～30毫升，温服。

【功效主治】温阳散寒。治疗寒凝血瘀引起的心绞痛、胃气痛等。

3 橘核药酒

【原料处方】橘核、荔枝核、胡芦巴、青皮、川楝子（盐炒）各9克，小茴香、牡蛎粉各15克，肉桂末6克，高粱酒500毫升。

【制用方法】将前8味共研细末，和高粱酒一同置于洁净容器中，密封，浸泡。3～4个月后过滤去渣，即成。口服。每次服5～30毫升（或随量服之），每日服2次。小儿禁用。

【功效主治】补肾温阳，理气止痛。主治肝肾阴寒、疝气偏坠、阴囊肿大、起消无常、痛引脐腹、因劳累或受冷即发等症。

【附记】本方源于《中医验方汇选》。

4 十全大补酒

【原料处方】当归、川芎、白芍、熟地黄、党参、白术、茯苓、黄芪各60克，甘草、肉桂各30克，白酒1500毫升。

【制用方法】将以上诸药和白酒一同置于洁净容器中，密封，浸泡。7日后即可过滤去渣取液饮用。每日2次，每次10毫升。

【功致主治】大补气血，温肾散寒。主治阳虚有寒的各种病症。对妇女冬春季节气血虚弱、少气乏力、头晕心悸、月经不调、崩漏不止和产后恶露不净等症效果尤佳。本方可作为冬春保健药酒。

5　芜青酒

【原料处方】芜青、巴豆、斑蝥（去翅足）各10克，附子、踯躅、细辛、乌头、干姜、桂心、蜀椒、日雄、黄芩各30克，低度白酒1000毫升。

【制用方法】将前12味捣碎，和白酒一同置于洁净容器中，密封，浸泡。10日后，过滤去渣，即成。口服。每次服5～15毫升，以知为度，每日服2次。若服后口苦烦闷，可饮水1000毫升解之。

【功致主治】温肾散寒，搜风通络，通便泻火。主治百病风邪狂走、小腹肿、症瘕、霍乱、中恶飞尸遁注、暴症伤寒、中风湿冷、头痛身重诸病、寒热风虚及头风等症。

【附记】本方源于《千金翼方》。

【注意】本酒不易过量服用。

6　九藤祛风湿酒

【原料处方】青藤、钩藤、红藤、丁公藤、桑络藤、菟丝藤、天仙藤（又名青木香）各125克，忍冬藤、五味子藤各63克，白酒2000毫升。

【制用方法】将以上9藤洗净，切碎，装入药袋，和白酒一同置于洁净容器中，密封，春秋季浸泡7日，冬季浸泡10日，夏季浸泡5日，即可饮用。每日服3次，每次15～30毫升，病在上者饭后饮，病在下者饭前空腹饮。

【功致主治】祛风湿，通经络。适用于风寒湿邪、痹阻络脉而致老年人痛风、中风瘫痪、筋脉拘急、疼痛不止等症。

7　助阳补阳酒

【原料处方】红参20克，鹿茸6克，白酒1000毫升。

【制用方法】将红参、鹿茸蒸软后，切片，和白酒一同置于洁净容器中，密封，浸泡。15日后即可过滤去渣取液饮用。每日服2次，每次15毫升。

【功致主治】补气壮阳。主治老年人冬季阳虚、肢体不温。

【注意】本药酒夏日不宜饮用。易上火者慎服或禁服。

8　干姜散寒酒

【原料处方】干姜30克，白酒500毫升。

【制用方法】将干姜切碎，和白酒一同置于洁净容器中，文火煎煮剩300毫升，离火候冷，过滤去渣取液饮用。每日2次，每次20毫升。

【功效主治】温中散寒，回阳通脉。主治心腹冷痛、吐泻肢冷脉微、寒饮喘咳、风寒湿痹、阳虚呕吐等症。

【注意】干姜性热，故血热及阴虚内热诸症者忌服。孕妇忌服。

9　参附酒

【原料处方】人参30克，大茴香15克，制附子、砂仁、白术各20克，白酒1000毫升。

【制用方法】将前5味切薄片或捣碎，装入布袋，和白酒一同置于洁净容器中，密封，浸泡。14日后，过滤去渣即成。口服。每日早、中、晚各服1次，每次空腹服10～20毫升。

【功效主治】补气健脾，开胃消食，散寒止痛。主治脘腹冷痛、食少纳呆、反吐清水、喜温喜按、四肢不温、大便稀溏。

【注意】凡属虚寒性所致上述诸症者，用之效佳。

10　喇嘛酒方

【原料处方】核桃仁、龙眼肉各20克，白术、白芍、茯苓、牡丹皮、砂仁、乌药各3克，枸杞子、何首乌、熟地黄各5克，白酒250毫升，烧酒500毫升。

【制用方法】将以上诸药粗碎，装入药袋，然后放入装有白酒的瓷瓶内，隔水蒸2小时，待冷，再加入烧酒，密封，浸泡。7日后即可过滤去渣取液。每日早、晚各1次，每次饮服15～20毫升。

【功效主治】养肝肾，补气血，强筋骨。主治肾精血亏损而致脱发、白发或中风后半身不遂、身体虚弱之风湿筋骨痛、肢体麻木等。